# 高血压脑出血
# 神经内镜微创治疗

名誉主编　周定标　许百男　张亚卓
主　　编　陈晓雷　张家墅　徐兴华
副 主 编　张华平　罗　明　李昉晔

北京大学医学出版社

GAOXUEYA NAOCHUXUE SHENJING NEIJING WEICHUANG ZHILIAO

图书在版编目（CIP）数据

高血压脑出血神经内镜微创治疗 / 陈晓雷，张家墅，徐兴华主编 . —北京：北京大学医学出版社，2024.6
ISBN 978-7-5659-3072-0

Ⅰ.①高⋯ Ⅱ.①陈⋯ ②张⋯ ③徐⋯ Ⅲ.①内窥镜检－神经外科手术－应用－高血压－脑出血－治疗 Ⅳ.① R743.34

中国国家版本馆 CIP 数据核字（2024）第 038817 号

### 高血压脑出血神经内镜微创治疗

主　　编：陈晓雷　张家墅　徐兴华
出版发行：北京大学医学出版社
地　　址：（100191）北京市海淀区学院路 38 号　北京大学医学部院内
电　　话：发行部 010-82802230；图书邮购 010-82802495
网　　址：http://www.pumpress.com.cn
E-mail：booksale@bjmu.edu.cn
印　　刷：北京信彩瑞禾印刷厂
经　　销：新华书店
责任编辑：畅晓燕　　责任校对：靳新强　　责任印制：李　啸
开　　本：889 mm×1194 mm　1/16　印张：10.25　字数：316 千字
版　　次：2024 年 6 月第 1 版　2024 年 6 月第 1 次印刷
书　　号：ISBN 978-7-5659-3072-0
定　　价：118.00 元

版权所有，违者必究

（凡属质量问题请与本社发行部联系退换）

# 编者名单

**名誉主编** 周定标 许百男 张亚卓

**主　　编** 陈晓雷 张家墅 徐兴华

**副 主 编** 张华平 罗 明 李昉晔

**编　　者**（按姓名汉语拼音排序）

| | |
|---|---|
| 步　啸 | 南昌大学第一附属医院 |
| 陈　莫 | 吉林省人民医院 |
| 陈晓雷 | 中国人民解放军总医院第一医学中心 |
| 程龙海 | 湖北省十堰市太和医院 |
| 范培华 | 北京奥达智声医疗科技有限公司 |
| 干智超 | 中国人民解放军总医院第一医学中心 |
| 葛　新 | 无锡市第九人民医院 |
| 郭少雷 | 中山大学附属第一医院 |
| 蓝　欢 | 广西壮族自治区民族医院 |
| 李昉晔 | 中国人民解放军总医院第一医学中心 |
| 李晓东 | 吉林省四平市中心人民医院 |
| 林发牧 | 南方医科大学顺德医院 |
| 罗　明 | 武汉市第一医院 |
| 孟迎春 | 荆州市中心医院 |
| 彭逸龙 | 江门市中心医院 |
| 祁子禹 | 中国人民解放军总医院第一医学中心 |
| 王　群 | 中国人民解放军总医院第一医学中心 |
| 王　炜 | 宜昌市中心人民医院 |
| 谢　斌 | 美敦力（上海）管理有限公司 |
| 熊若楚 | 中国人民解放军总医院第一医学中心 |
| 徐兴华 | 中国人民解放军总医院第一医学中心 |
| 杨彦龙 | 陕西省人民医院 |
| 姚书敬 | 中国人民解放军南部战区总医院 |
| 张华平 | 荆州市中心医院 |
| 张家墅 | 中国人民解放军总医院第一医学中心 |

# 前　言

2016年全球疾病负担（global burden of disease，GBD）研究显示，脑卒中是中国居民的首位死亡原因，我国是全世界卒中社会负担最重的国家。虽然出血性卒中约占全部脑卒中的20%，但与缺血性卒中相比，其病死率和病残率更高、危害更大，且出血性卒中引起的死因别死亡（cause-specific death，CSD）和因早死所致的寿命损失年（years of life lost，YLL）均高于缺血性卒中。截至2017年，我国出血性卒中发病率高达100.9/10万，其中约80%为高血压脑出血，仅15%的患者可于发病后30天实现生活完全自理，给患者家庭和社会带来巨大经济负担。基于上述原因，高血压脑出血成为我国重大慢性非传染性疾病防控研究的重要内容。过去数十年间，高血压脑出血发病率呈明显上升趋势，主要与老年人口比例增加、高血压发病率升高、抗血小板药和抗凝药应用增多有关。目前高血压脑出血的外科手术治疗方法主要包括开颅手术、穿刺置管和神经内镜手术。神经内镜手术具有微创、快捷等优点。尽管随着设备、器械和技术的进步，神经内镜手术近年获得了较大的发展，但是国内一项关于高血压脑出血的外科治疗方法的调查数据显示，神经内镜手术仅占高血压脑出血外科手术的0.5%。这一极低的比例凸显了推广使用神经内镜技术治疗高血压脑出血的重要性。

我们团队开展神经内镜治疗高血压脑出血始于2008年。早期使用简易器材，如注射器、生化试管等作为工作鞘进行手术。2009年，在中国人民解放军总医院神经外科老专家——我的恩师许百男教授和周定标教授的指导和帮助下，我们开始了专用内镜导引器的研发和临床测试，这是我们团队在脑出血内镜治疗方面埋下的第一颗种子。经过3年的研发和测试，内镜导引器于2012年获得了国家发明专利，并于2015年获得了国家医疗器械注册证，开始批量生产。而同时，经过多年的摸索，我们也总结制订了内镜脑出血清除的优化工作流程。这一技术的关键硬件（导引器）和软件（工作流程和技巧）齐备，我们随之开始了在全国范围内的技术推广工作。在神经内镜泰斗张亚卓教授的支持和鼓励下，我们通过举办国家级继续教育项目培训学习班（每年2次）以及学术会议宣讲等推广这一技术。至今，全国已有200多家医院在使用这一技术治疗高血压脑出血。至此，2009年埋下的种子发芽了。

在长期的临床应用和技术推广工作中，我们团队发现了该技术临床使用中的一些难点和痛点，如定位问题、止血问题、相关器械问题和衍生用途问题等。针对这些问题，我们都进行了相应的研发，提供了相应的解决方案，并改进和发明了相应的配套器械和方法。同时，我们也愈发强烈地感觉到提供这一技术方法的高级别循证医学证据的重要性。2017年，我们团队开始策划进行一个涉及国内20余家医院的前瞻性随机对照研究，并于2018年获得了科技部国家重点研发项目课题的资助。该项目于2022年结题，获得了令人鼓舞的结果。

回望过去15年的研发历程，我们称之为"藤蔓式创新"。自一颗小小的种子——内镜导引器开始，通过反复在临床应用中发现问题、解决问题、总结经验，这颗种子长出了很多的分枝，并且越长越好。至今，这一技术体系不光涵盖手术技术本身，还包括专用的器械、专用的定位方法和导航技术，衍生出针对其他疾病（如脑室内肿瘤、脑实质内病变等）的手术技术、配套的手术机器人技术，以及循证医学级别较高的临床研究等各个领域。与此同时，随着中国经济的崛起，公众对自身健康的要求也逐渐扩展到希望获得更微创的外科治疗和更好的生活品质，这项技术在国内日益得到重视和发展，我们的团队也逐渐得到壮大。当越来越多的同行关注这一手术技术并希望学习时，我才发现我们缺乏一本实用、全面的教材。虽然我们每年都在举办实操培训班，可以口传心授，但确实存在很多局限性。因此，在2021年，我和国内一群志同道合的同事们，筹划编写一本能够帮助大家入门的书籍，一本专注于临床、全面解析脑出血神经内镜治疗及相关技术的工具书，一本真正的"使用者之书"。基于这个指导思想，我们邀请的编者全部都是在临床一线常年进行脑出血神经内镜治疗工作的专家。另外，针对近几年的进展，我们增加了电磁导航辅助血肿穿刺、机器人协作手术的内容。据我们所知，本书应该是国内外第一次专门阐述这类技术的专著。同时，本书还增加了脑出血神经内镜治疗的多中心前瞻性随机对照研究的初步报告，希望用高级别的循证医学证据带给大家更为客观和科学的结论。

感谢周定标教授、许百男教授和张亚卓教授前瞻性的眼光，前辈老师们引领我们进入这个领域，作为学生，我们非常幸运；感谢我们团队的每一位医生、每一位护士、每一位技术员、每一个学生，以及我们背后所有默默付出的家庭；感谢患者们对我们的信任，正是这种信任支撑我们去做更多工作，去争取更好的结果和更大的进步。

最后，感谢参与编写的全国各地各个单位的同行们。他们在书稿中无私分享了亲身感受和宝贵经验，归纳和总结了一份份真实的记录。这些同行们和我们都有着相同的价值观和追求，那就是"为技术谋发展，为病人谋幸福"。古语有云，"君子执仁立志，先行后言，千里之外，皆为兄弟"，从这层意义上来说，这本书也是这一群人的"兄弟之书"。

正如一颗种子的发芽、长大、开花、结果，需要阳光、空气和水一样，一个技术的进步和完善需要一群医者对病人、对技术，乃至对职业的热爱。谨借此书，作为过去十多年这一技术"藤蔓式发展"的记录，也作为我们团队这一群人的热情和热爱的纪念！

陈晓雷

中国人民解放军总医院第一医学中心
神经外科医学部
2023 年 11 月 26 日于北京

# 目 录

**第一章 总论** ······················································································· 1
 第一节 高血压脑出血流行病学和常见治疗方法 ··········································· 2
 第二节 高血压脑出血的病理生理机制 ······················································· 5
 第三节 高血压脑出血的神经内镜治疗现状 ················································· 8

**第二章 高血压脑出血神经内镜治疗的术前评估** ·········································· 13
 第一节 高血压脑出血术前数字化血肿体积计算 ·········································· 14
 第二节 高血压脑出血的术前影像学评估 ···················································· 23
 第三节 高血压脑出血术前计划的三维可视化模拟和评估 ······························ 27
 第四节 高血压脑出血的术前临床综合评估 ················································· 31
 第五节 自发性脑出血血肿扩大预测的影像学研究 ········································ 40

**第三章 高血压脑出血神经内镜治疗的设备和器械准备** ································ 49
 第一节 脑出血内镜手术常用器械和设备 ···················································· 50
 第二节 常见的脑出血内镜手术导引器 ······················································· 53

**第四章 脑出血神经内镜手术的定位和辅助方法** ········································· 57
 第一节 基于解剖标志的徒手定位法 ·························································· 58
 第二节 基于投影增强现实技术的简易定位法 ·············································· 64
 第三节 基于智能手机的增强现实定位法 ···················································· 68
 第四节 基于手持设备的电子陀螺仪角度计算定位法 ···································· 73
 第五节 术中超声联合内镜技术治疗自发性脑出血 ······································· 78
 第六节 3D打印技术辅助脑出血神经内镜治疗 ············································ 83

**第五章 颅内血肿的神经内镜手术治疗** ······················································ 91
 第一节 基底节区脑出血的神经内镜手术治疗 ·············································· 92
 第二节 丘脑出血的神经内镜手术治疗 ······················································· 96
 第三节 幕上脑室内出血的神经内镜手术治疗 ············································· 104
 第四节 皮质下出血的神经内镜治疗 ·························································· 112
 第五节 自发性小脑出血的神经内镜手术治疗 ············································· 114
 第六节 高血压脑出血早期脑疝的神经内镜治疗 ·········································· 120

**第六章　高血压脑出血神经内镜治疗围术期监测和管理** ········································· **123**

**第七章　高血压脑出血的微创外科治疗展望** ················································································ **135**
　　第一节　床旁电磁导航辅助穿刺置管引流治疗 ················································· 136
　　第二节　手术机器人在脑出血微创治疗中的应用 ············································· 144
　　第三节　高血压脑出血微创外科治疗的多中心随机对照研究：设计和初步结果 ············ 148

# 视频资源目录

视频 2-1-1　3D Slicer 三维重建精确计算血肿体积 ················································· 19
视频 3-2-1　新型内镜导引器系统的使用步骤演示 ················································ 53
视频 4-6-1　Slicer 操作视频 ················································································· 84
视频 5-1-1　基底节区脑出血内镜血肿清除手术 ···················································· 95
视频 5-2-1　丘脑出血神经内镜血肿清除视频 ······················································· 102
视频 7-2-1　手术协作机器人工作流程 ································································· 145

**视频资源观看说明**

在观看本书二维码视频资源之前，请您先刮开右方二维码，使用微信扫码激活。

温馨提示：每个激活二维码只能绑定一个微信号。

**本册图书激活二维码**

# 第一章

# 总 论

第一节 高血压脑出血流行病学和常见治疗方法 / 2
（熊若楚　陈晓雷）

第二节 高血压脑出血的病理生理机制 / 5
（王群）

第三节 高血压脑出血的神经内镜治疗现状 / 8
（徐兴华　林发牧）

## 第一节

# 高血压脑出血流行病学和常见治疗方法

## 一、流行病学

### （一）概述

高血压脑出血是一种具有高致死、致残率的神经系统急症，约占全部脑出血病例的80%。根据《柳叶刀》（Lancet）杂志发布的《1990—2017年中国及其各省的死亡率、发病率和危险因素》，脑卒中已成为导致中国人口死亡的第一位原因[1]，其中高血压脑出血约占所有脑卒中的15%[2]。我国的高血压脑出血发病率为50.6/10万～80.7/10万[3]，这给我国的社会经济发展带来沉重的负担。

### （二）分布

#### 1. 人群

高血压脑出血多发生于年龄在60岁左右的人群，多有血压控制不良或高血压病史。通常认为男性患者多于女性患者，但是由于高血压病患者中男性吸烟率高于女性，因此发病率的性别差异可能是吸烟率差异导致的[2]。不同人种发病率亦不同，黄种人的高血压脑出血发病率约是白种人和黑种人发病率的2倍。

#### 2. 时间

高血压脑出血的发病与时间关系密切。夜间迷走神经张力增高，心率和血压下降，故发病率较低。春夏季温度较高，血管扩张，血压下降，发病率较秋冬季低。

#### 3. 地域

就我国而言，高血压脑出血发病率北方高于南方，城市高于农村，发达城市高于欠发达城市，主要是由于高血压患病率的差异而导致的。

### （三）危险因素

高血压是脑出血最强且独立的危险因素，有研究表明，血压大于160/90 mmHg的人群发生脑出血的可能性是正常人的9倍[4]。除了临床高血压病，在正常范围内的血压高值也与脑出血的发生呈线性相关。因此，控制血压是预防脑出血最主要的措施。其他明确的危险因素还有吸烟、酒精摄入、高血脂、糖尿病、淀粉样脑血管病、抗凝药物使用、遗传易感性等。此外，越来越多的证据表明运动、饮食、肾功能、身体质量指数可能是脑出血的潜在影响因素[4]。

### （四）好发部位

根据欧洲卒中协会制订的指南[5]，原发性高血压脑出血常见部位依次为基底节区、丘脑、脑叶、小脑和脑桥。国内有流行病学调查结果与欧洲指南相似。由于供应基底节区的豆纹动脉的解剖生理特征造成其易破裂，基底节区为高血压脑出血最常见的部位。

## 二、常见治疗方法

### （一）药物治疗

#### 1. 控制血压

高血压被认为与血肿扩大、预后不良、早期病情恶化、高死亡率和高致残率相关。有研究表明快速控制血压至140/90 mmHg以下未见血肿周围缺血半暗带内脑血流明显下降[6]。多个大宗病例的临床随机对照研究均表明早期积极降压是安全有效的。根据文献报道以及我们的临床工作经验，我们认为收缩压目标值控制在120～140 mmHg[7]是合适的。

根据患者具体情况可选用钙通道阻滞剂（如尼卡地平）、苯磺酸氨氯地平，以及血管紧张素转化酶抑制剂（如卡托普利）等。

**2. 颅内压管理**

高血压脑出血患者常见颅内压增高，尤其是幕上出血的年轻患者。颅内高压多由血肿、周围水肿以及脑出血后脑积水等的占位效应导致。对于危重患者以及脑积水高危患者，我们推荐有条件的救治单位使用颅内压监测。降颅压的方法包括头高位、过度换气、镇静、高渗盐水或甘露醇脱水。皮质激素因副作用大且对患者无明显获益，应尽量避免使用[8]。

**3. 体温控制**

幕上脑出血尤其是伴有血肿破入脑室的患者容易出现发热。有研究认为发热与神经功能恢复不佳有关[8]。应密切观察高血压脑出血患者的体温，若出现发热可应用退热药、物理降温、静脉输注冷盐水、亚低温疗法等。降温有助于减少血肿周围水肿。

**4. 血糖管理**

无论患者是否患有糖尿病，发病后高血糖状态均可能增加病死率[8]。对高血糖的控制需积极且谨慎，因为过于激进的降糖治疗可能减少脑组织对糖的利用，增加病死率。应动态检测血糖，避免血糖过高或过低[7]。建议血糖水平控制在 11 mmol/L 以下。

**5. 预防癫痫**

对于临床症状性癫痫以及脑电图记录的无症状癫痫发作，均应积极处理[7]。高血压脑出血患者突然出现不明原因的意识不清，持续脑电图检查有助于检测癫痫发作。现暂无证据支持预防性应用抗癫痫药物[8]。

### （二）外科干预

高血压脑出血患者是否应接受手术治疗仍有争议。关于自发性脑出血的 2 项大型随机对照试验 STICH Ⅰ 和 STICH Ⅱ 均未表明早期开颅血肿清除明显优于单纯药物治疗[9]。而大样本 meta 分析表明，对于就诊时预后差、血肿扩大以及单纯皮质脑出血的患者，手术治疗优于单纯药物治疗[9]。手术可以通过清除血肿降低颅内压、减少脑疝概率、清除出血源头、解除局部占位效应、缓解继发性炎症链级反应等达到治疗目的，对于挽救部分预后不佳的患者生命来说是至关重要的。近年随着微侵袭外科的发展，内镜血肿清除和血肿穿刺抽吸均显示较佳的疗效[10]，微创手术治疗高血压脑出血正在逐渐取代传统开颅血肿清除手术。然而对于最佳受益患者的临床特征、手术时机、手术技巧以及术后护理仍缺乏共识[9]。

**1. 传统开颅血肿清除术**

传统开颅血肿清除常见采用额颞顶切口，作标准大骨瓣（12 cm×14 cm）后经颞叶皮质造瘘清除血肿。尽管 STICH Ⅰ 和 STICH Ⅱ 试验均未证明传统开颅术相对于保守治疗有明显优势，根据美国心脏协会/美国卒中协会（AHA/ASA）2015 年的指南，开颅血肿清除术治疗压迫脑干的体积大的小脑出血是Ⅰ级证据[7]。但是，是否手术治疗需要充分评估患者的实际情况以及不同的手术方式。理论上手术能够解除血肿的占位效应以及继发的毒性损伤，但是手术中任何对正常脑组织的损伤均可抵消手术的获益。此外，传统开颅术后并发症发生率可高达 40%，且与更高的死亡率和更长的住院时间相关。

**2. 微创手术**

（1）导引器辅助下内镜血肿清除术：根据术前影像或导航定位血肿并设计切口，做一直径约 2.3 cm 的骨窗后置入工作鞘达血肿腔，将内镜置入工作鞘内，在内镜直视下清除血肿。有研究显示，内镜手术能够快速高效地清除血肿[11]。应用神经内镜微创治疗脑出血的效果令人满意，其死亡率和再出血率以及神经功能康复均优于传统开颅术和保守药物治疗[12]。内镜导引器能够在术中保护周边正常的脑组织，减少使用牵开器和脑压板对脑组织造成的损伤以及"脑漂移"效应。此外，应用内镜还能处理传统开颅很难达到的深部血肿或是破入脑室内的血肿等。

（2）立体定向穿刺抽吸置管引流术：在术前 CT 的引导下，钻孔后向血肿腔内置管，抽吸血肿并放置外引流，术后向颅内注射溶栓药物。作为微创治疗的一种，其术后再出血及死亡率均低于传统开颅血肿清除术。2019年发表的MISTIE Ⅲ试验对比了血肿腔置管引流结合溶栓治疗和标准药物治疗的疗效[13]。总体结果显示，1年随访时，穿刺置管结合溶栓与标准药物在治疗中等到大体积的脑出血的疗效并无显著差异。但是亚组分析显示，穿刺置管结合溶栓组短期（7天）疗效优于标准药物组，且前者30天死亡率以及严重并发症明显低于后者。

（3）小骨窗开颅血肿清除术：根据术前影像或导航定位距血肿最近的皮质，设计直切口或小弧形切口，做3～4cm骨瓣，皮质造瘘口约2cm，脑压板牵引脑组织进行血肿清除。与传统大骨瓣开颅术相比，小骨窗开颅缩短了手术时间，减少了手术失血量，而提高了血肿清除率，术后相关并发症明显少于大骨瓣开颅术，大大改善了患者预后。但是对于血肿量大、已有脑疝或脑水肿严重的患者应慎重选择[14]。

## （三）后续辅助治疗

后续辅助治疗包括康复治疗、高压氧治疗和针灸治疗等，应在患者病情稳定后尽早且持续进行。多项研究均表明接受后续辅助治疗能显著改善患者的功能预后[8]。

# 参考文献

［1］Zhou M，Wang H，Zeng X，et al. Mortality, morbidity, and risk factors in China and its provinces, 1990-2017: a systematic analysis for the Global Burden of Disease Study 2017. Lancet, 2019, 394（10204）: 1145-1158.

［2］李傲，朱素英，陈梦飞，等. 高血压脑出血患者流行病学及临床特征分析. 中华脑科疾病与康复杂志（电子版），2018，8（01）: 11-14.

［3］汪中霞，周燕，李士敏. 高血压脑出血. 医药前沿，2012，30: 100-101.

［4］Ikram MA，Wieberdink RG，Koudstaal PJ. International epidemiology of intracerebral hemorrhage. Curr Atheroscler Rep, 2012, 14（4）: 300-306.

［5］Steiner T，Al-Shahi Salman R，Beer R，et al. European Stroke Organisation（ESO）guidelines for the management of spontaneous intracerebral hemorrhage. Int J Stroke, 2014, 9（7）: 840-855.

［6］Butcher KS，Jeerakathil T，Hill M，et al. The Intracerebral Hemorrhage Acutely Decreasing Arterial Pressure Trial. Stroke, 2013, 44（3）: 620-626.

［7］Hemphill JC 3rd，Greenberg SM，Anderson CS，et al. Guidelines for the management of spontaneous intracerebral hemorrhage: a guideline for healthcare professionals from the American Heart Association/ American Stroke Association. Stroke, 2015, 46（7）: 2032-2060.

［8］Kim JY，Bae HJ. Spontaneous intracerebral hemorrhage: management. J Stroke, 2017, 19（1）: 28-39.

［9］Babi MA，James ML. Spontaneous intracerebral hemorrhage: should we operate? Front Neurol, 2017, 8: 645.

［10］Scaggiante J，Zhang X，Mocco J，et al. Minimally invasive surgery for intracerebral hemorrhage. Stroke, 2018, 49（11）: 2612-2620.

［11］Vitt JR，Sun CH，Le Roux PD，et al. Minimally invasive surgery for intracerebral hemorrhage. Curr Opin Crit Care, 2020, 26（2）: 129-136.

［12］Tang Y，Yin F，Fu D，et al. Efficacy and safety of minimal invasive surgery treatment in hypertensive intracerebral hemorrhage: a systematic review and meta-analysis. BMC Neurol, 2018, 18（1）: 136.

［13］Hanley DF，Thompson RE，Rosenblum M，et al. Efficacy and safety of minimally invasive surgery with thrombolysis in intracerebral haemorrhageevacuation（MISTIE Ⅲ）: a randomised, controlled, open-label, blinded endpoint phase 3 trial. Lancet, 2019, 393（10175）: 1021-1032.

［14］谢京城，王振宇，刘彬，等. 小骨窗开颅显微手术治疗高血压性脑出血. 中华显微外科杂志，2004，27（2）: 89-92.

# 第二节

# 高血压脑出血的病理生理机制

## 一、概述

高血性脑出血（hypertensive intracerebral hemorrhage）是脑出血最常见的原因。在自发性脑实质内出血中，约80%是由高血压病引起。临床上多见于40～70岁，男女发病率无差别。季节变化、情绪波动、过分用力、精神紧张等为常见的诱因。通常发病突然，发展迅速，可很快出现昏迷，同时伴有明显的神经系统症状和体征，如偏瘫、失语等。

高血压性脑出血多发生在脑内深穿支的小动脉，比较常见的部位主要有基底节区（特别是壳核）、丘脑、小脑和脑桥。其中又以大脑中动脉的穿支动脉出血最为常见，这些穿支动脉因结构特殊在高血压的作用下更易损伤而发生出血[1]。

颅内出血血肿体积可能较小，也可能体积较大，压迫周围脑组织，引起脑疝甚至死亡。出血也可能累及脑室系统，可增加死亡率或出现脑积水。大部分高血压性脑出血患者在发病30～90 min进展，与抗凝药物相关的脑出血多可在24～48 h仍出现进展。出血后多在1～6个月血肿吸收，形成一个裂缝样的橙色腔隙（图1-2-1）。

近年来，随着对脑组织血肿机制研究进展以及神经内镜等微创方法的普及，治疗脑出血取得了良好的效果。逐渐又引起了人们对脑出血研究的强烈关注。

## 二、高血压脑出血的局部解剖学特点

高血压脑出血最好发于基底节丘脑区，约占80%以上，其中以壳核外侧外囊区最常见，其次为壳核内侧（即内囊区）及丘脑，血肿体积大时可同时累及上述各区[2]。基底节丘脑区出血常可破入脑室系统。约有不到20%的高血压脑出血可以出现在大脑半球皮质下区、小脑及脑干（图1-2-2）。而皮质下出血可以破入蛛网膜下腔。

高血压脑出血多发生在脑内深穿支的小动脉，这些小动脉管壁较薄弱，其中膜肌纤维较少，无弹力纤维层，而外膜在结构上也远较其他器官的动脉薄弱；此外，位于脑底的穿支动脉多为起源于主干血管的终末支，与主干呈直角或锐角，这样的解剖

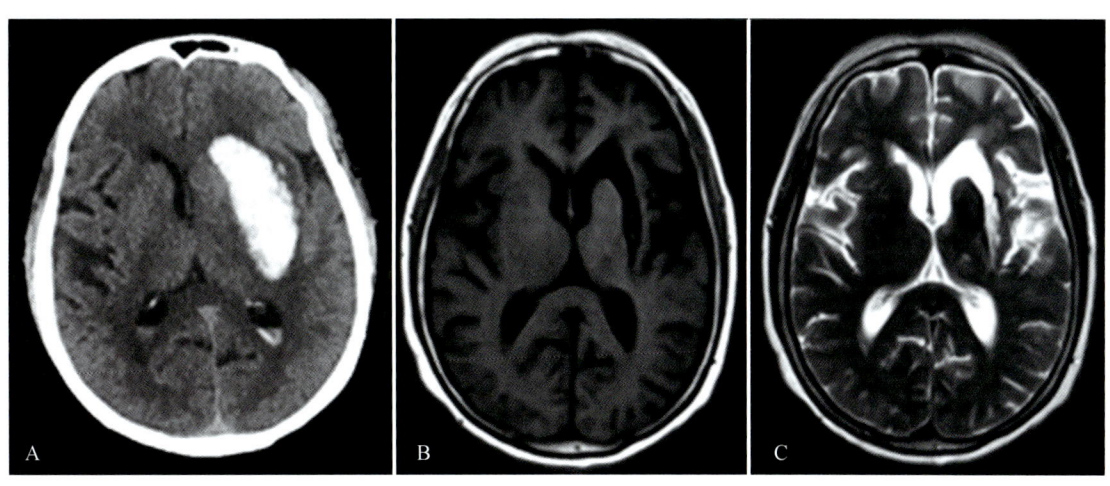

**图 1-2-1** 高血压脑出血经典出血部位（A，CT影像）及血肿吸收后3个月（B，磁共振T1WI序列；C，磁共振T2WI序列）的影像学特征

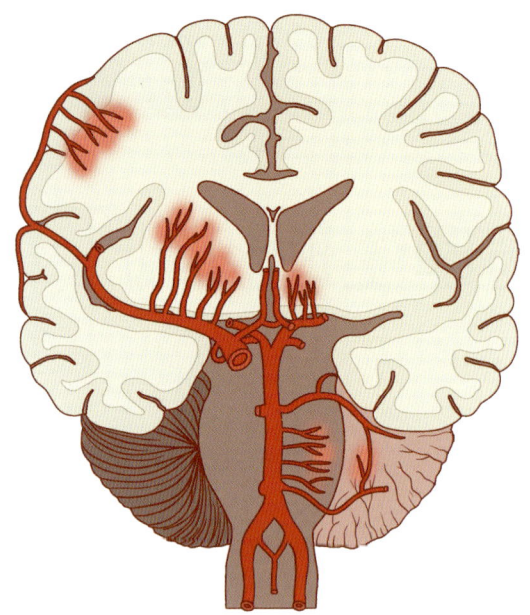

图1-2-2　高血压脑出血出血部位示意图

使这些血管转弯处承受的管腔压力较脑内其他相同管径的血管大很多，所受血流冲击较为严重，所以其所在部位成为高血压脑出血的好发部位[3]。

其中最为多见的是豆纹动脉破裂所致高血压脑出血，丘脑穿通动脉、丘脑膝状动脉和脉络丛后内动脉等所致的高血压脑出血也比较常见（图1-2-3）。另外，脑组织缺血性软化区的动脉失去周围组织的支持也可发生出血，其发生原因主要是动脉硬化、血管痉挛，而小动脉的微小分层断裂也被认为是脑出血的原因之一。

## 三、高血压脑出血的病理学发病机制

通常诊断高血压脑出血一般主要根据以下因素：①患者年龄较大，既往有高血压病史；②出血好发于基底节丘脑区；③除出血外，脑室周围白质内常有腔隙性梗死病灶或脱髓鞘改变；④无颅脑外伤史[2,4]。而高血压脑出血的发病机制至今虽尚未完全阐明，但目前普遍认为高血压所致的血管病理改变以及后期引起的脑动脉粥样硬化是高血压脑出血的病理基础。

脑血管在长期的高压之下发生退行性变和动脉硬化，以适应高血压。高血压脑出血患者一般有高血压病史，病程相对较长，长时间的压力刺激对患者脑实质内的小动脉内膜产生损害作用，发生纤维样或玻璃样变性、缺血和坏死，动脉分叉处小动脉弹力板断裂，中层纤维化及内膜增厚而导致血管顺应性降低、强度减弱，并可能出现局限性的扩张或形成微小动脉瘤[5]。国内曾报道通过尸检证实原发性高血压脑出血患者病例中大多数都可观察到细小动脉透明样变性，并且血管壁因透明样变性弹性下降，极易在高压力的作用下向外扩张形成类似动脉瘤样的梭形血管改变[6]。出现这些改变的血管壁薄弱处在血压骤升或血流急速变化时就容易破裂出血，即发生高血压脑出血。

## 四、高血压脑出血对脑组织的损伤机制

### 1. 血肿自身损伤

（1）血肿占位效应：脑出血后直接产生的占位效应可对邻近脑组织中的神经细胞、神经纤维产生压迫和损伤，影响神经功能；此外，血肿产生的占位效应能够将压力传导至远处的脑组织，形成推挤压迫，严重者形成脑疝。脑出血形成的血肿大小取决于出血的动脉和周围脑组织的情况，出血大多会自行停止，但是有少部分在短期内还可再继续出血，使血肿增大。血肿会因为大小和部位不同而产生不同的表现，如昏迷、偏瘫、失语、癫痫，严重者甚至出现自主神经功能紊乱。

（2）血肿扩大：文献报道约有近40%的患者血肿会在24h内有扩大，而血肿扩大主要与责任血管周围脑组织持续性渗血有关，此外还可能与出血后病变位置较深、高血压未及时控制、服用抗凝药物等有相关性。最终出血量的多少同患者死亡率和预后具有密切关系，而文献报道患者血肿的扩大是患者死亡和预后不佳的独立预测因素[7]。

（3）血肿毒性作用：血肿内高浓度血红蛋白及其降解产物对神经元有毒性，血液凝固后会在溶解

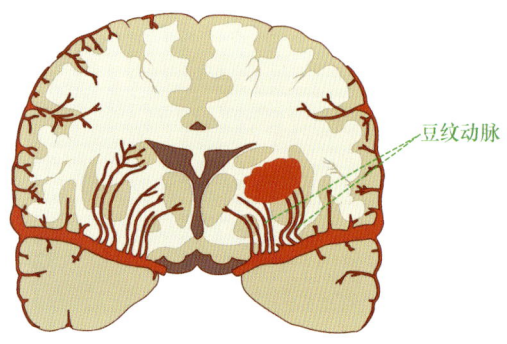

图1-2-3　豆纹动脉破裂所致高血压脑出血示意图

吸收的过程中释放凝血酶，外加血液代谢产物释放的毒性物质（铁离子、血红素等），都会通过破坏血脑屏障并使其渗透性增加，从而加重脑水肿，对血肿周围的脑组织造成直接或者继发的损害。

### 2. 血肿周围血流、代谢及生化改变

脑出血后血肿周围局部脑血流量呈进行性下降，下降程度与血肿体积相关，进而形成继发性缺血性损伤，类似脑梗死的缺血半暗带。其代谢机制可能与脑组织主要耗氧的细胞结构——线粒体出现功能障碍有关。缺血半暗带的神经元损伤是可逆的，及时将血肿及其代谢产物消除后可促进缺血半暗带发生再灌注，能够使其产生的神经损伤得到有效恢复[8]。

### 3. 继发脑水肿

脑出血后水肿的产生主要是由于渗出性脑水肿、血管源性脑水肿、细胞毒性脑水肿共同作用造成的。由于血管的破裂，血管内血液进入脑实质内，血凝块在脑组织中发生回缩血清渗出，血浆蛋白在周围脑组织间隙聚集，使得组织渗透压升高导致水肿形成[9]；此外，血肿压迫周围组织，造成周围组织缺血缺氧，进而加重水肿；除此之外，脑出血后血凝块释放的凝血酶具有直接细胞毒性作用，能够破坏血脑屏障引起脑水肿。

脑水肿可使高血压脑出血患者颅内容积减小，代偿能力降低，脑血管自动调节功能减退。此时，任何微小变化因素均可能使颅内压骤然增高，脑灌注压明显降低，处理不及时就会出现脑疝而导致患者死亡。

目前，高血压脑出血的发生和发展机制仍未完全阐明，开展有关高血压脑出血的病理机制研究，特别是早期血肿扩大机制研究，可以为高血压脑出血患者的治疗方案提供科学的指导，为降低高血压脑出血患者的死亡率和致残率做出一定贡献[10-11]。

总之，脑出血后出现的一系列病理生理学改变可导致颅内压升高而危及生命。同时由于神经元受到血肿压迫和血肿及其代谢产物的神经毒性作用等因素导致脑组织损伤，会造成一系列神经功能缺失。因此，在尽可能短的时间内减轻血肿、水肿的占位效应，防止脑疝的发生，提高脑灌注压同时减轻毒性作用及脑水肿，使脑组织继发性损害降低到最低程度，是治疗高血压脑出血的关键[12]。与传统开颅手术相比，神经内镜手术创伤小，手术时间短，术中对周边脑组织的二次损伤较小。而与血肿抽吸术相比，神经内镜手术具有清除血肿速度快、内镜直视下止血彻底可靠的优点，能够有效终止脑出血后的病理生理变化，提升高血压脑出血患者的成功救治率。

## 参考文献

[1] 张义，秦智勇，陈衔城. 自发性脑出血的外科治疗 // 周良辅. 现代神经外科. 上海：复旦大学出版社 / 上海医科大学出版社，2015：1004-1008.

[2] 鱼博浪. 颅内出血 // 鱼博浪. 中枢神经系统 CT 和 MR 鉴别诊断. 西安：陕西科学技术出版社，2014：55-56.

[3] 白冬松. 高血压脑出血的病理生理机制. 内蒙古民族大学学报（自然科学版），2014，29（06）：680-681.

[4] 中华医学会神经病学分会，中华医学会神经病学分会脑血管病学组. 中国脑出血诊治指南（2019）. 中华神经科杂志，2019，52（12）：994-1005.

[5] 郑毅. 高血压病人脑出血的病理改变及脑出血对周围组织的影响. 泸州医学院，2011.

[6] 陈代云，任安文，杭振镳. 高血压病脑细动脉病理变化与脑出血的关系的探讨. 华西医科大学学报，2000，3：383-386.

[7] 孙彦波，史丽萍，于建敏. 高血压脑出血病理生理机制及治疗进展. 实用医药杂志，2005（01）：63-66.

[8] Siddique MS, Fernandes HM, Wooldridge TD, et al. Reversible ischemia around intracerebral hemorrhage: a single-photon emission computerized tomography study. J Neurosurg, 2002, 96（4）：736-741.

[9] Wilson D, Charidimou A, Werring DJ. Advances in understanding spontaneous intracerebral hemorrhage: insights from neuroimaging. Expert Rev Neurother, 2014, 14（6）：661-678.

[10] Sutherland GR, Auer RN. Primary intracerebral hemorrhage. J Clin Neurosci, 2006, 13（5）：511-517.

[11] Cordonnier C, Leys D, Dumont F, et al. What are the causes of pre-existing dementia in patients with intracerebral haemorrhages. Brain, 2010, 133（11）：3281-3289.

[12] Zuo S, Pan P, Li Q, et al. White matter injury and recovery after hypertensive intracerebral hemorrhage. Biomed Res Int, 2017, 2017：6138424.

# 第三节

# 高血压脑出血的神经内镜治疗现状

## 一、背景

随着我国经济快速发展和人民生活水平全面提高，我国居民疾病谱也发生了重大变化，脑卒中和缺血性心脏病取代下呼吸道感染和新生儿疾病，成为疾病负担的主要原因。2019年全球疾病负担（global burden of disease，GBD）研究结果显示，脑卒中是我国居民的首位死亡原因[1]，相比于缺血性卒中，出血性卒中的致死、致残率均更高，危害更大[2]，出血性卒中80%以上是自发性脑出血，此类患者多病情危重，即使经过积极治疗得以存活，仍有较高比例患者遗留肢体、认知功能障碍，仅约20%的患者能在6个月后基本恢复生活自理能力，给家庭和社会带来巨大的经济和精神负担[3]。

目前脑出血治疗方式主要有两种：外科手术治疗和内科药物治疗。外科手术治疗与内科药物治疗的随机对照试验（STICH Ⅰ研究和STICH Ⅱ研究）未能证实患者从手术中获益，但这些试验排除了存在脑疝风险的患者，对照组超过20%的患者因病情恶化而发生组间交叉进行了手术治疗，限制了结果的推广应用[4-6]。通过手术清除血肿，可以及时解除血肿占位效应，缓解严重颅内高压及脑疝，改善周围正常脑组织的缺血缺氧，挽救患者生命，还可以减少血肿分解吸收时产生的各种毒性物质，进而减少对脑组织的二次间接损害，这是手术治疗脑出血的理论基础。有效清除血肿从而降低颅内压防止脑疝发生，完全彻底止血、避免血肿不断扩大和压迫造成恶性循环，避免或最大限度减少对正常脑功能区和神经传导束的损害，是脑出血手术治疗的主要技术要求。手术方式主要有三种：开颅血肿清除手术、血肿抽吸引流手术（包括各种软通道和硬通道）和神经内镜下血肿清除手术。血肿抽吸引流手术和神经内镜血肿清除手术通常也被称为脑出血的微创手术治疗方式。自发性脑出血最常见的出血部位是基底节，其次是皮层下出血、丘脑出血、小脑出血和脑干出血，自发性脑出血患者中约40%可合并脑室出血，且是预后不良的独立危险因素之一，出血部位的不同也是选择不同手术治疗方式的一个重要参考依据。

## 二、概述与优缺点

采用神经内镜清除脑内血肿最早在1989年由Auer报道[7]，随着精准神经外科理念和内镜技术的发展，神经内镜脑内血肿清除手术受到越来越多的重视。脑出血神经内镜血肿清除手术采用直径2～3 cm的小骨瓣开颅，将内镜导引器等置入血肿腔建立内镜工作通道，在神经内镜监视下，通过吸引器吸引和不断冲洗的方式清除血肿。神经内镜手术的几个基本要素包括：神经内镜和相应手术器械、血肿准确定位、内镜工作通道建立和术中止血操作。血肿定位方法，除传统根据出血部位经验性定位选择相对固定的手术入路，目前神经内镜血肿清除手术主要用于幕上脑出血和脑室出血，手术入路主要有3种：①额中回入路，主要适用于基底节脑出血，手术路径长，但清除血肿时导引器所需摆动幅度小，能最大限度避免损伤白质神经传导束；②顶枕入路，主要用于丘脑和基底节后部脑出血；③就近入路，手术切口选择距离血肿最近的位置，主要适用于皮质下表浅部位的出血。血肿定位还可以结合神经导航、术中超声等先进影像手段，提高定位准确度。也有一些简易低成本的导航定位方法可以用于高血压脑出血的神经内镜手术治疗，本团队最早在国际上报道应用苹果系统手机软件"FUSED"和安卓系统手机软件"Sina"简易低成本增强现实技术定位幕上颅内血肿[8-9]，简单易行，并经传统商业化神经导航系统验证有较高的定位准确度。止血方面，除了使用特制的细腿双极电凝，还可以通过单极电凝紧贴金属吸引器利用金属电传导进行电凝止血，或者使用新型带吸引器单极电凝。对于出血前长期服用抗凝、抗血小板药物的患者，使用抗栓药物发生脑出血时，应立即停药，华法林相关脑出血患者可考虑将凝血酶原复合物作为新鲜冰冻血浆的一种替代选择，同时静脉应用维生素K，对新型口服抗凝药物（达比加群、阿哌沙班、利伐沙班）相关脑出血，有条件者可应用相应拮抗药物（如依达赛珠单抗），不推荐重组活化凝血因子Ⅶ单药治疗口服抗凝药相关脑出血，对普通肝素相关脑出血，推荐使用硫酸鱼精蛋白治疗，对溶栓药物相关脑出血，可选择输注凝血因子和血小板治疗，对于使用抗血小板药物相关脑出血，不推荐常规输注血小板治疗[10]。

神经内镜血肿清除手术的优点是：①手术切口小，皮肤切口仅4～5 cm，只需2～3 cm小骨瓣即可借助导引器建立内镜手术通道，在内镜辅助下清除血肿；②神经内镜为冷光源，在获得良好的脑深部血肿腔照明与暴露的同时，热辐射损伤较低，且在直视下进行手术操作，暴露更加清晰，借助内镜"抵近观察"优势，有利于分辨血肿和脑实质边界，出血点清晰可辨，止血更加确切，可以较彻底地清除血肿，降低术后再出血风险；③与常规开颅血肿清除手术比较，减少对周围正常脑组织的牵拉和扰动，避免损伤白质神经传导束，术后即刻还纳骨瓣，减少二次手术损伤，降低医疗费用；④手术时间短，创伤小，有可能减少术后并发症的发生，从而获得更好的预后。

神经内镜血肿清除手术的不足之处是：①手术操作空间小，手术操作有一定难度，遇到大的出血时较难控制；②术者需要进行规范化内镜培训；③镜头容易被血液污染遮挡而需要术中反复冲洗，影响手术效率。

## 三、手术适应证、禁忌证和手术时机

手术适应证：①幕上出血量≥30 ml，幕下出血量≥10 ml；②中线移位超过5 mm；③环池或侧裂池消失；④伴有梗阻性脑积水；⑤严重颅高压甚至脑疝。手术禁忌证：①严重凝血功能障碍；②多系统器官衰竭；③确认为脑死亡[11]。

自发性脑出血的最佳手术时机尚不明确。以往报道的前瞻性随机对照研究中采用的手术时机范围较广（4～96 h），对STICH Ⅱ的亚组分析提示发病后21 h内进行手术治疗能在一定程度上改善患者预后，另一项meta分析结果显示出血后8 h内行手术治疗能改善预后，但超早期开颅（4 h内）有可能增加再出血风险[5,12-13]。接近1/3的自发性脑出血会出现血肿扩大，绝大部分血肿扩大发生在出血后6 h以内。目前专家共识的推荐是：如果血肿量较大，处于脑疝前期或形成脑疝，应立即急诊行颅内血肿清除术；如果符合手术指征，且病情相对平稳，应完善头部CT血管造影（CT angiography，CTA）检查，于发病后6～24 h（尽可能于发病后6～12 h）根据病情严重程度采取不同手术方式（Ⅰ类推荐，B级证据）。我们的综合意见是：在出血6 h后尽快行手术治疗[11]。

## 四、疗效与展望

Auer等的随机对照试验结果显示，神经内镜手术患者出血后6个月有40%获得良好预后，而保守药物治疗组患者仅有25%获得良好预后[7]。对于脑室出血，相较于单纯脑室外引流，神经内镜血肿清除手术能够显著降低远期脑积水发生率，缩短ICU住院时间，并有可能改善患者预后[14]。笔者团队进行的高血压脑出血神经内镜血肿清除与开颅手术血肿清除回顾性对照研究结果显示，神经内镜手术可以改善患者6个月预后[15]，神经内镜组血肿清除率为90.34%，明显高于开颅手术组，与国内外相关文献报道类似。最近的一项文献系统回顾和meta分析显示，相比于保守药物治疗和开颅手术，神经内镜手术能够降低幕上脑出血患者的死亡率，减少再出血发生，改善患者神经功能恢复[16]，不过纳入的研究以回顾性研究为主，不同研究间异质性较大。关于血肿清除率，目前尚无统一标准，一般认为，手术应在安全和避免新的神经功能损害的前提下，尽可能清除血肿，血肿清除率最好超过80%，或是治疗结束时残余血肿体积≤15 ml，但过分追求血肿清除率并不能改善患者预后，还会增加副损伤和术后并发症的风险。

相比于缺血性卒中和蛛网膜下腔出血防治研究取得的长足进步，自发性脑出血在临床研究和指南证据方面还比较落后。手术清除血肿来减轻血肿压迫和继发性血管源性水肿是改善自发性脑出血预后最有前景的治疗方式，目前手术疗效的混杂和不确切可能是由于脑出血本身的异质性以及手术本身对不同部位脑组织损伤的影响。浅表部位的出血已经被证实最能从传统开颅手术中获益，因为破坏很少的正常脑组织就可以到达血肿，神经内镜血肿清除术和血肿抽吸引流术刚好契合了上述理念，以对正常脑组织损伤最小的方式到达血肿。已有的研究结果表明，血肿抽吸引流和神经内镜血肿清除术代表的微创手术可能优于传统的开颅血肿清除手术或单纯内科药物治疗，与血肿抽吸术相比，神经内镜手术具有能在直视下清除血肿、术中及时发现和处理出血灶，以及相比穿刺引流血肿清除率更高的优势，但神经内镜手术有一定技术要求，需要经过足够训练，而目前关于这三种手术方式疗效比较的研究还非常欠缺，而且局限于回顾性研究。本团队牵头的比较上述三种手术方式疗效和预后的多中心随机对照试验MISICH研究（NCT02811614）正在进行中[17]，将通过患者的长期随访观察和预后结果比较，总结自发性脑出血不同手术方式的最佳适应证及手术时机，以期改善自发性脑出血预后，课题得到国家重点研发计划专项资助，希望可以获得高质量研究数据，建立自发性脑出血的个性化手术治疗体系标准。

# 参考文献

[1] GBD 2019 Diseases and Injuries Collaborators. Global burden of 369 diseases and injuries in 204 countries and territories, 1990-2019: a systematic analysis for the Global Burden of Disease Study 2019. Lancet, 2020, 396: 1204-1222.

[2] GBD 2016 Disease and Injury Incidence and Prevalence Collaborators. Global, regional, and national incidence, prevalence, and years lived with disability for 328 diseases and injuries for 195 countries, 1990-2016: a systematic analysis for the Global Burden of Disease Study 2016. Lancet, 2017, 390: 1211-1259.

[3] Feigin VL, Forouzanfar MH, Krishnamurthi R, et al. Global and regional burden of stroke during 1990-2010: findings from the Global Burden of Disease Study 2010. Lancet, 2014, 383: 245-254.

[4] Mendelow AD, Gregson BA, Fernandes HM, et al. STICH investigators. Early surgery versus initial conservative treatment in patients with spontaneous supratentorial intracerebral haematomas in the International Surgical Trial in Intracerebral Haemorrhage (STICH): a randomised trial. Lancet, 2005, 365: 387-397.

[5] Mendelow AD, Gregson BA, Rowan EN, et al. Early surgery versus initial conservative treatment in patients with spontaneous supratentorial lobar intracerebral haematomas (STICH II): a randomised trial. Lancet, 2013, 382: 397-408.

[6] Broderick JP. The STICH trial: what does it tell us and where do we go from here? Stroke, 2005, 36: 1619-1620.

[7] Auer LM, Deinsberger W, Niederkorn K, et al. Endoscopic surgery versus medical treatment for spontaneous intracerebral hematoma: a randomized study. J Neurosurg, 1989, 70(4): 530-535.

[8] Hou Y, Ma L, Zhu R, et al. iPhone-assisted augmented reality localization of basal ganglia hypertensive hematoma. World Neurosurg, 2016, 94: 480-492.

[9] Sun GC, Chen XL, Hou YZ, et al. Image-guided endoscopic surgery for spontaneous supratentorial intracerebral hematoma. J Neurosurg, 2017, 127: 537-542.

[10] 中华医学会神经病学分会，中华医学会神经病学分会脑血管病学组.中国脑出血诊治指南（2019）.中华神经科杂志，2019，52（12）：994-1005.

[11] 中国急诊急救神经内镜治疗高血压性脑出血协作组，中国医药教育协会神经内镜与微创医学专业委员会，中华医学会神经外科分会. 2020神经内镜下高血压性脑出血手术治疗中国专家共识.中华医学杂志，2020，100（33）：2579-2585.

[12] Gregson BA, Broderick JP, Auer LM, et al. Individual patient data subgroup meta-analysis of surgery for spontaneous supratentorial intracerebral hemorrhage. Stroke, 2012, 43: 1496-1504.

[13] Demchuk AM, Dowlatshahi D, Rodriguez-Luna D, et al. Prediction of haematoma growth and outcome in patients with intracerebral haemorrhage using the CT-angiography spot sign (PREDICT): a prospective observational study. Lancet Neurol, 2012, 11: 307-314.

[14] Chen CC, Liu CL, Tung YN, et al. Endoscopic surgery for intraventricular hemorrhage (IVH) caused

by thalamic hemorrhage: comparisons of endoscopic surgery and external ventricular drainage (EVD) surgery. World Neurosurg, 2011, 75: 264-268.

[15] Xu X, Chen X, Li F, et al. Effectiveness of endoscopic surgery for supratentorial hypertensive intracerebral hemorrhage: a comparison with craniotomy. J Neurosurg, 2018, 128: 553-559.

[16] Xia Z, Wu X, Li J, et al. Minimally invasive surgery is superior to conventional craniotomy in patients with spontaneous supratentorial intracerebral hemorrhage: a systematic review and meta-analysis. World Neurosurg, 2018, 115: 266-273.

[17] Xu X, Zheng Y, Chen X, et al. Comparison of endoscopic evacuation, stereotactic aspiration and craniotomy for the treatment of supratentorial hypertensive intracerebral haemorrhage: study protocol for a randomised controlled trial. Trials, 2017, 18: 296.

# 第二章

# 高血压脑出血神经内镜治疗的术前评估

第一节　高血压脑出血术前数字化血肿体积计算 / 14
（徐兴华）

第二节　高血压脑出血的术前影像学评估 / 23
（祁子禹　陈晓雷）

第三节　高血压脑出血术前计划的三维可视化模拟和评估 / 27
（千智超　陈晓雷）

第四节　高血压脑出血的术前临床综合评估 / 31
（张家墅　王炜）

第五节　自发性脑出血血肿扩大预测的影像学研究 / 40
（陈莫　徐兴华）

# 第一节

# 高血压脑出血术前数字化血肿体积计算

脑出血（intracerebral hemorrhage，ICH）占全部脑血管疾病的10%～15%，是世界范围内引起死亡或残疾的重要原因[1]。据文献报道，脑出血发病1个月内死亡率高达35%～52%[2]。出血量不仅影响脑出血患者的临床表现，而且是预测患者早期死亡率和最终功能恢复情况的重要因素[3]，准确测量脑出血患者脑内血肿体积具有重要意义。血肿体积也是临床医生选择治疗方案（内科治疗或外科干预）的重要依据，错误的血肿体积测量会影响临床决策，延误最佳治疗时机，影响患者治疗效果。准确的血肿体积测量对于脑出血相关临床研究也至关重要，有利于研究数据的标准化和可比性，患者血肿体积变化可能成为研究的终点[4]。如何无创、准确、简便、快速地计算脑出血后血肿体积，一直是神经科医生的研究内容之一。以下介绍几种主要的血肿体积计算方法，其中计算机数字化血肿体积计算将作重点介绍。

## （一）根据CT图片运用数学公式计算血肿体积

1977年Sachs采用微积分推导出急性和慢性硬膜下血肿的体积计算公式：$V = \frac{1}{2} \times \pi \times L \times W \times D$，L为血肿的最大长径，W为最大宽径，D为厚度[5]；1981年日本学者多田明借鉴左心室容积测定公式，提出高血压脑出血的体积计算公式：$V = \frac{\pi}{6} \times L \times S \times slice$，L是血肿最大层面的最长径，S是血肿最大层面上垂直于L的最大宽径，slice是层厚（血肿的层数，多田公式原理是将血肿理想化为椭球体（图2-1-1，$V = \frac{\pi \times 4 \times a \times b \times c}{3}$）。将

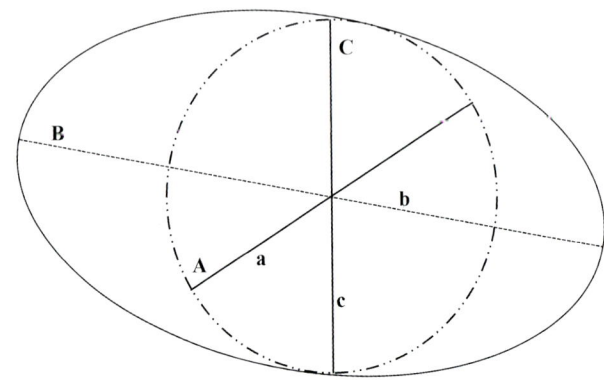

图 2-1-1　血肿体积计算原理图

多田公式进一步简化（$V = \frac{\pi \times 4 \times a \times b \times c}{3} = 4 \times \frac{A}{2} \times \frac{B}{2} \times \frac{C}{2} = \frac{A \times B \times C}{2}$），就得到了公式V = ABC/2。1983年Kwak分析了100例脑内血肿，选出血肿的最大层面，A是血肿最大长径，B是该层面上垂直于A的最大宽径，C是出血层面数乘以CT层厚，采用V = ABC/2、V = ABC/3测量体积，发现V = ABC/3法低估血肿体积，尽管血肿形态显著不同，但V = ABC/2法的测量结果较V = ABC/3法更接近真实值。但是，多田公式是一种粗略估算血肿体积的方法，不够准确，测量结果往往大于血肿实际体积，尤其对形状不规则血肿测量误差较大，误差率大小主要取决于血肿形状而非血肿体积，对于形状不规则血肿体积的计算误差可以高达35%以上[6-8]。

公式2/3Sh（2/3×最大面积×高）也适合计算球形到椭球形血肿的体积。2/3Sh公式也是起源于椭球体的体积演变，但在一定程度上，公式2/3Sh不同于ABC/2及多田公式，这是因为CT图像上血肿最大轴状截面的面积会随着血肿形状的改变而改变，但是最大血肿截面上的长径和宽径的乘积却不

一定会随着血肿形状的改变而改变,这个乘积可以保持一个常数或者定值。ABC/2法最大的局限性在于,在血肿的高一定时,当最大轴状截面的形状发生改变时,血肿长径和宽径的乘积完全可以保持一个常数(图2-1-2)。相比于公式ABC/2,公式2/3Sh准确性提高,其最大的优越性在于轴状截面的面积会随着血肿形状的改变而发生相应改变,从而提高结果的准确性。在实际应用中,如果能够使用CT技术把血肿最大轴状截面的面积测定出来并即时标记在CT图像上,对于临床是相当方便的,但临床实际使用中最大的困难是血肿最大层面的面积往往很难直接获得,限制了该方法的临床应用。此外还有学者采用1/2Sh公式计算血肿体积,基本原理与2/3Sh一致,准确性接近2/3Sh或略有提高。

### (二)在CT图片上利用测量工具测量血肿体积

体视学法是基于二维图片的全面观察而推测三维定量信息的手段。体视学法的理论基础是卡瓦列里原理[9]:采用等距抽样方法,在任一方向上通过特征物作若干个等距、随机的平行截面,可事先确定截面间距(h),特征物所有截面的总面积($\sum a_i$)乘以截面间距,即为该特征物体积的无偏估计。体视学法需要制作测量格(图2-1-3):取1块透明胶片,在胶片上画出互相垂直的直线,测量格边长为CT片比例尺1个长度(在此为1 cm),

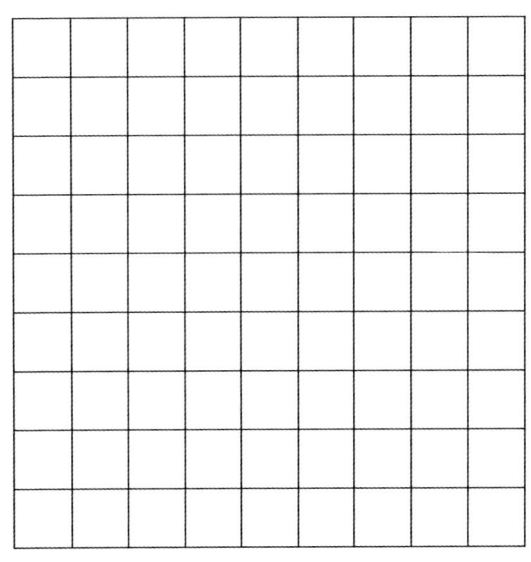

图2-1-3 测量格方格边长为CT比例尺1个长度(1 cm)

直线的交叉点在体视学中叫"测点",代表特定的面积(小方格边长的平方)。随意在CT片上叠放测量格,计数落于血肿上的测点数。$V = a(P) \times \sum P \times h$,a(P)为测点相当的面积(在此为1 cm$^2$),$\sum P$为落于血肿上的测点总数,h为层厚。由于单位常为厘米(cm),只要累加每个层面血肿上测点数就为血肿体积数值。体视学法有不考虑血肿部位(脑内、硬膜外、硬膜下)、血肿形态是否规则的优点。操作相对复杂,有一定误差是体视学法的主要不足。

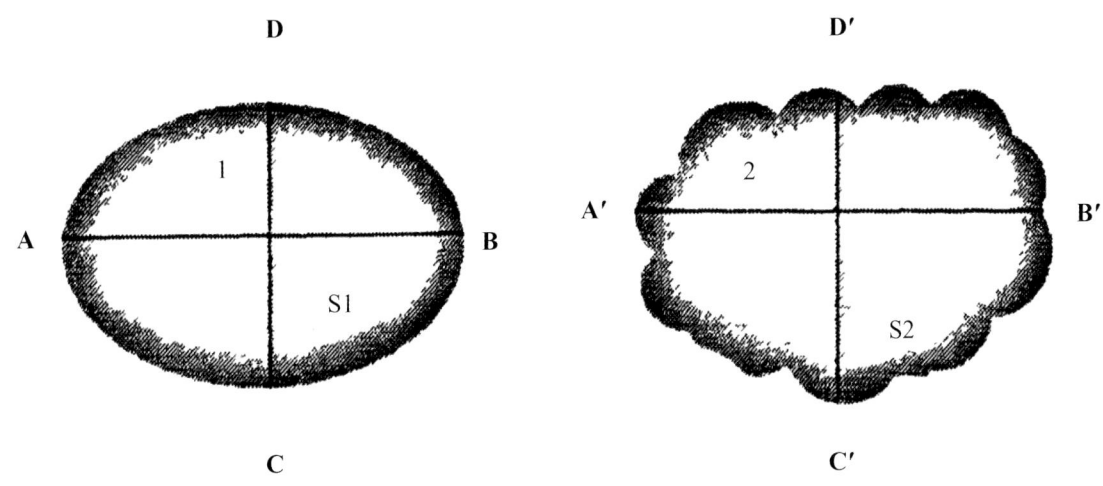

图2-1-2 血肿轴状截面形状长、短轴与血肿体积关系示意图

## （三）CT定量

CT定量，或称计算机辅助容积分析（computer assisted volumetric analysis，CAVA），通过逐层面描绘血肿边缘，测量每个层面血肿面积，然后根据 $V = \sum 各层面血肿面积 \times 层厚$ [10] 计算得出血肿体积。以往CT定量被认为是非创伤性测量颅内血肿体积的金标准，但是CT定量需要CT机或CT工作站，操作技术要求高，描画血肿边缘耗时，CT工作站价格昂贵，并且临床神经外科医生不易获取，因此临床上很少应用CT定量方法测量颅内血肿体积。

## （四）个人计算机辅助数字化血肿体积测量

ImageJ（https://imagej.nih.gov/ij/）是由美国国立卫生研究院（National Institutes of Health，NIH）开发的基于java的免费开源图像处理软件。ImageJ软件测量颅内血肿体积方法为：打开ImageJ软件，导入头颅CT图像，根据图片存档和通信系统（picture archiving and communication system，PACS）原比例设定统一的比例尺，对图像进行二值化处理：运行Image→Adjust→Threshold，选择显示方式为over/under手动调节阈值至血肿完全与周围组织分离开。使用魔棒工具点击选取血肿边缘，运行Analyze→Measure，即出现该层面血肿的面积结果，$V = \sum 各层面血肿面积 \times 层厚$。ImageJ支持包括DICOM在内的多种医学专业图片格式，是早期在个人计算机实现血肿体积准确测量的方法，但软件不支持血肿三维重建和图像加工分析，功能相对简单，很快被更先进的图像分析软件逐步替代。

3D Slicer是一个免费的可视化医学图像分析处理平台（http://www.slicer.org），由美国哈佛医学院布里格姆妇女医院（Brigham and Women's Hospital）外科规划实验室和麻省理工学院人工智能实验室联合开发，是用于医学图像信息学、图像处理和三维可视化的开源软件平台，支持功能扩展和优化，为基于CT数据的血肿体积测量提供了准确而简单的方法[11-12]。软件网站：https://www.slicer.org/，软件下载地址：http://download.slicer.org/，软件最新版本5.7，支持Windows、Mac OS X和Linux三种操作系统。由于计算机需要足够的内存和图形处理功能将原始数据和处理结果保存在内存中，因此推荐使用内存至少4 GB（8GB以上更佳）的有独立图形处理器（graphics processing unit，GPU）的多核计算机。此外，个人计算机进行影像数据分析，都需要用到符合医学数字成像和通信（digital imaging and communications in medicine，DICOM）格式的影像数据，DICOM格式是医学图像和相关信息的国际标准（ISO 12052），它定义了质量能满足临床需要的可用于数据交换的医学图像格式。

3D Slicer计算血肿体积主要是通过血肿三维建模，然后计算重建的三维立体血肿的体积，操作方法可有十余种，但基本原理都是根据颅脑CT图像上血肿CT值与周围正常脑组织CT值的差异。正常脑组织CT值一般在25~45亨氏单位（hounsfield unit，Hu）之间，脑出血血肿CT值一般在60~80 Hu，并会随着血肿的吸收，CT值逐渐降低，这对于我们进行血肿描绘、三维重建和体积计算非常重要。下面我们将介绍2种应用3D Slicer进行颅内血肿三维重建和体积计算的方法。

第1种方法：即Threshold法（阈值法），首先导入脑出血患者DICOM格式的颅脑CT数据到3D Slicer软件中，进入到Segment Editor模块，点击Add添加一个新的segment，双击颜色模块将Color调整为红色，然后选中Effects工具块中Threshold，将阈值范围设定为50~100 Hu，也可以通过拖动滑块调整阈值直至血肿与周围正常脑组织很好区分开，点击Apply应用。然后进一步去除颅骨周围由于部分容积效应而异常染色的非血肿部分，选中Islands工具，选择Keep selected islands（保留选中的岛），然后点击Apply应用，可见血肿之外的异常染色已被去除，点击Show 3D工具即可在三维视窗中进行观察调整，但此时还未生成真正model，不能计算体积。进行进一步操作。点击Segmentations并跳转到相应模块，在Operation中选择Export（输出），Output type（输出类型）选择Models（模型），然后点击Export（输出），此时血肿三维模型即重建好了，点击Models模块，选中刚刚重建的模型，然后点开Information即可以看到血肿体积等信息（图2-1-4至图2-1-8，视频2-1-1）。

第二章 高血压脑出血神经内镜治疗的术前评估 17

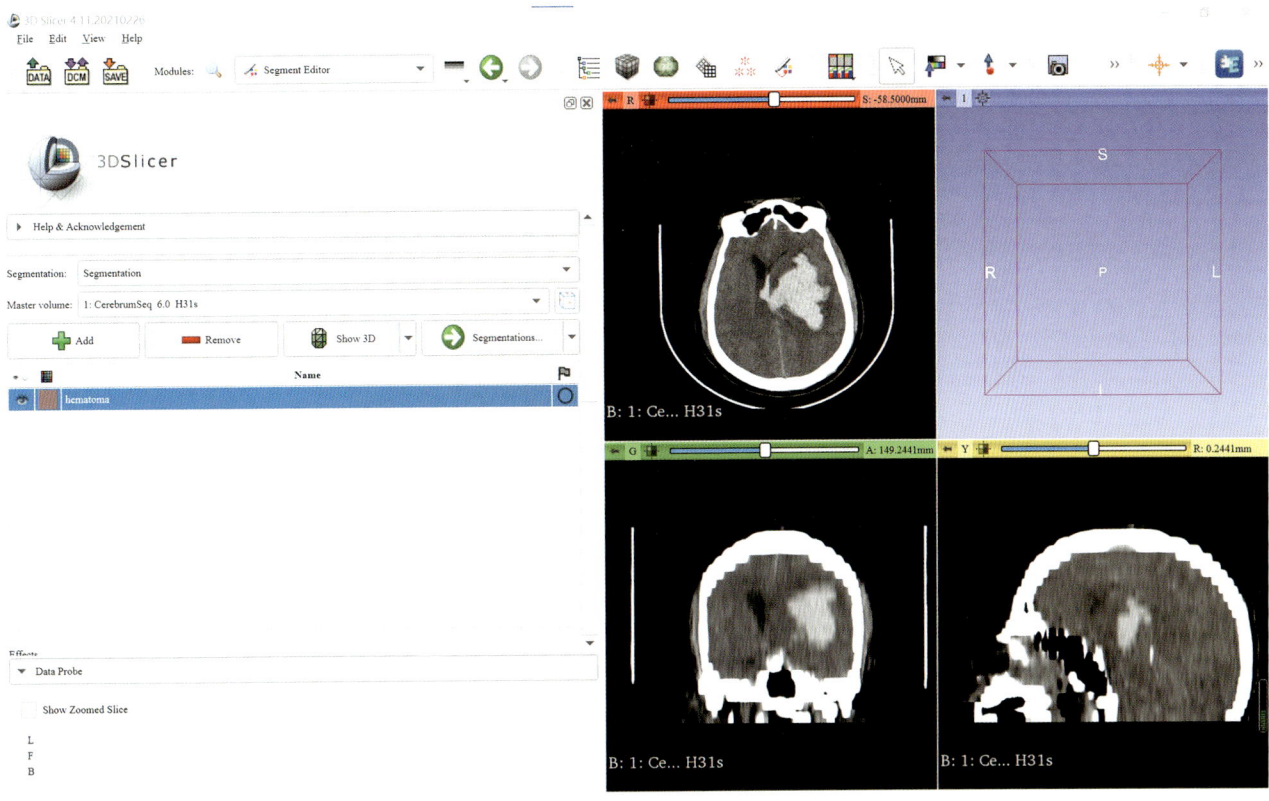

图 2-1-4 Segment Editor 模块新建 segment

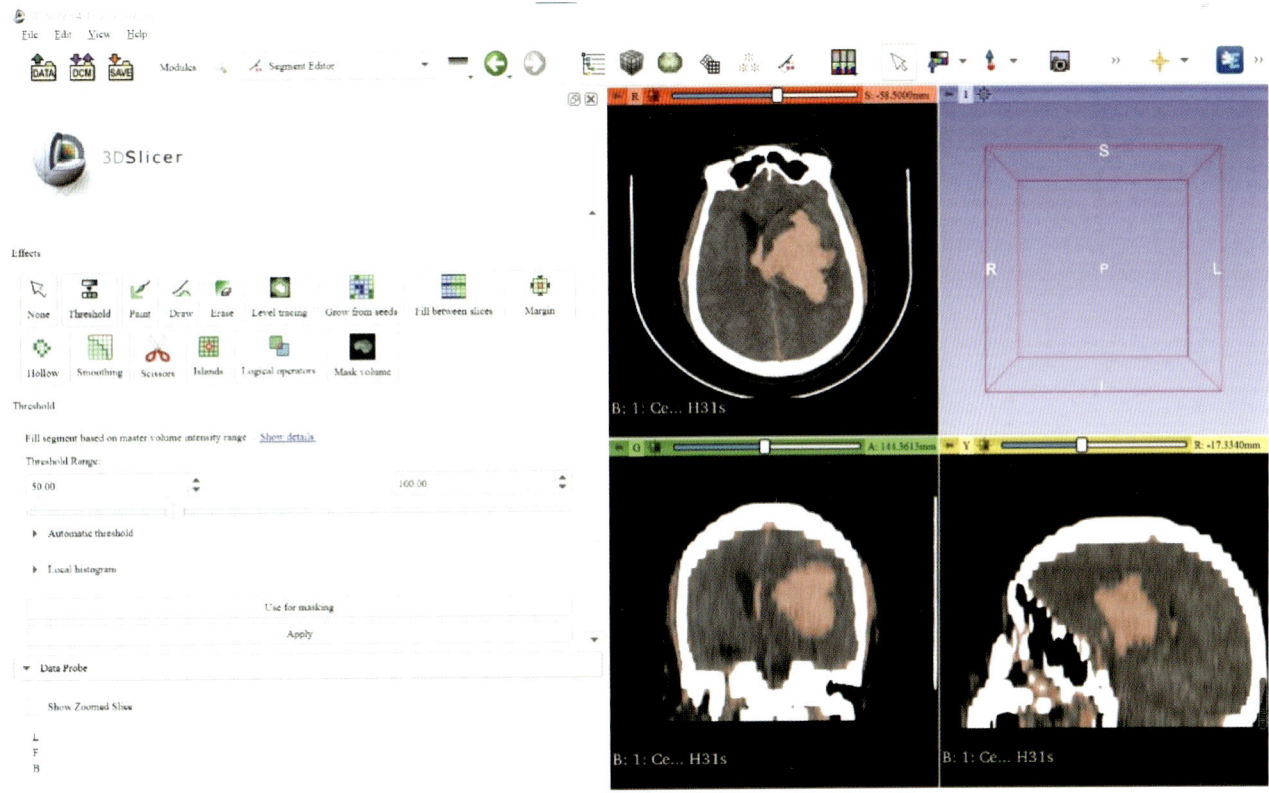

图 2-1-5 设定分割血肿 CT 阈值

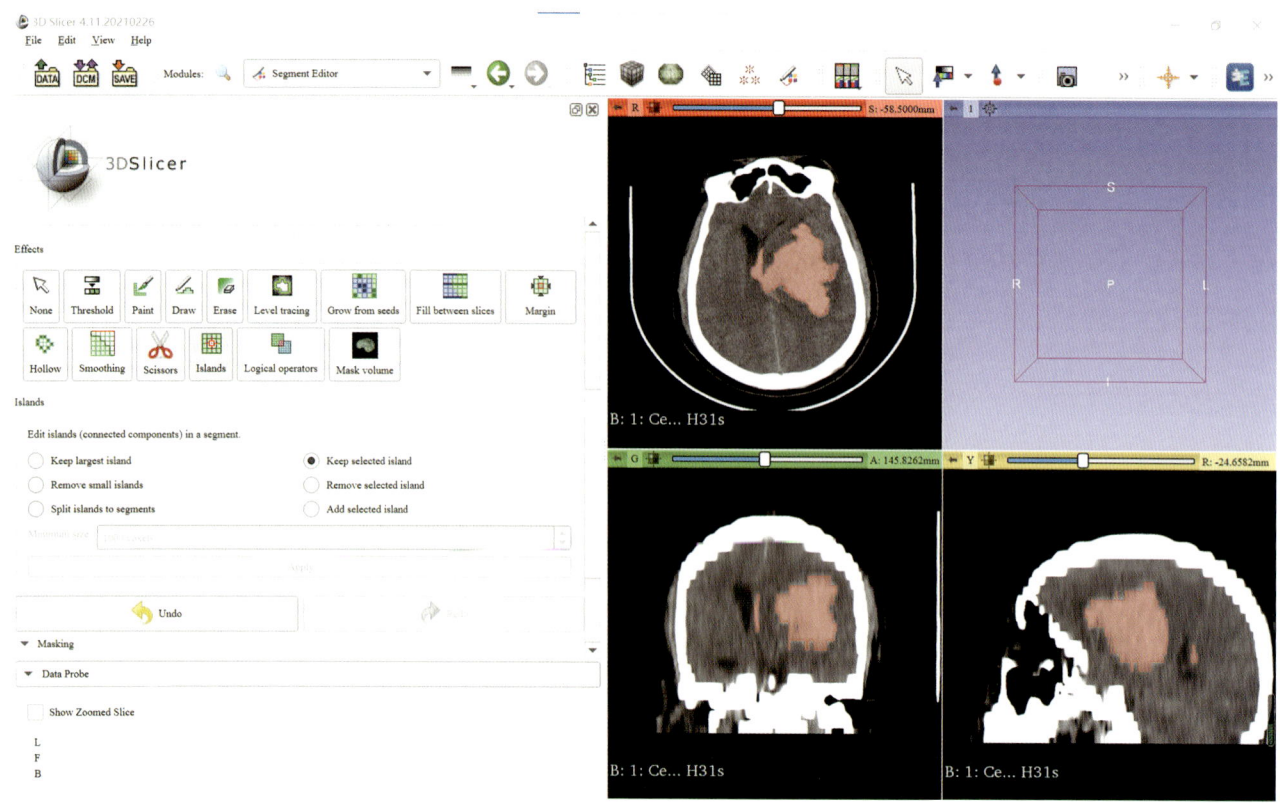

图 2-1-6　Islands 工具去除非血肿染色

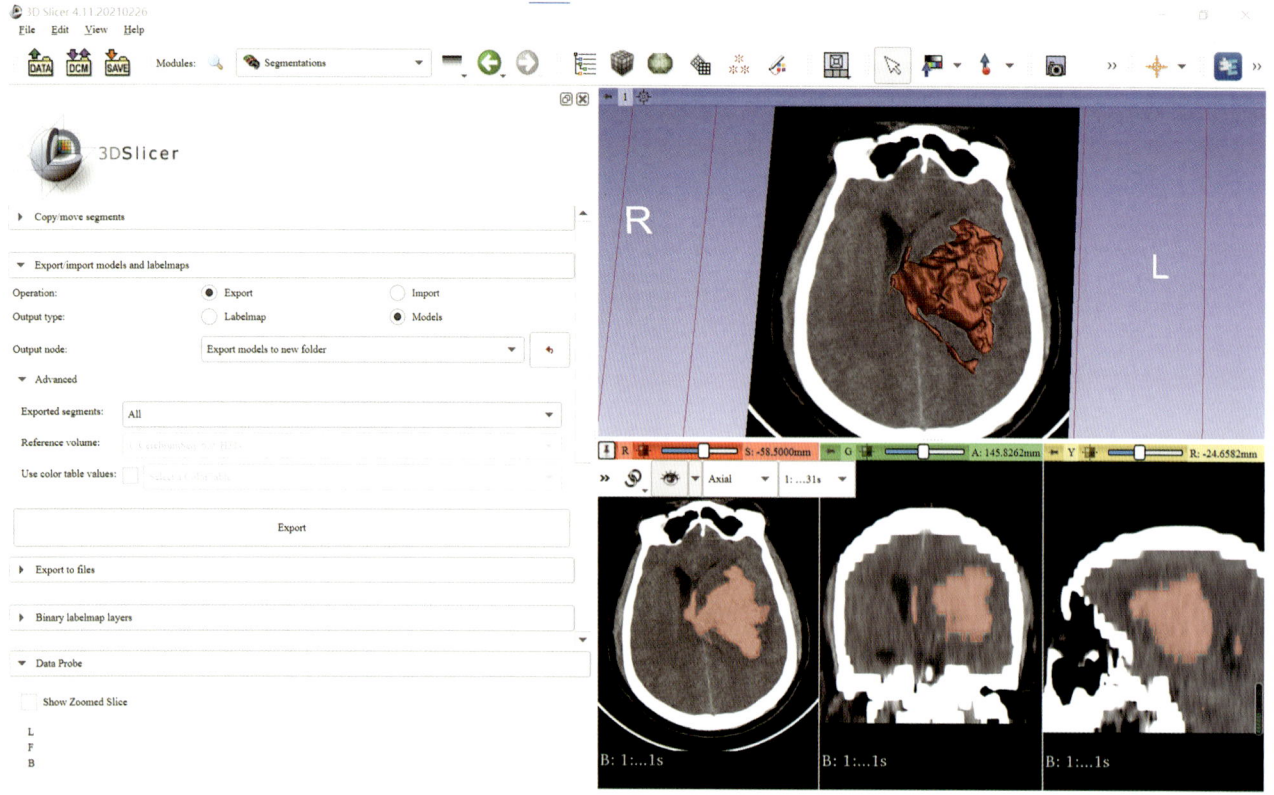

图 2-1-7　Segmentations 模块导出三维血肿模型

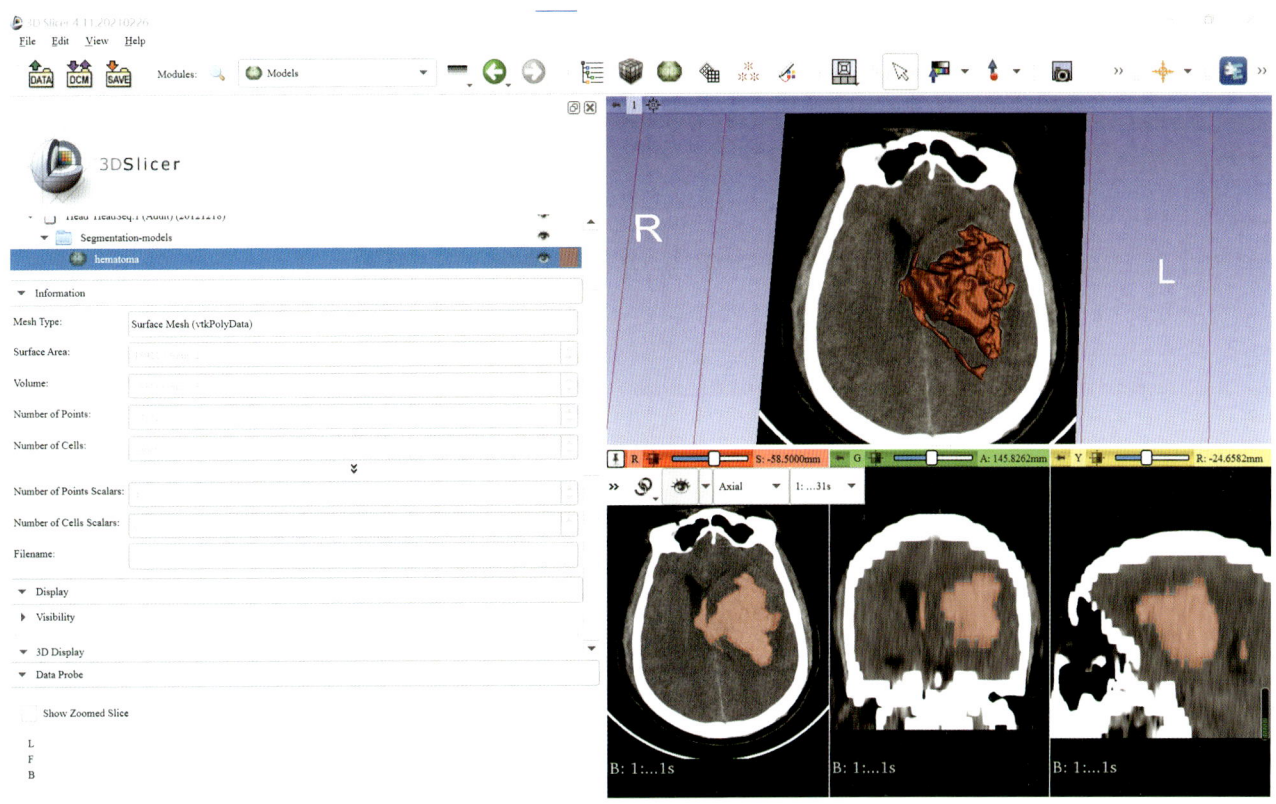

图 2-1-8　Models 模块查看血肿体积（88.811 ml）

视频 2-1-1　3D Slicer 三维重建精确计算血肿体积

第 2 种方法：除了应用 Segment Editor 模块以外，还可以应用更早的 Editor 模块进行血肿三维重建和体积计算。Editor 模块除了人工调整选择或设定阈值，还可以进行"GrowCut"工具进行半自动图像分割。导入数据后，在 Editor 模块点击 PaintEffect 工具，在血肿周围正常脑组织描记，告诉软件需要区分的组织 CT 值情况，更换一个不同颜色 Label，然后在血肿范围内描记，定义想要分割的感兴趣区 CT 值情况，然后点击 GrowCutEffect，点击 Apply 运行，等待运算结果，然后点击 SaveIslandEffect，选中血肿后单击，最后进行血肿建模：点击 MakeModelEffect，然后点击 Apply，此时血肿三维模型即重建好了，点击 Models 模块，选中刚刚重建的模型，然后点开 Information 即可以看到血肿体积等信息（图 2-1-9 至图 2-1-12）。需要注意的是，3D Slicer 目前只作为科学研究，用于临床前应遵循当地相应的医学伦理要求。

总之，血肿体积计算方法多种多样，传统多田公式估算方法简单，实用性强，但会高估血肿体积，存在较大误差，尤其是对于不规则或者分叶状血肿。我们推荐使用免费开源的 3D Slicer 软件进行准确定量数字化血肿体积计算，尤其是在脑出血相关临床研究中，这将有助于极大提高研究准确性和可信度，减少人为误差，有利于提高研究可比性和可靠性。此外，借助 3D Slicer 软件，还可以实现基于移动手机的简易增强现实定位、手术路径设计等功能，相关内容将在相应章节详细介绍。

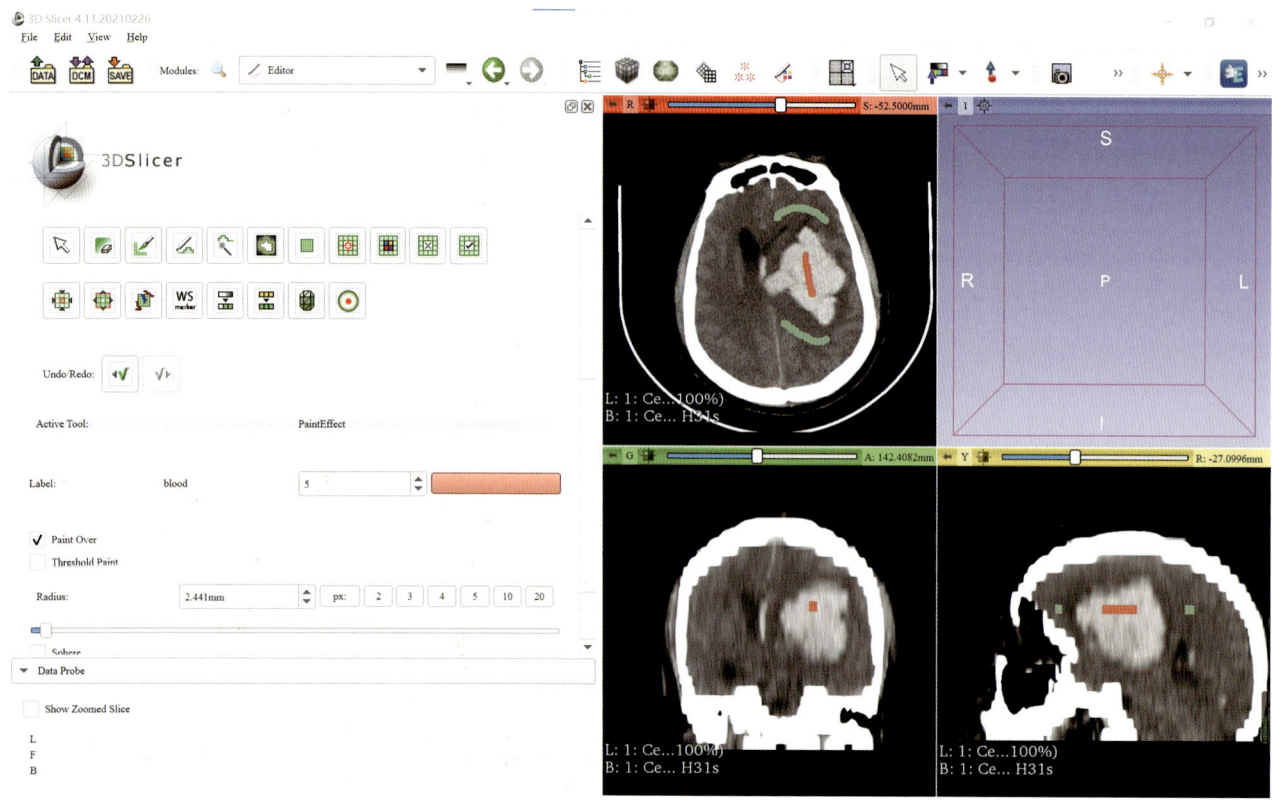

图 2-1-9　不同颜色分别标记血肿和周围脑组织

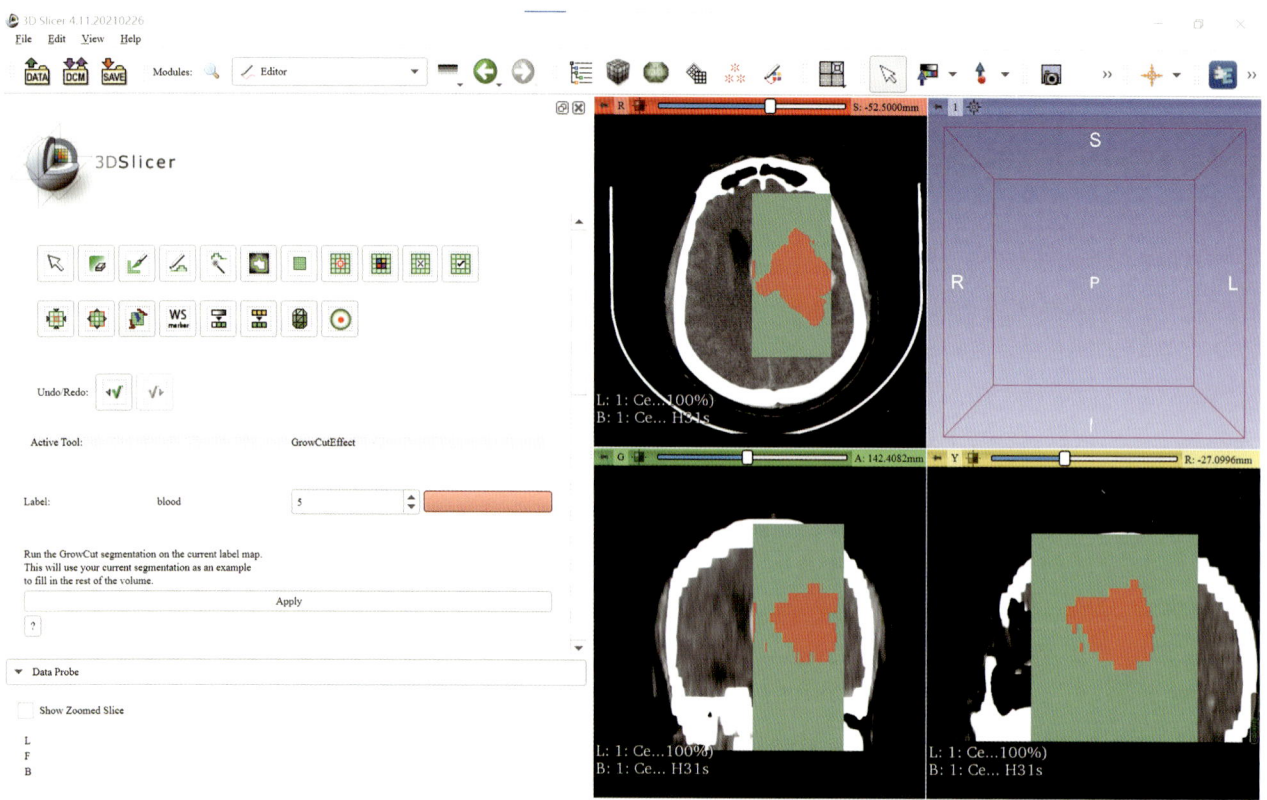

图 2-1-10　GrowCut 半自动分割血肿

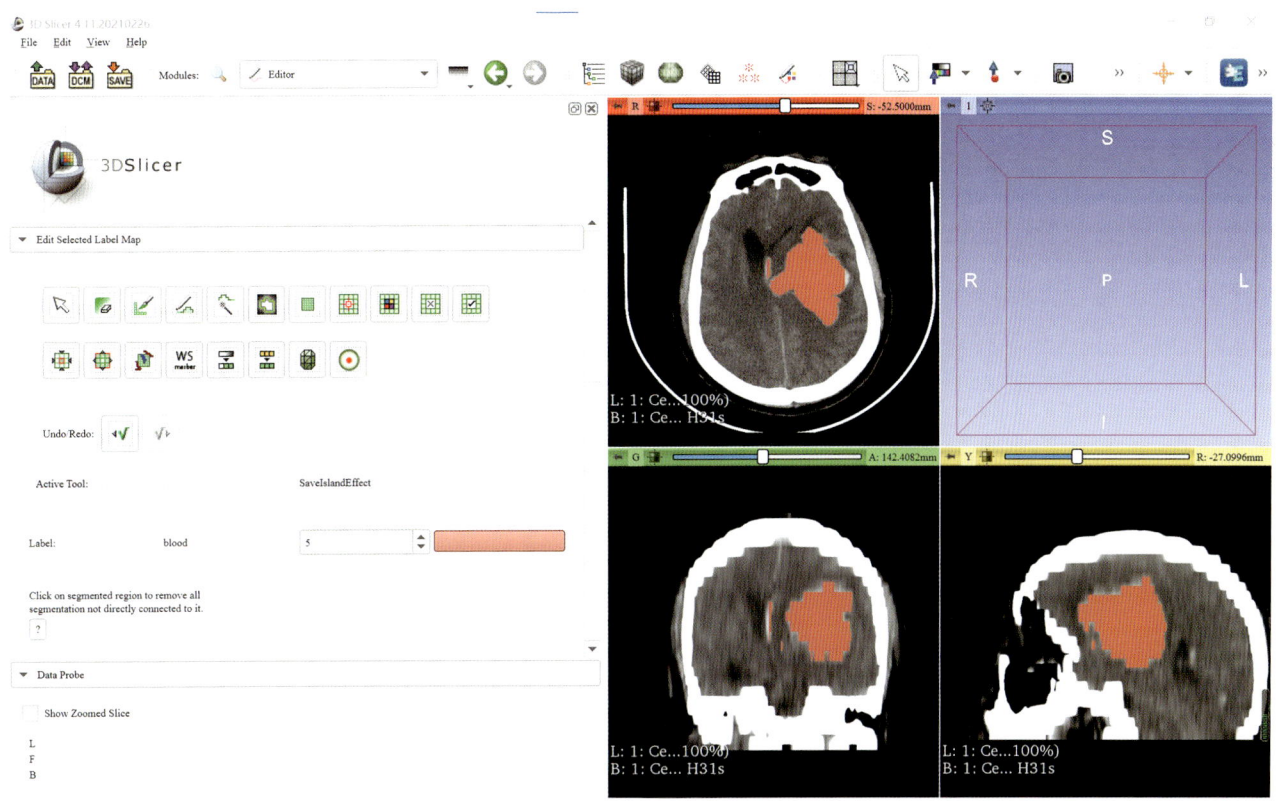

图 2-1-11　SaveIsland 功能完善分割

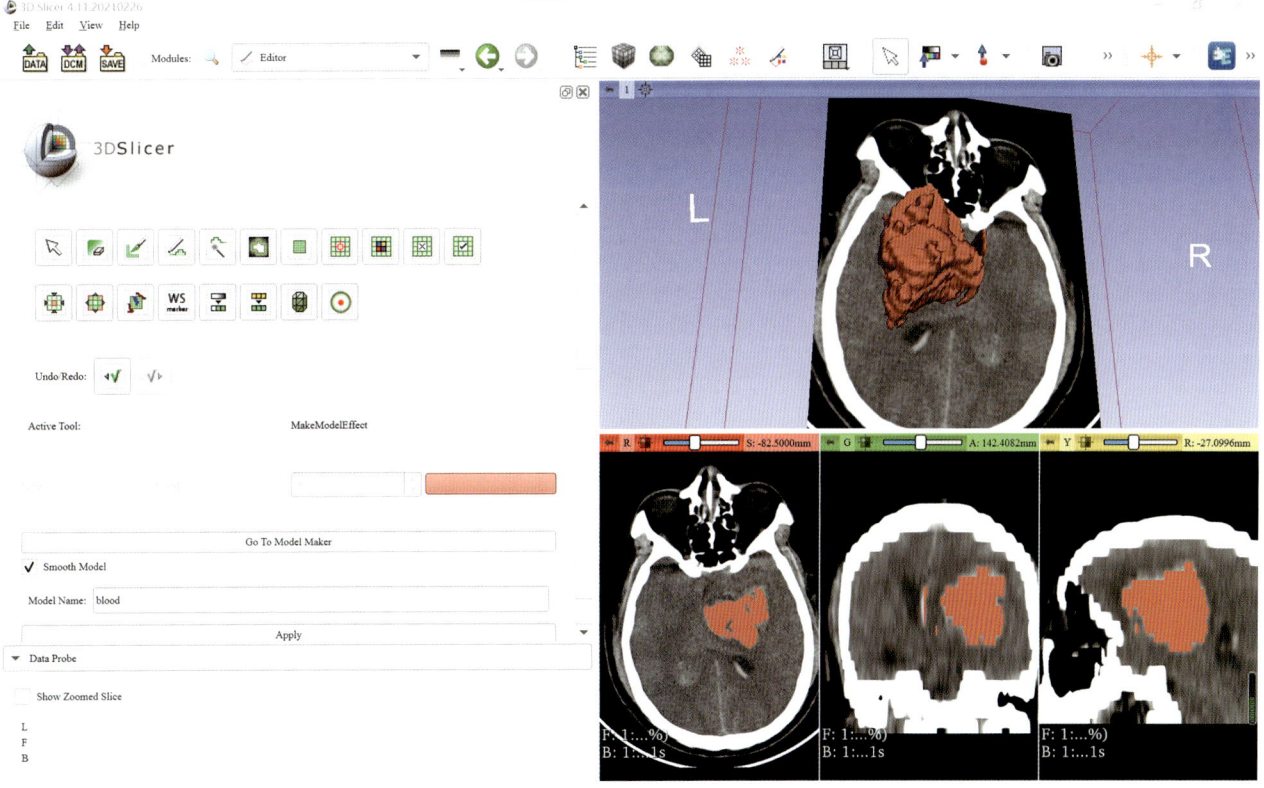

图 2-1-12　三维建模并获得血肿准确体积信息

# 参考文献

[1] Sacco S, Marini C, Toni D, et al. Incidence and 10-year survival of intracerebral hemorrhage in a population-based registry. Stroke, 2009, 40: 394-399.

[2] van Asch CJJ, Luitse MJA, Rinkel GJE, et al. Incidence, case fatality, and functional outcome of intracerebral haemorrhage over time, according to age, sex, and ethnic origin: a systematic review and meta-analysis. Lancet Neurology, 2010, 9: 167-176.

[3] Ruiz-Sandoval JL, Chiquete E, Romero-Vargas S, et al. Grading scale for prediction of outcome in primary intracerebral hemorrhages. Stroke, 2007, 38: 1641-1644.

[4] Mayer SA, Brun NC, Begtrup K, et al. Efficacy and safety of recombinant activated factor VII for acute intracerebral hemorrhage. N Engl J Med, 2008, 358(20): 2127-2137.

[5] Sachs J, Sachs E Jr. A simple formula for calculating the volume of subdural hematomas. Neurosurgery, 1977, 1(1): 60-61.

[6] Xu X, Chen X, Zhang J, et al. Comparison of the Tada formula with software Slicer: precise and low-cost method for volume assessment of intracerebral hematoma. Stroke, 2014, 45(11): 3433-3435.

[7] Huttner HB, Steiner T, Hartmann M, et al. Comparison of ABC/2 estimation technique to computer-assisted planimetric analysis in warfarin-related intracerebral parenchymal hemorrhage. Stroke, 2006, 37(2): 404-408.

[8] Wang CW, Juan CJ, Liu YJ, et al. Volume-dependent overestimation of spontaneous intracerebral hematoma volume by the ABC/2 formula. Acta Radiol, 2009, 50(3): 306-311.

[9] Clatterbuck RE, Sipos EP. The efficient calculation of neurosurgically relevant volumes from computed tomographic scans using Cavalieri's Direct Estimator. Neurosurgery, 1997, 40(2): 339-342.

[10] Gebel JM, Sila CA, Sloan MA, et al. Comparison of the ABC/2 estimation technique to computer-assisted volumetric analysis of intraparenchymal and subdural hematomas complicating the GUSTO-1 trial. Stroke, 1998, 29(9): 1799-1801.

[11] Fedorov A, Beichel R, Kalpathy-Cramer J, et al. 3D Slicer as an image computing platform for the quantitative imaging network. Magn Reson Imaging, 2012, 30(9): 1323-1341.

[12] 曾文晔, 方路平, 万铮杰. 医学图像处理平台3D Slicer的国际化方法. 计算机系统应用, 2013, 22(7): 7-11.

# 高血压脑出血的术前影像学评估

## 一、概述

高血压脑出血术前常用的影像学评估方法包括：CT、CTA、MRI、MRA 和 DSA。头部 CT 是快速诊断的最有效检查，可以显示血肿大小、形态、出血部位和范围，了解周围脑组织受压情况、脑水肿严重程度、是否合并脑积水等。CT 可以随时视病情变化重复检查，动态观察出血变化。当诊断和评估急性期脑出血时，MRI 信号缺乏特征性，检查时间长，价值不如 CT。对于非急性期出血、脑干和小脑少量出血，MRI 较 CT 检查有优势。如果怀疑血管结构异常，可行 CTA 或 MRA 检查，必要时可行全脑血管造影 DSA 检查。此外，一些新型影像学评估方法，如双能 CT、低场强 MRI、近红外光谱、磁敏感定量成像技术，在临床中也有其特殊地位。

## 二、血肿的影像学表现

由于 CTA、MRA 和 DSA 很少单独用于脑出血的诊断，本节仅叙述 CT 和 MRI 上急性高血压脑出血的表现。

典型高血压脑出血的 CT 密度值在 30～80 Hu，其因血肿内蛋白浓度和血浆血细胞比容水平而异[1]。急性期血肿通常为圆形或椭圆形，边界清晰，周围少量低密度水肿带。随着时间进展，血肿密度值每天约下降 2 Hu[2]，血肿边缘出现环状高密度影，至慢性期变为等或低密度[3]。

在确定出血时间方面，MRI 优于 CT。血肿表现取决于血肿成分的顺磁效应，受出血时间、场强和脉冲序列的影响。通常认为，T1 和 T2 加权图像已可用于确定血肿时间，梯度回波（gradient recalled echo，GRE）序列在急性期和亚急性期的敏感性最好，在识别微出血方面有价值。

（1）在 T1 序列上，血肿在超急性期和急性期为低信号，至亚急性期变为高信号，在慢性期则转变为低信号。

（2）在 T2 序列上，超急性期为高信号，在急性和亚急性早期为低信号，在亚急性晚期为高信号，在慢性期为低信号。

（3）在 GRE 序列上，超急性期为边缘低信号而中心等信号，在急性期和亚急性期，中心信号将继续降低，而在慢性期出现裂隙样高信号[3-4]。

（4）DWI、FLAIR 序列通常与 T2 序列的变化平行。

表 2-2-1 展示了 MRI 各序列上血肿信号随时间的变化规律。

表 2-2-1　各时期颅内血肿成分及 MRI 信号变化

| 阶段 | 时间 | 血肿成分 | T1 | T2 | DWI | FLAIR |
|---|---|---|---|---|---|---|
| 超急性期 | 0～8 h | 细胞内，氧合血红蛋白 | 低 | 高 | 高 | 高 |
| 急性期 | 8～72 h | 细胞内，脱氧血红蛋白 | 低 | 低 | 低 | 低 |
| 亚急性早期 | 3～7 天 | 细胞内，高铁血红蛋白 | 高 | 低 | 低 | 低 |
| 亚急性晚期 | 7～31 天 | 细胞外，高铁血红蛋白 | 高 | 高 | 高 | 高 |
| 慢性期 | >31 天 | 细胞外，含铁血黄素 | 低 | 低 | 低 | 低 |

## 三、高血压脑出血的影像学诊断方法选择

如前所述，自发性脑出血病因包括原发性脑出血（70%～80%）和继发性脑出血（10%～20%）。前者包括高血压脑出血和脑淀粉样变性出血，后者主要涉及脑血管病变，如动静脉畸形、动脉瘤等。一般而言，高血压脑出血适合内镜下血肿清除术，而脑血管病性脑出血使用神经内镜几乎不可行。诊断偏差可能导致治疗方案选择不当。因此，有必要使用恰当的影像学方法快速做出正确的诊断。

CT通常作为紧急情况下确诊自发性脑出血的首选检查[6]，表现为脑实质内均匀高密度病变，准确快速而成本较低。通常可以根据CT确定患者是否存在手术指征，并提示总体预后。

CTA可快速准确地识别出需要及时干预的几种脑血管病，如动静脉畸形或动脉瘤，敏感度和特异度高（95%和99%）[7-8]，临床上通常作为下一步选择。如必要，可以在非增强CT（non-contrast CT，NCCT）之后立即行CTA检查[9]。MRA的灵敏度更高，但空间分辨率不如CTA[10]。DSA在时间分辨率上最优，常能发现被CTA漏诊的血管结构异常。但绝大多数情况下，CTA可以取代DSA用于排除诊断。

MRI诊断急性ICH的准确性与NCCT相当，但因扫描时间长、成本高等缺点，目前用作主要检查手段并不实用。然而，MRI技术对揭示脑出血的病因具有价值。明确脑出血诊断后，支持病因为高血压脑出血的MRI征象包括脑白质改变、血管周围间隙扩大、腔隙性脑梗死和深部微出血等。而脑淀粉样血管病通常表现为脑叶微出血、皮质浅表铁质沉着症和皮质萎缩。这些征象可以在磁敏感加权成像（susceptibility weighted imaging，SWI）或定量磁化率成像（quantitative susceptibility mapping，QSM）中发现。在识别继发于脑肿瘤的脑出血上，MRI比CT更加敏感。

## 四、影像学与血肿进展

CT上带有异质性和（或）边缘不规则的血肿，例如存在混杂征、黑洞征、漩涡征、岛征（图2-2-1），都意味着血肿有进一步扩大的风险（血肿体积扩大>33%），以及不良功能结局和死亡率增加风险[11-16]。这些征象可以独立存在也可组合出现，但敏感性较差，出现频率易受血肿体积的影响，例如，基线出血量<30 ml伴血肿进展的患者中仅47%出现漩涡征[16]。因此，非增强CT上未出现上述征象的患者并不能判定为血肿稳定。

在CTA中，斑点征（spot sign）与血肿扩大相关。斑点征是指在不增强的血肿背景中存在与血管不连续的高密度增强斑点（>120 Hu）[17-18]。形成机制是未破裂的血管未完全修复稳固，造影剂仍然外溢。斑点征是血肿扩大（平均8.6～14.3 ml）的独立预测因子[19-20]，斑点的密度值高或斑点数量超过3个也预示着血肿的扩大[18]，但敏感性（51%）较差[20]。Kimihiko等在此基础上提出渗漏征（leak sign）[21]。渗漏征定义为在CTA动脉期后5 min再次扫描，CT值增加>10%。渗漏征提高了敏感性（93.3%）和特异性（88.9%）（图2-2-2）。

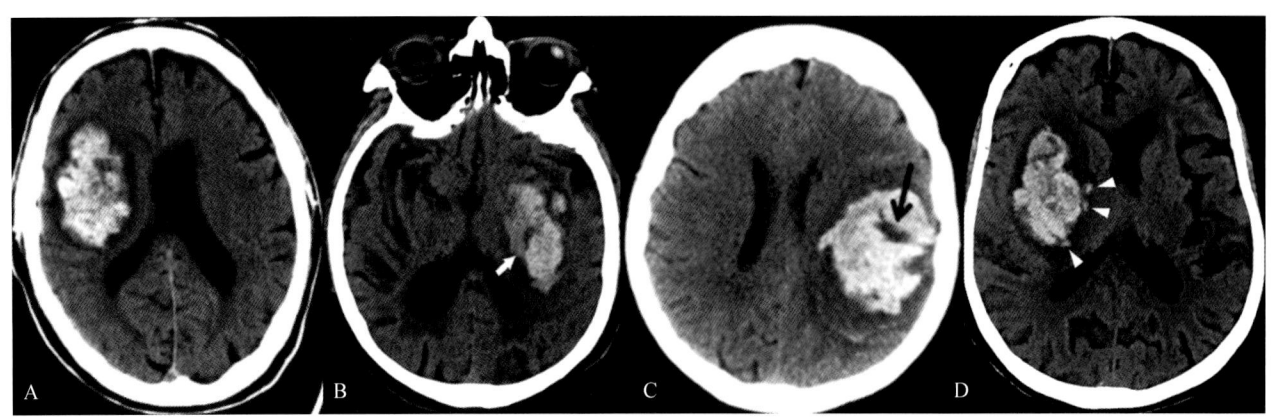

**图2-2-1** 4例血肿进展患者的轴位非增强CT。**A.** 右额血肿伴"混杂征"；**B.** 左侧壳核不规则血肿伴"黑洞征"（白箭头）；**C.** 左额顶血肿伴"漩涡征"（黑箭头）；**D.** 右侧壳核脑出血伴"岛征"，白箭头示3枚孤立的小血肿，与血肿主体之间存在低密度带

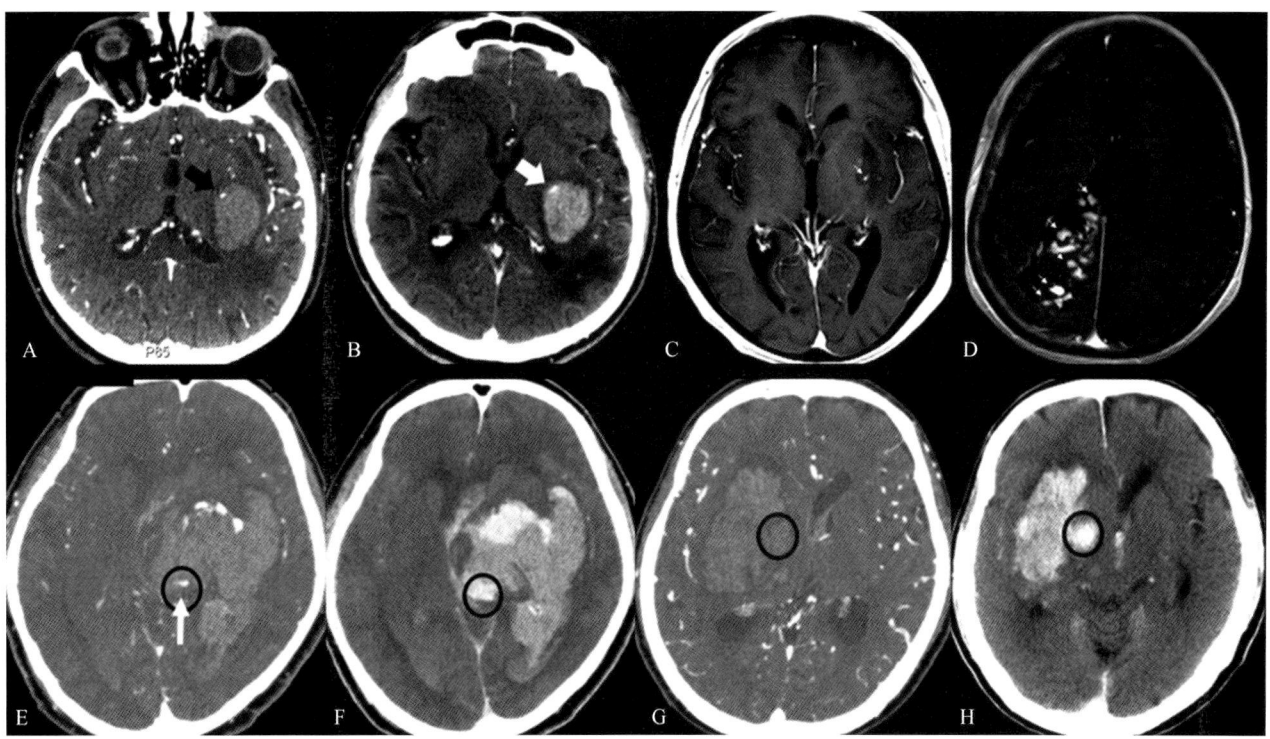

图 2-2-2 5例血肿进展患者的轴位CTA或MRA。**A**和**B.** 一例左侧壳核及内囊出血患者，CTA相图像见局部小点状增强灶（**A**，黑箭头），延迟相图像见灶点扩大（**B**，白箭头），提示造影剂外渗。**C.** 一例左侧壳核出血患者发病后2.33 h行MRA扫描，显示血肿内小点状造影剂渗漏。**D.** 一例右顶枕叶出血患者发病后1 h行MRA扫描，显示多个点状造影剂渗漏灶。**E**和**F.** 一例左侧壳核大量出血患者的CTA相（**E**）及5 min延迟相（**F**）图像。于所示造影剂渗漏的区域放置直径1 cm圆形感兴趣区（ROI），平均CT值升高（53 Hu至76 Hu，增加43.4%），增量>10%，判定为"渗漏征"阳性。**G**和**H.** 一例右侧基底节区出血患者的CTA相（**G**）及5 min延迟相（**H**）图像。血肿内侧放置ROI，平均CT值由67 Hu增至81 Hu（增高20.1%）。该例患者CTA"斑点征"阴性，但"渗漏征"阳性

MRA上也存在斑点征（图2-2-2 C和D），其和血肿扩大的关联与CTA斑点征类似[22-23]。然而，斑点征的出现频率和预测血肿扩大的价值都随着检查时间的推迟而降低，因此存在局限性。

对于高血压脑出血患者再出血的预测详见本章第五节。

# 参考文献

［1］New PF, Aronow S. Attenuation measurements of whole blood and blood fractions in computed tomography. Radiology, 1976, 121（3 Pt. 1）: 635-640.

［2］Herold S, von Kummer R, Jaeger C. Follow-up of spontaneous intracerebral haemorrhage by computed tomography. Journal of Neurology, 1982, 228（4）: 267-276.

［3］Kidwell CS, Wintermark M. Imaging of intracranial haemorrhage. The Lancet. Neurology, 2008, 7（3）: 256-267.

［4］Parizel PM, Makkat S, Van Miert E, et al. Intracranial hemorrhage: principles of CT and MRI interpretation. European Radiology, 2001, 11（9）: 1770-1783.

［5］Rindler RS, Allen JW, Barrow JW, et al. Neuroimaging of intracerebral hemorrhage. Neurosurgery, 2020, 86（5）: E414-E423.

［6］Salmela MB, Mortazavi S, Jagadeesan BD, et al. ACR Appropriateness Criteria（®）Cerebrovascular Disease. Journal of the American College of Radiology: JACR, 2017, 14（5S）: S34-S61.

［7］Josephson CB, White PM, Krishan A, et al. Computed tomography angiography or magnetic resonance angiography for detection of intracranial vascular malformations in patients with intracerebral haemorrhage. The Cochrane Database of Systematic Reviews, 2014, 2014（9）: CD009372.

［8］Manninen AL, Isokangas JM, Karttunen A, et al. A comparison of radiation exposure between diagnostic CTA and DSA examinations of cerebral and cervicocerebral vessels. American journal of neuroradiology（AJNR）, 2012, 33（11）: 2038-2042.

［9］Kranz PG, Malinzak MD, Amrhein TJ. Approach to

imaging in patients with spontaneous intracranial hemorrhage. Neuroimaging Clinics of North America, 2018, 28 (3): 353-374.

[10] Nowinski WL, Puspitasaari F, Volkau I, et al. Comparison of magnetic resonance angiography scans on 1.5, 3, and 7 Tesla units: a quantitative study of 3-dimensional cerebrovasculature. Journal of Neuroimaging: official journal of the American Society of Neuroimaging, 2013, 23 (1): 86-95.

[11] Barras CD, Tress BM, Christensen S, et al. Density and shape as CT predictors of intracerebral hemorrhage growth. Stroke, 2009, 40 (4): 1325-1331.

[12] Zhang D, Chen J, Xue Q, et al. Heterogeneity signs on noncontrast computed tomography predict hematoma expansion after intracerebral hemorrhage: A meta-analysis. Bio Med Research International, 2018, 2018: 6038193.

[13] Li Q, Shen YQ, Xie XF, et al. Expansion-prone hematoma: defining a population at high risk of hematoma growth and poor outcome. Neurocritical Care, 2019, 30 (3): 601-608.

[14] Li Q, Zhang G, Xiong X, et al. Black hole sign: novel imaging marker that predicts hematoma growth in patients with intracerebral hemorrhage. Stroke, 2016, 47 (7): 1777-1781.

[15] Li Q, Liu QJ, Yang WS, et al. Island sign: an imaging predictor for early hematoma expansion and poor outcome in patients with intracerebral hemorrhage. Stroke, 2017, 48 (11): 3019-3025.

[16] Selariu E, Zia E, Brizzi M, et al. Swirl sign in intracerebral haemorrhage: definition, prevalence, reliability and prognostic value. BMC Neurology, 2012, 12: 109.

[17] Davis SM, Broderick J, Hennerici M, et al. Hematoma growth is a determinant of mortality and poor outcome after intracerebral hemorrhage. Neurology, 2006, 66 (8): 1175-1181.

[18] Hanley DF. Intraventricular hemorrhage: severity factor and treatment target in spontaneous intracerebral hemorrhage. Stroke, 2009, 40 (4): 1533-1538.

[19] Wada R, Aviv RI, Fox AJ, et al. CT angiography "spot sign" predicts hematoma expansion in acute intracerebral hemorrhage. Stroke, 2007, 38 (4): 1257-1262.

[20] Demchuk AM, Dowlatshahi D, Rodriguez-Luna D, et al. Prediction of haematoma growth and outcome in patients with intracerebral haemorrhage using the CT-angiography spot sign (PREDICT): a prospective observational study. The Lancet. Neurology, 2012, 11 (4): 307-314.

[21] Orito K, Hirohata M, Nakamura Y, et al. Leakage sign for primary intracerebral hemorrhage: a novel predictor of hematoma growth. Stroke, 2016, 47 (4): 958-963.

[22] Schindlbeck KA, Santaella A, Galinovic I, et al. Spot sign in acute intracerebral hemorrhage in dynamic T1-weighted magnetic resonance imaging. Stroke, 2016, 47 (2): 417-423.

[23] Khan Z, Nattanmai P, George P, et al. Spot sign in acute intracerebral hemorrhage in magnetic resonance imaging: a case report and review of the literature. The Neurologist, 2018, 23 (3): 104-107.

# 第三节 高血压脑出血术前计划的三维可视化模拟和评估

## 一、概述

高血压脑出血的出血量大小已被证实为脑出血患者预后的一个重要独立因素[1-3]，因此，术前对于脑出血患者出血量大小和位置的估计，对术者而言至关重要。既往的电子阅片系统可以对血肿进行简单标记和多田公式估算，但由于缺乏直观和准确的测量，术者在实施手术前往往无法直接利用该系统，帮助达到满意的手术效果。因此，我们开发了基于开源平台 3D Slicer 的术前三维可视化模拟和评估系统，用以辅助临床医师做出手术决策，并在临床中得到了良好应用。

## 二、工作流程

总体流程我们按照以下 4 个主要步骤：①扫描薄层 CT 并获取患者 DICOM 数据；②数据导入 3D Slicer 数字软件；③建立个体血肿三维模型；④模拟手术体位与合适的手术入路。

进入软件界面，导入需要的患者信息与对应序列，如出现 CT 图像窗宽窗位不匹配现象，则应先进入 Volume 模块调整图像窗宽窗位至脑组织窗，再进行后续操作（如图 2-3-1 红色框体部分所示）。

调整完毕后，进入 Editor 模块，描绘血肿范围（方法同第二章第一节数字化血肿体积计算）。描

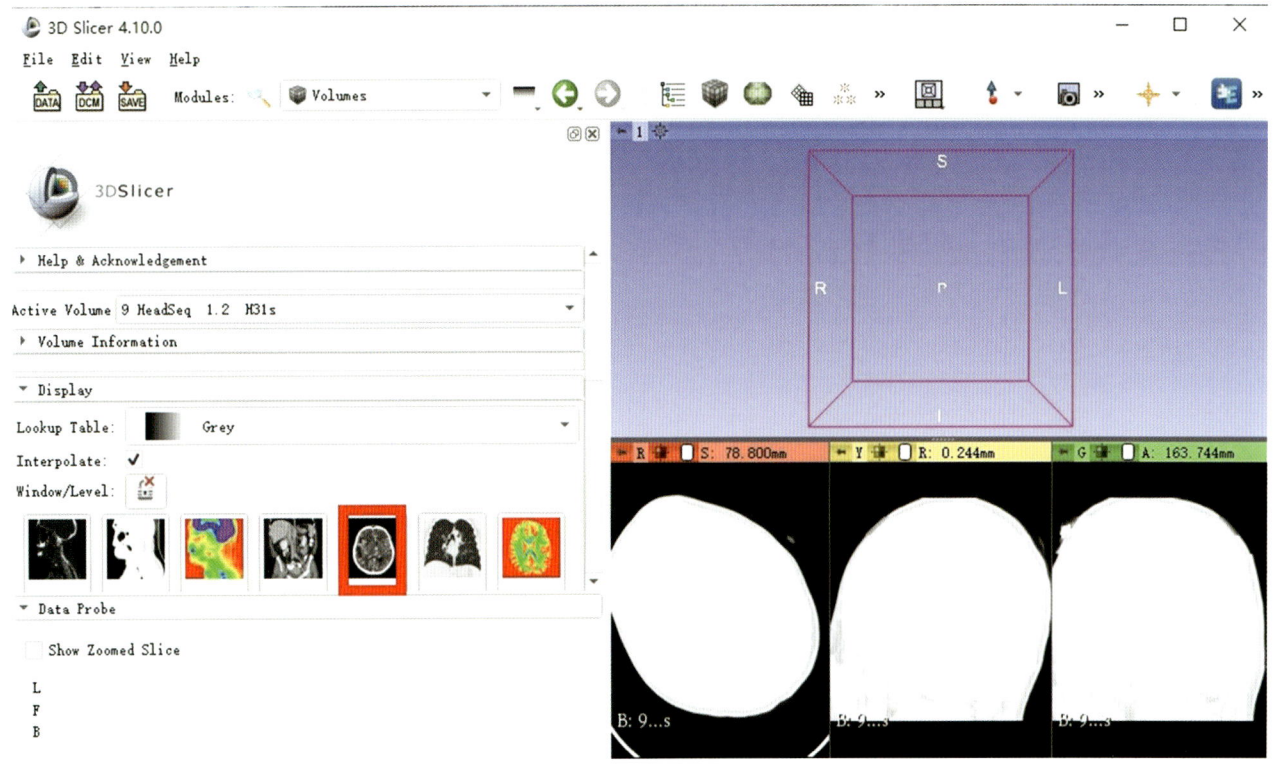

图 2-3-1　红色框体部分为脑组织窗软件范式

绘完毕，选择 MakeModelEffect 模块，点击 Apply，完成三维模型建立（如图 2-3-2 红色框体部分所示）。

模型建立后，可以通过两种手段获取目标血肿的体积：①通过 Models 模块选中血肿对应模型，在 Information 中的 Volume 项获得血肿体积（如图 2-3-3 所示）；②通过 Label statistics 模块，选中目标 label，获得 label 的体积参数（如图 2-3-4 所示）。两种方式获得的血肿体积略有差别，这是由于在建立血肿模型的过程中程序会将一部分像素点较低的区域进行平滑化，使获得的模型样式更加美观，误差小于 1%。

再次进入 Editor 模块，描绘头颅范围，并建立

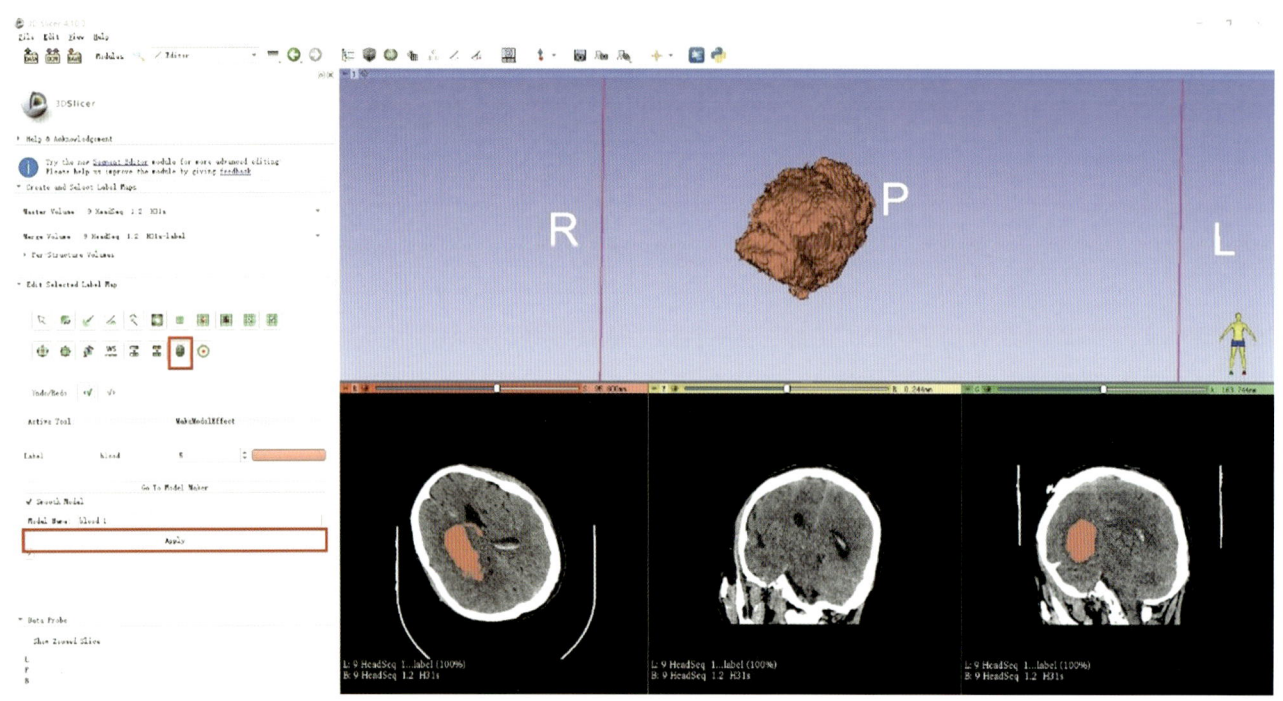

图 2-3-2　上方红色框体为 MakeModelEffect 模块位置，下方红色框体为选择区域

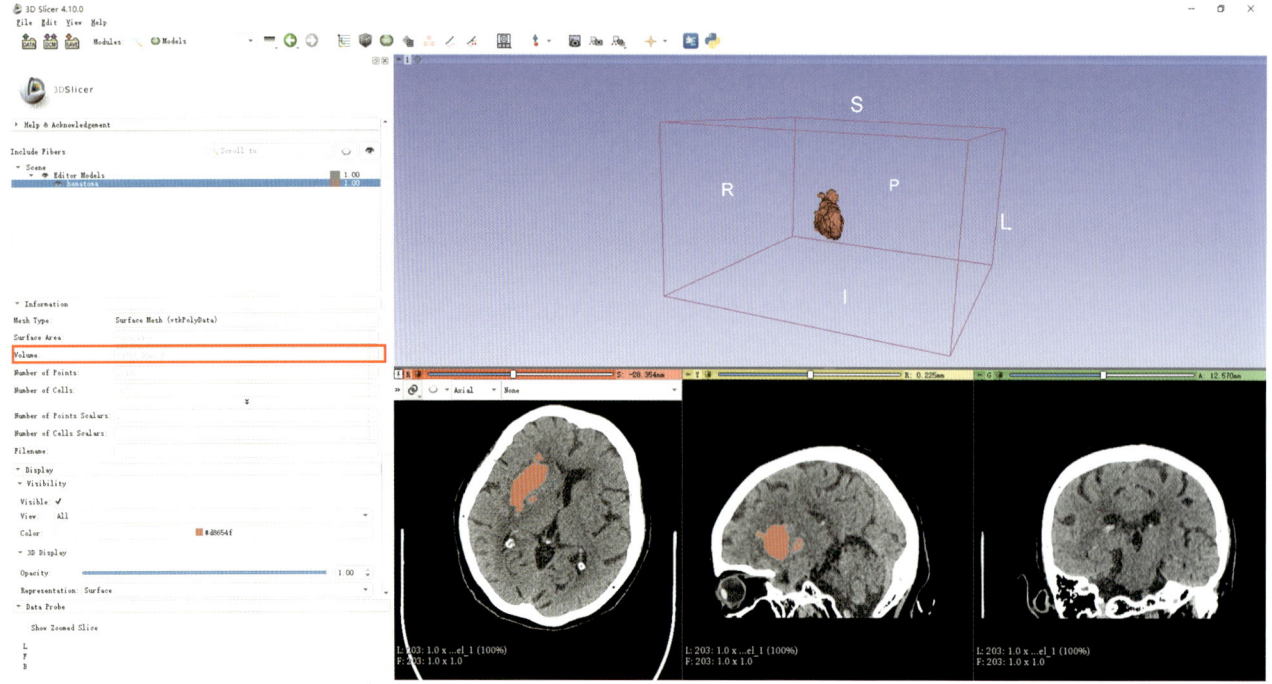

图 2-3-3　Models 模块中显示血肿体积为 13.79 ml

患者头颅模型（方法同上）。再次进入 Models 模块，选择重建的头颅，在 3D Display 中拖动滑块，将透明度调整至视野中同时可见头颅与血肿为止（如图 2-3-5 所示）。

在三维立体图像中，根据血肿及头颅的位置关系以及所选术式，选择手术最佳进入位置和手术方向。如图 2-3-6 所示，由于本例血肿位置偏下，对应入路点位置 F-1 尽量靠近发际，避开额窦，目标点 F-2 位置选择血肿长轴后 1/3 处，手术方向按照 F-1 与 F-2 连线方向进入，完成手术入路模拟。

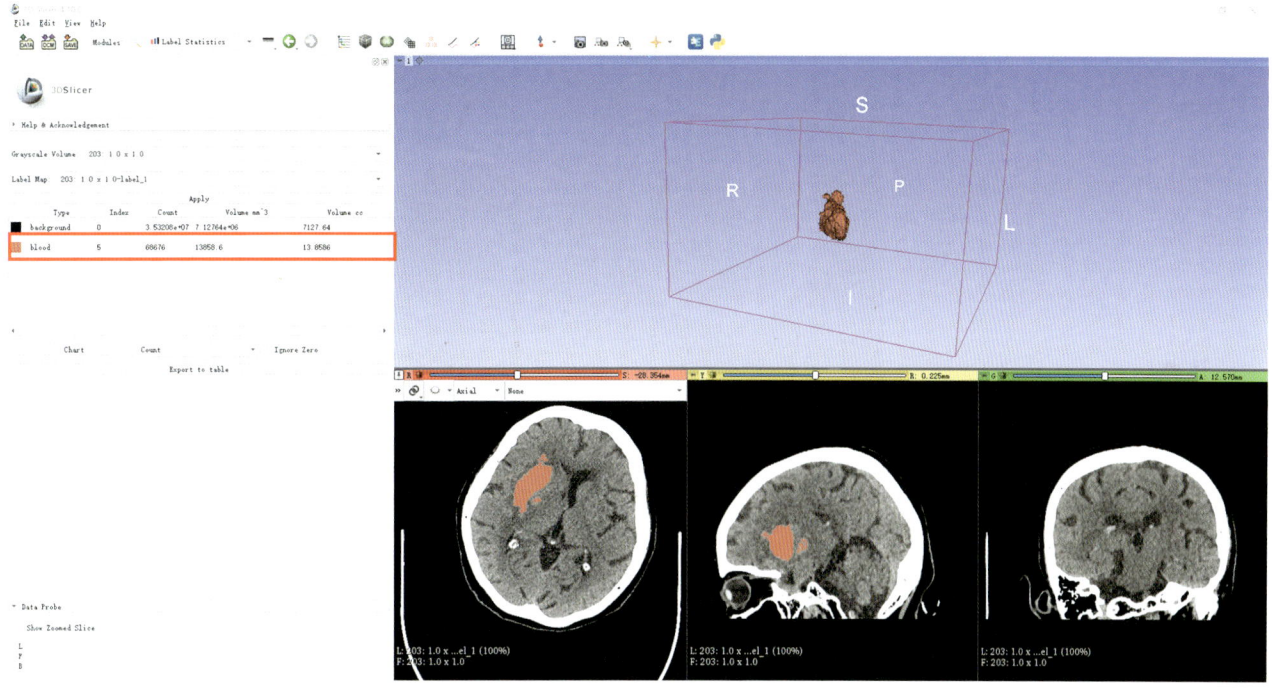

图 2-3-4　Label statistics 模块中显示血肿体积为 13.86 ml

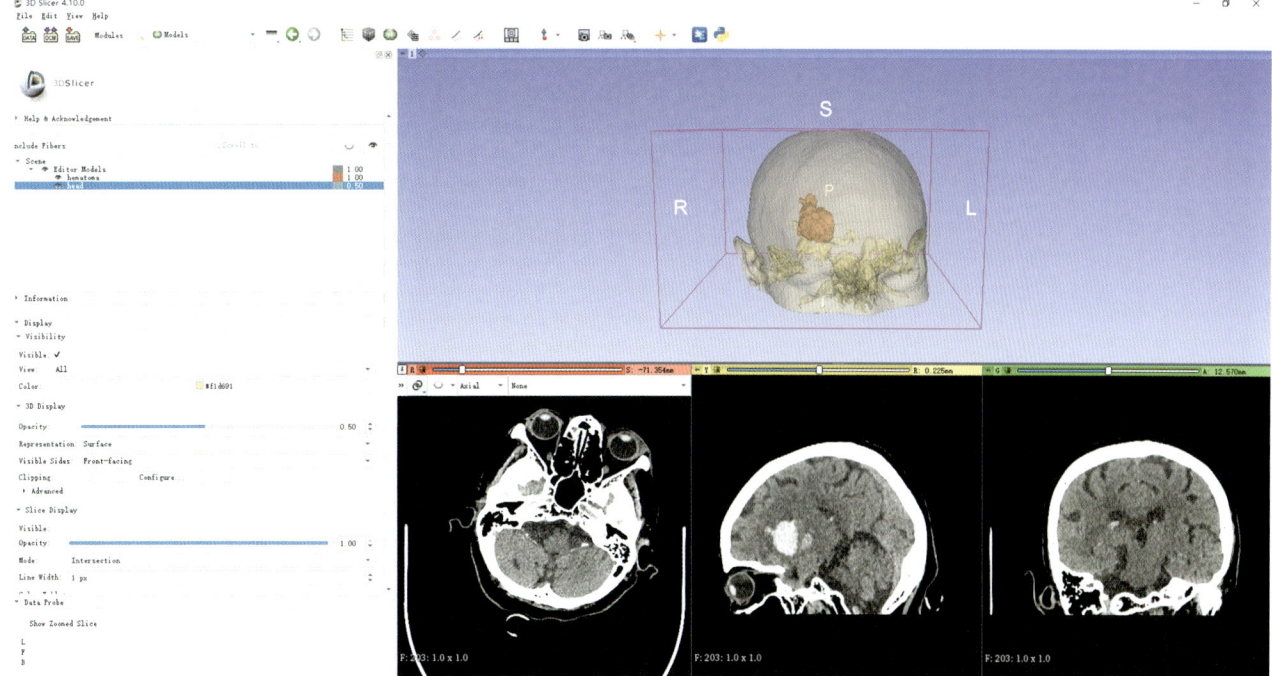

图 2-3-5　在 3D Display 中使用滑块将头颅及血肿同时显现

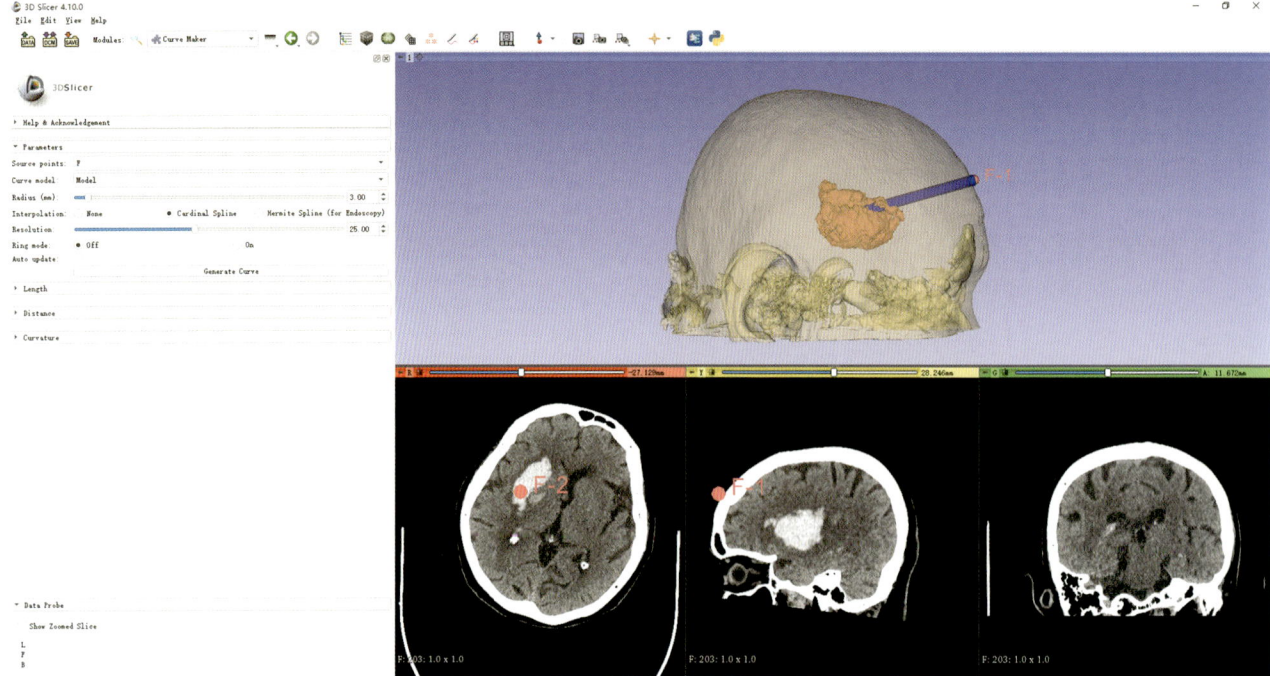

图 2-3-6 手术入路三维可视化模拟

## 参考文献

［1］Broderick JP，Brott TG，Duldner JE，et al. Volume of intracerebral hemorrhage. A powerful and easy-to-use predictor of 30-day mortality. Stroke，1993，24（7）：987-993.

［2］Zurasky JA，Aiyagari V，Zazulia AR，et al. Early mortality following spontaneous intracerebral hemorrhage. Neurology，2005，64（4）：725-727.

［3］Ruiz-Sandoval JL，Chiquete E，Romero-Vargas S，et al. Grading scale for prediction of outcome in primary intracerebral hemorrhages. Stroke，2007，38（5）：1641-1644.

# 第四节

# 高血压脑出血的术前临床综合评估

高血压脑出血（hypertensive intracerebral hemorrhage，HICH）是由于长期高血压导致颅内小动脉发生病理性变化，血管壁出现玻璃样或纤维样变性，削弱了血管壁的弹性导致血管破裂出血引起的疾病，是出血性脑卒中最常见的一种类型。HICH常见出血部位包括：基底节区、脑室、丘脑、小脑、脑干以及脑叶和皮质下[1-4]。HICH具有高致死率、高致残率、高复发率的特点，给家庭及社会造成极大的经济负担[1-2]。发病后规范、有效的救治对改善患者预后有重要意义。HICH治疗包括保守治疗和手术治疗，手术治疗方式选择较多，其中神经内镜微创手术是一种重要的治疗方法[3, 5-6]。神经内镜手术过程中内镜可置入血肿腔内，全景化显露术野，避免血肿残留，高清图像有助于辨识活动性出血点，有利止血，减少二次出血的风险，其优势逐渐得到大家认可。因此，做好规范细致的神经内镜术前评估，对于保证患者手术安全、减少并发症非常重要[3, 7-9]。

## 一、HICH 的诊断和鉴别诊断

HICH的诊断缺乏"金标准"，主要依靠排他性诊断，确诊HICH需要行全面相关检查，排除其他各种继发性脑出血疾病。

HICH诊断需要满足以下两条：①有明确的高血压病史，突发头痛、呕吐、肢体运动功能障碍、失语甚至昏迷等症状；②影像学检查提示典型的出血部位，如基底节区、丘脑、脑室、小脑、脑干等[1, 3, 10-12]。

鉴别诊断需排除以下继发性脑出血的原因：①排除凝血功能障碍和血液系统相关疾病；②行相关影像学检查（1～2种）排除动脉瘤、动静脉畸形、烟雾病等脑血管病变；③超早期（72 h内）或晚期（血肿及含铁血黄素完全吸收后，一般需2～3个月）行头颅增强MRI检查，排除颅内肿瘤卒中[1, 11-12]。

## 二、HICH 手术适应证、禁忌证和手术时机

手术适应证包括：幕上出血量≥30 ml，幕下出血量≥10 ml；中线移位超过5 mm；环池或侧裂池消失；伴有梗阻性脑积水；严重颅内高压甚至脑疝[1, 11, 13-15]。

手术禁忌证包括：严重凝血功能障碍，多系统器官衰竭，确认为脑死亡[1, 11]。

手术时机：目前公认的观点是，对于严重颅内高压甚至已经发生脑疝的患者，手术必须争分夺秒，越早越好，但HICH的手术时机仍存在争议。血肿清除术的理论基础是通过减轻占位效应或血液产物的细胞毒性来预防脑疝形成，减少血肿对周围组织的毒性作用，理论上手术时机应越早越好；但也有研究显示血肿形成的超早期，血肿尚未稳定，不利于止血操作和血肿清除[1, 11, 13-15]。

## 三、术前综合评估

对于HICH而言，手术治疗是内科综合治疗外的有益补充，需根据相关指南，严格把握适应证及禁忌证，制订出有利于患者的综合治疗方案；外科医生在术前应对患者的临床特征有充分的认识，做好规范细致的术前评估，保证患者围术期安全，并减少并发症发生。

### （一）临床特征评估

病史采集：重点询问患者或目击者HCIH发生

的时间、症状、当时的活动情况、年龄，以及下述情况：是否有外伤史、高血压病史、缺血性脑卒中、糖尿病史、吸烟及饮酒史、流行病学史、用药史（包括是否服用阿司匹林、氯吡格雷、华法林或其他抗凝药物）、有无药物滥用（可卡因）、是否存在凝血功能障碍或其他内科疾病。

### 1. HICH 危险因素评估

对于拟行神经内镜手术的患者，术前应针对相关危险因素进行充分评估、积极干预，以减少 HICH 复发风险，巩固手术治疗的远期疗效。目前循证医学证据充分、关注度高的可控危险因素包括高血压、糖尿病、脂代谢异常、吸烟、睡眠呼吸暂停等。此外，对于肥胖、酗酒、不良饮食习惯等危险因素也要予以干预。

（1）围术期血压的管理：由于应激、颅内压增高、高血压病史、疼痛等原因，在 HICH 急性期血压升高十分常见。大量研究表明，高血压（特别是收缩压升高）与 HICH 后血肿扩大、脑水肿加重、死亡和不良预后密切相关[16-17]；但降低血压可能导致脑和其他器官的缺血性损伤，因此，HICH 急性期血压管理至关重要[18-19]。HICH 发生后的血压管理，长期以来是国内外学者研究的热点。由于高血压与 HICH 发生后血肿量的扩大及预后不良相关，因此通过降低血压达到防止血肿体积增加、改善预后是合理的。在有明确的影像学证据支持 HICH 诊断的前提下，已有大量研究结果支持合理的控制血压对改善患者预后有重要意义。

2020 年版美国心脏协会（American Heart Association，AHA）指南对 HICH 发生后的血压管理做了重要调整。收缩压在 150～220 mmHg 且无急性降压禁忌证的患者，急性期将收缩压降至 130～140 mmHg 是安全的，但结合 ATACH Ⅱ 及 INTERACT-2 的研究结果，2020 年版指南不再认为上述降压措施可改善神经功能预后，并认为将收缩压降至 130 mmHg 以下会增加颅外缺血的风险。对于收缩压＞220 mmHg 的患者，2020 年版指南仍认为静脉强化降压及持续血压监测是合理的，并继续强调应制订个体化的降压治疗方案。同时，《中国脑出血诊治指南（2019）》也认为，对于收缩压＞220 mmHg 的患者，可将收缩压目标值设定为 160 mmHg。值得注意的是，2020 年版指南不再推荐 2015 年版共识中的阶梯式降压方法，而是根据 Wang 等的研究结果，建议快速平稳将血压降至目标值，并维持稳定[4, 17-20]。

（2）血糖管理：无论患者既往是否存在糖尿病，入院时的高血糖均提示 HICH 患者的死亡和不良转归风险增加，需及时处理 HICH 后高血糖。低血糖可导致脑缺血性损伤及脑水肿，严重时导致不可逆损伤，需要密切监测，尽早发现，及时纠正。

HICH 患者需将血糖控制在 7.8～10.0 mmol/L 的范围内，应加强监测并及时给予相应处理：①血糖超过 10.0 mmol/L 时可给予胰岛素治疗；②血糖低于 3.3 mmol/L 时，可给予 20% 葡萄糖口服或静脉治疗，目标是达到正常血糖水平[21-22]。

### 2. 神经功能状态与病情评估

首先对患者生命体征进行评估，在完成气道、呼吸、循环功能评估后，进行一般体格检查和神经系统查体，可借助脑卒中量表评估病情严重程度、判断患者预后及指导治疗措施选择。常用量表有：①格拉斯哥昏迷量表（Glasgow Coma Scale，GCS）；②美国国立卫生研究院卒中量表（National Institute of Health Stroke Scale，NIHSS）；③脑出血评分量表。

### 3. 其他重要脏器功能评估

（1）心脏评估：心血管事件是手术后最具危险的并发症之一，急诊手术极易诱发和加重各种心脏事件，术前做好心脏危险的评价，并采取一些积极措施，能减少手术后的心脏事件，让患者高度获益。强烈建议对所有 HICH 患者术前给予心电图及心肌酶谱检查，初步评估心脏功能，若患者具有心功能不全、心律失常或心肌缺血等表现，应进一步行超声心动图检查，若根据危险评分评估的心脏并发症发生率是 3 级或 4 级且颅内情况允许，应该尽快完善冠状动脉 CTA 等无创检查，视病情先改善心肌缺血后，再行手术治疗；若患者存在心动过缓，应进一步行阿托品试验，根据试验结果决定是否安装心脏起搏器后再行神经内镜手术治疗[23-24]。

（2）肺部并发症风险评估：研究表明 HICH 患者吞咽功能障碍和坠积性肺炎的发生率较高，肺部并发症相关的花费最高，而且还是患者远期死亡率增加的预测因素。因此，强烈建议评估患者术后发生肺部并发症的风险，必须考虑合适的术前预防策略以降低术后肺部并发症的风险，包括：①做好详细的病史采集和体格检查，在术前应明确患者的活动耐力情况和肺部疾病情况；②术前治疗和控制慢性阻塞性肺疾病和哮喘等疾病，对于有感染征象者术前应加用抗生素治疗，哮喘患者在手术期应慎用β-受体阻滞剂，以免诱发和加重哮喘；③进行床旁胸部X线片、动脉血气分析等检查，必要时进行胸部CT检查；④高风险患者应咨询呼吸专科医生进一步评估。另外，术后应给予雾化、拍背等治疗，加强气道管理，促进痰液排出，预防坠积性肺炎发生[1-2]。

## （二）影像学评估

目前HICH诊断缺乏"金标准"，主要依靠排除性诊断，确诊HICH需要行全面相关检查，排除其他各种继发性脑出血疾病。HICH多为急性起病，快速敏感、经济高效的影像学检查对于明确诊断、确定出血部位和出血量至关重要。头颅CT平扫是HICH影像诊断中最重要、最基础的检查手段，应作为首选检查方法[4, 25]。MRI具有多参数、多序列成像的特点，能敏感探测到出血后血红蛋白演变引起的信号改变，可以对CT难以判断的等密度血肿进行准确诊断，并有助于HICH和脑动脉淀粉样变性、海绵状血管畸形及动静脉血管畸形等病变所致脑出血的鉴别诊断。但因耗时较长且对患者配合程度要求更高，故急诊和重症患者不推荐作为首选检查。仅在患者及医疗条件允许的情况下，可做必要的MRI检查。CT血管成像（CTA）、磁共振血管成像（MRA）和数字减影血管造影（DSA）能显示血管管腔及管壁情况，可作为重要的补充检查手段。其中CTA由于操作简便迅速、无创分辨力高，对于排查脑血管病变有显著时效优势。2020年版美国AHA/ASA卒中指南建议，有条件的医疗机构常规行CTA检查。这不仅有助于明确患者HICH的诊断及颅内血管情况，且有助于预测血肿扩大风险，为及时制订下一步治疗方案提供及时有力的证据[26-27]。

## （三）实验室检验评估

实验室检查是临床诊断和治疗的基石，对疾病的病因、分型、严重程度及预后评估等都有一定的提示作用。

### 1. 血尿粪常规

血常规、尿常规和粪便常规作为临床常规检查被广泛应用，在术前评估中也被作为常规实验室检查项目。HICH合并血小板减少症是神经外科临床处理的难题，此类患者病情危重且进展迅速，预后较差，按照神经外科治疗原则部分患者需要急诊手术治疗，但因同时存在手术相对禁忌，临床处理上极为棘手；国际血小板输注指南指出，对于血小板减少症需要接受神经外科手术的患者，应通过输注血小板的方式将术前血小板计数提高至$100 \times 10^9$/L，但指南中并未明确指出具有急诊手术指征的HICH患者术前血小板标准。我们需要根据术中出血情况和具体手术时间决定是否需要术中输注血小板，所有患者均在术后定期复查血小板计数，决定是否在术后继续输注血小板。患者如同时合并贫血或凝血功能障碍，可在围术期随时补充红细胞及新鲜冰冻血浆。因此，对于HICH合并血小板减少症患者，按照此标准实施围术期处理，可将术中、术后出血并发症的发生率降至非血小板减少症患者水平，以保证手术的安全性。

此外，也应当关注血红蛋白浓度、白细胞计数、C反应蛋白等指标。对于血常规、尿常规检查明显异常者，应积极寻找病因，并予以纠正。在粪便常规检测中，应当着重关注粪便隐血。对于有明确粪便隐血者予以寻找原因，必要时行胃、肠镜等相关检查以明确有无应激性溃疡、消化道疾病，结合检查结果，确定治疗方案。

### 2. 血液生化检查

血液生化检查也是术前评估中的常规检查项目，对于HICH患者，在拟行神经内镜手术治疗前，要尤其关注血糖水平，我们推荐将血糖控制在$7.8 \sim 10.0$ mmol/L范围内，再考虑行手术治疗。此外，血清肌酐是反映肾功能的直接指标，拟行手术治疗患者的血清肌酐不应$> 250$ μmol/L，对所有HICH患者进行常规肾功能评估，对于需手术治疗患者推荐根据慢性肾病流行病学合作公式（CKD-EPI）估算肾小球滤过率（eGFR），以评估患者的肾功能状况及术后发生急性肾损伤的风险，必须考虑合适的术前预防策略（如慎用肾毒性药物及造影剂等）或咨询肾脏专科医师采取相应的替代治疗措施等，以降低术后发生肾衰竭的风险[28]。

**3. 凝血功能检查**

对于已知遗传性或获得性出血性疾病、凝血因子障碍者或口服抗凝药者，拟行神经内镜治疗术前，应当对患者的凝血酶原时间、活化部分凝血活酶时间、凝血酶时间、纤维蛋白原进行评估，若凝血指标明显异常，手术治疗需慎重，需立即停用抗凝药物，予以输血、特异性逆转药物等措施纠正凝血功能后再考虑手术。

### （四）药物应用评估

在过去10年中抗栓药用于治疗或降低血栓形成或栓塞事件日益增多。随着新型抗栓药引入市场、人口老龄化以及心房颤动患病率的增高，预计未来抗栓药的使用会持续增加[29-30]。与那些无凝血功能障碍的HICH患者相比，抗栓药相关HICH患者出现血肿增大的可能性更高，死亡风险或功能转归不良风险也明显增高。虽然抗栓药相关HICH可能是灾难性的，但快速逆转凝血功能障碍可能有助于限制血肿增大和改善转归[31-32]。抗栓药包括抗凝药、抗血小板药和溶栓药。

**1. 抗凝药物的逆转**

（1）维生素K拮抗剂（vitamin K antagonist，VKA）：VKA包括华法林、醋硝香豆素、苯丙香豆素、双香豆素、替卡法林和氟茚二酮，这些药物的应用能使自发性脑实质出血的风险增高超过1倍[33]。不论血肿大小、位置或抗凝指征如何，及时逆转抗凝效应都是治疗VKA相关HICH的基石[34-35]。

VKA的逆转可利用多种治疗方案实现，包括维生素K（口服或胃肠外）、新鲜冰冻血浆（fresh frozen plasma，FFP）、浓缩凝血酶原复合物（prothrombin complex concentrates，PCC）和重组因子Ⅶa（recombinant factor Ⅶa，rFⅦa）。尽管它们均能降低国际标准化比值（international normalized ratio，INR），但其有效性、及时性和安全性存在差异[36]。

维生素K的主要不足是可能需要长达24 h才能将INR降至1.4以下。因为绝大多数脑实质出血患者的血肿增大发生在最初数小时内，所以维生素K单药治疗不足以防止血肿增大[37]；尽管维生素K起效时间延迟，但其能长期和持久地逆转抗凝作用，因此推荐与其他逆转药物联合应用。

维生素K的给药途径和剂量能显著影响其逆转VKA的能力。在相同剂量下，维生素K静脉给药比皮下注射能更有效地逆转INR，口服维生素K在24～72 h内有着相似的INR有效逆转率，但静脉给药能加速逆转。同样，大剂量维生素K与小剂量维生素K相比能在更短时间内逆转INR，因此，首选单次大剂量给予维生素K而非分次给药[38]。

FFP包含全血内存在的所有凝血因子和蛋白，通过补充凝血因子来逆转VKA的抗凝作用。虽然经典的剂量范围是5～20 ml/kg，但30 ml/kg剂量能更彻底地纠正凝血因子水平。完全纠正INR所需的FFP剂量可能存在个体差异，因为凝血因子水平与凝血试验结果之间为非线性指数关系[39]。

尽管FFP有纠正INR的能力，但逆转抗凝的时间以及需要的产品容积都限制了其在VKA相关HICH中的效用。一些研究显示应用FFP纠正INR可能需要超过30 h的时间[40-41]。需要匹配血型和解冻以及输注时间较长可部分解释FFP纠正INR速度很慢的原因。研究显示，开始输注FFP的时间每延迟30 min，在24 h内实现INR逆转的可能性就会降低20%[42]。一项回顾性队列研究显示不能在2 h内纠正INR是颅内出血患者发生死亡或严重残疾的独立危险因素[43]，入院4 h内未能纠正INR至<1.3会使血肿增大风险增高1倍多。除了治疗效应的延迟之外，FFP输注还存在许多潜在的并发症。按照体重所需的FFP容积可能会引起肺水肿和血管内容量超负荷以及输液相关急性肺损伤[40]。

PCC和活化PCC（activated PCC，aPCC）包含了不定数量的凝血因子Ⅱ、Ⅶ、Ⅸ、Ⅹ和蛋白C、S和Z，以及肝素。一些研究表明PCC能较FFP更快速地纠正INR，PCC相对于FFP的其他益处包括配制快速、容积较小以及感染、肺水肿、输血相关肺损伤的风险较低[44-46]。PCC的单位成本要高于FFP，这可能导致某些人认为FFP可能更划算，但文献资料得出的结论相反。我们推荐INR目标值为<1.4。当INR处于1.4～1.9时，我们建议使用最低临床剂量的PCC制品（25 IU/kg），尽管更低的剂量（如10 IU/kg）可能也是合理的[47-48]。

总之，VKA相关HICH患者首先要停用VKA，立即应用维生素K，维生素K应尽快给药或与其他逆转药物同时给药，建议维生素 K 单次剂量为 10 mg 静注（IV），随后的治疗应根据 INR 复查结果进行调整，如果在给予逆转药物后 24～48 h 内复查 INR 仍≥1.4，建议重复给予维生素 K 10 mg IV；推荐对 INR≥1.4 的 VKA 相关颅内出血患者给予 PCC 而非 FFP 治疗；如果 PCC 不可用，可使用 FFP 10～15 ml/kg，但需要关注 FFP 相关并发症。

（2）直接 X a 因子抑制药：目前有 3 种临床可用的口服直接 X a 因子抑制药：利伐沙班、阿哌沙班和依杜沙班，目前的适应证包括非瓣膜性心房颤动患者的卒中一级预防（利伐沙班、阿哌沙班和依杜沙班）、深静脉血栓形成（deep venous thrombosis，DVT）和肺栓塞的治疗（利伐沙班、阿哌沙班和依杜沙班）或二级预防（仅利伐沙班和阿哌沙班）[49]。

由于新型口服抗凝药的临床使用经验有限，目前尚无关于逆转新型口服抗凝药相关 HICH 或其他主要的出血并发症的随机对照研究。我们需要密切监测活化部分凝血活酶时间及凝血酶原时间，并请血液科会诊以便进行个体化治疗。逆转新型口服抗凝药可能有效的药物有Ⅷ旁路活性抑制剂，其他如 PCC 或 rFⅦa；FFP 的效果尚不明确，而维生素 K 是无效的。

在单次阿哌沙班 20 mg 给药 2 h 后给予 50 g 活性炭能使健康志愿者的药物暴露量降低 50%。在服药后不久给予活性炭也可降低利伐沙班的浓度，但因为利伐沙班会在胃肠道快速吸收，所以其效用可能有限[50]。由于活性炭给药可能比较困难，在伴有意识状态改变且没有插胃管的患者中有误吸的风险，因此，应主要考虑在接受肠内营养支持的插管患者和误吸风险极低的患者中使用。

血液透析不能逆转口服直接 X a 因子抑制药的抗凝作用，因为这些药物的蛋白结合率很高。

新型口服抗凝药的特异性"解药"目前尚处在早期临床研究中。

（3）直接凝血酶抑制药（direct thrombin inhibitor，DTI）：DTI 用于非瓣膜性心房颤动患者的卒中一级预防、深静脉血栓形成（DVT）和肺栓塞的治疗以及肝素诱导性血小板减少症（heparin-induced thrombocytopenia，HIT）的管理。现有的 DTI 包括达比加群（口服）、比伐卢定（仅静脉应用）、地西卢定（皮下）、阿加曲班（仅静脉应用）和来匹卢定（仅静脉应用）[51]。关于 DTI 相关 HICH 的报道都很少。

逆转 DTI 的推荐意见是立即停用 DTI，推荐评估最后一次给药的时间和剂量、肾功能以及可能的药物相互作用，以帮助判断抗凝暴露程度。那些在服用 DTI 后 2 h 内且误吸风险较低的患者给予活性炭（50 g）[52]。

对于下列情况，推荐对达比加群相关颅内出血患者输注依达赛珠单抗注射液（Idarucizumab）5 g IV，分 2 次给药：①达比加群给药时间在 3～5 个半衰期之内且无肾衰竭的证据；②肾功能不全导致持续药物暴露超过正常的 3～5 个半衰期[53]。

对于已接受过 Idarucizumab、PCC 或 aPCC 治疗但仍然存在持续的临床明显出血证据的达比加群相关颅内出血患者，建议考虑 Idarucizumab 重复给药和（或）血液透析。不推荐 rFⅦa 或 FFP 用于治疗 DTI 相关颅内出血[55]。

如果 Idarucizumab 不可用或者出血与达比加群之外的其他 DTI 有关，则在下列情况下建议对 DTI 相关颅内出血患者输注 aPCC（50 U/kg）或Ⅳ因子 PCC（50 U/kg）：① DTI 给药时间在 3～5 个半衰期之内且无肾衰竭的证据；②肾功能不全导致持续药物暴露超过正常的 3～5 个半衰期[54]。对于存在肾功能不全或达比加群过量的达比加群相关颅内出血患者，如 Idarucizumab 不可用，则建议进行血液透析[56]。

**2. 抗血小板药物的逆转**

目前已得到 FDA 批准的抗血小板药物类型包括环加氧酶（cyclo-oxygenase，COX）抑制药、腺苷二磷酸（adenosine diphosphate，ADP）受体抑制药、磷酸二酯酶抑制药、糖蛋白Ⅱb/Ⅲa（GPⅡb/Ⅲa）受体拮抗药、血栓素受体拮抗药和蛋白酶活化受体-1（protease-activated receptor-1，PAR-1）拮抗药。

一般来说，ADP 受体抑制药的抗血小板作用强于 COX 抑制药（如阿司匹林）。抗血小板药物是否会导致颅内出血增大或影响神经功能转归仍然存在着争议。一些设计、规模和排除标准不同的研究得出了相互矛盾的结果[57-58]，所以逆转药物的有效性也尚未可知。

对于可逆性血小板抑制药，一旦超过抗血小板药的 3～5 个半衰期，血小板功能就会恢复正常。

对于不可逆性血小板抑制药,停药之后只有当新合成的血小板进入血液后血小板功能才能恢复正常。不可逆性血小板抑制药也会影响巨核细胞和新生的血小板。血小板的平均寿命为8~20天。因此,不可逆性血小板抑制药的影响可长期存在。输注的血小板半衰期较短,约为58 h,具体取决于其储存时间。

(1)血小板输注:基于单项随机对照试验,在有明确阿司匹林相关血小板功能障碍的证据且拟行神经外科手术的患者中输注血小板可能是有效的。但根据这项试验,对存在阿司匹林抵抗或血小板功能正常的神经外科手术患者输注血小板可能无益。如果不能进行血小板功能检测,暴露于阿司匹林的颅内出血患者在手术前输注血小板可能是合理的,尽管很少有证据支持这种做法。

如果输注血小板,最好在抗血小板药物的3~5个终末半衰期后给药,避免输注的血小板被药理学抑制[59]。活性代谢产物(如氯吡格雷)的存在可能导致血小板抑制的时间更长。

(2)醋酸去氨加压素(desmopressin acetate, DDAVP):DDAVP是一种血管加压活性极低的血管加压素类似物。它能促进内皮细胞释放Ⅷ因子、血管性血友病因子多聚体,同时增加血小板膜糖蛋白的表达,进而促进血小板黏附于血管内皮。研究提示,对于行神经内镜手术的HICH患者,可在血小板输注基础上使用DDAVP[60-62]。

逆转抗血小板药的推荐意见,首先立即停用抗血小板药物;不论血小板抑制药的类型、血小板功能检测、出血量或神经系统检查结果如何,都不建议对不准备进行神经外科手术的抗血小板药相关性颅内出血患者输注血小板。

建议对拟行手术的阿司匹林或ADP受体抑制药相关性颅内出血患者输血小板:①推荐尽可能在血小板输注前检测血小板功能;②当无法进行血小板功能检测时,经验性血小板输注可能是合理的;③对于实验室检测证实血小板功能在正常范围或存在抗血小板抵抗的患者,不推荐输注血小板。

对于准备输注血小板的患者,建议初始剂量为1个单位的单供者机采血小板。如果可行的话,建议在重复输注血小板前检测血小板功能,而且只有在血小板功能检测结果持续性异常和(或)进行性出血的情况下才建议重复输注血小板[59]。

不建议非甾体抗炎药或新型血小板GPⅡb/Ⅲa受体拮抗剂相关HICH患者输注血小板,甚至在手术干预的情况下。

建议在阿司匹林/COX-1抑制药或ADP受体抑制药相关HICH患者中考虑给予单次剂量的DDAVP(0.4 μg/kg IV)。对于手术患者,可在血小板输注基础上使用DDAVP[61-62]。

## 参考文献

[1] Hankey GJ. The global and regional burden of stroke. The Lancet Global Health, 2013, 1(5): e239-e240.

[2] Zhou, M, Wang H, Zeng X, et al., Mortality, morbidity, and risk factors in China and its provinces, 1990-2017: a systematic analysis for the Global Burden of Disease Study 2017. The Lancet, 2019, 394(10204): 1145-1158.

[3] 中国急诊急救神经内镜治疗高血压性脑出血协作组, 中国医药教育协会神经内镜与微创医学专业委员会, 中华医学会神经外科分会. 2020神经内镜下高血压性脑出血手术治疗中国专家共识. 中华医学杂志, 2020, 100(33): 2579-2585.

[4] 骆明涛, 伍聪, 陶传元, 等, 《高血压性脑出血中国多学科诊治指南》急救诊治解读. 中国急救医学, 41(3): 185-190.

[5] Yao Z, Ma L, You C, et al. Decompressive craniectomy for spontaneous intracerebral hemorrhage: a systematic review and meta-analysis. World Neurosurgery, 2018, 110: 121-128.

[6] Xu X, Yi Z, Chen X, et al, Comparison of endoscopic evacuation, stereotactic aspiration and craniotomy for the treatment of supratentorial hypertensive intracerebral haemorrhage: study protocol for a randomised controlled trial. Trials, 2017, 18(1): 1-8.

[7] Auer LM, Deinsberger W, Niederkorn K, et al. Endoscopic surgery versus medical treatment for spontaneous intracerebral hematoma: a randomized study. Journal of Neurosurgery, 1989, 70(4): 530-535.

[8] Kuo LT, Chen CM, Li CH, et al. Early endoscope-assisted hematoma evacuation in patients with supratentorial intracerebral hemorrhage: case selection, surgical technique, and long-term results. Neurosurgical Focus, 2011, 30(4): E9.

[9] Zhu H, Wang Z, Shi W. Keyhole endoscopic hematoma evacuation in patients. Turk Neurosurg, 2012, 22(3): 294-299.

[10] O'Donnell MJ, Xavier D, Liu L, et al. Risk factors for

[10] ischaemic and intracerebral haemorrhagic stroke in 22 countries (the INTERSTROKE study): a case-control study. The Lancet, 2010, 376 (9735): 112-123.

[11] Ariesen MJ, Claus SP, Rinkel GJ, et al. Risk factors for intracerebral hemorrhage in the general population: a systematic review. Stroke, 2003, 34 (8): 2060-2065.

[12] Fallenius M, Skrifvars MB, Reinikainen M, et al. Spontaneous intracerebral hemorrhage: factors predicting long-term mortality after intensive care. Stroke, 2019. 50 (9): 2336-2343.

[13] Gregson BA, Murray GD, Mitchell PM, et al. Update on the Surgical Trial in Lobar Intracerebral Haemorrhage (STICH II): statistical analysis plan. Trials, 2012, 13 (1): 1-8.

[14] Carviy Nievas MN, Haas E, Hollerhage HG, et al. Combined minimal invasive techniques in deep supratentorial intracerebral haematomas. Minimally Invasive Neurosurgery, 2004, 47 (5): 294-298.

[15] Yu Z, Zheng J, Ali H, et al. Significance of satellite sign and spot sign in predicting hematoma expansion in spontaneous intracerebral hemorrhage. Clinical Neurology and Neurosurgery, 2017, 162: 67-71.

[16] Rodriguez-Luna D, Pieiro S, Rubiera M, et al. Impact of blood pressure changes and course on hematoma growth in acute intracerebral hemorrhage. European Journal of Neurology, 2013, 20 (9): 1277-1283.

[17] Sakamoto Y, Koga M, Yamagami H, et al. Systolic blood pressure after intravenous antihypertensive treatment and clinical outcomes in hyperacute intracerebral hemorrhage: the stroke acute management with urgent risk-factor assessment and improvement-intracerebral hemorrhage study. Stroke, 2013, 44 (7): 1846-1851.

[18] Waran V, Vairavan N, Sia SF, et al. A new expandable cannula system for endoscopic evacuation of intraparenchymal hemorrhages. Journal of Neurosurgery, 2009, 111 (6): 1127-1130.

[19] 游潮, 平稳降压在自发性脑出血血压管理中的重要性. 中华神经外科杂志, 2017, 33 (1): 4-7.

[20] Wang X, Arima H, Heeley Emma, et al. Magnitude of blood pressure reduction and clinical outcomes in acute intracerebral hemorrhage: intensive blood pressure reduction in acute cerebral hemorrhage trial study. Hypertension, 2015, 65 (5): 1026-1032.

[21] Zheng J, Yu Z, Ma L, et al. Association between blood glucose and functional outcome in intracerebral hemorrhage: a systematic review and meta-analysis. World Neurosurgery, 2018, 114: e756-e765.

[22] Kimura K, Iguchi Y, Inoue T, et al. Hyperglycemia independently increases the risk of early death in acute spontaneous intracerebral hemorrhage. Journal of the Neurological Sciences, 2007, 255 (1-2): 90-94.

[23] Lee TH, Marcantonio ER, Mangione CM, et al. Derivation and prospective validation of a simple index for prediction of cardiac risk of major noncardiac surgery. Circulation, 1999, 100 (10): 1043-1049.

[24] Mukherjee D, Eagle KA. Perioperative cardiac assessment for noncardiac surgery: eight steps to the best possible outcome. Circulation, 2003, 107 (22): 2771-2774.

[25] Goldstein LB, Simel DL. Is this patient having a stroke? JAMA, 2005, 293 (19): 2391-2402.

[26] Chalela JA, Kidwell CS, Nentwich LM, et al. Magnetic resonance imaging and computed tomography in emergency assessment of patients with suspected acute stroke: a prospective comparison. The Lancet, 2007, 369 (9558): 293-298.

[27] Li Q, Zhang G, Huang YJ, et al. Blend sign on computed tomography: novel and reliable predictor for early hematoma growth in patients with intracerebral hemorrhage. Stroke, 2015, 46 (8): 2119-2123.

[28] Levey AS, Stevens LA. Estimating GFR using the CKD epidemiology collaboration (CKD-EPI) creatinine equation: more accurate GFR estimates, lower CKD prevalence estimates, and better risk predictions. American Journal of Kidney Diseases: the official journal of the National Kidney Foundation, 2010, 55 (4): 622.

[29] Flaherty ML, Kissela B, Woo D, et al. The increasing incidence of anticoagulant-associated intracerebral hemorrhage. Neurology, 2007, 68 (2): 116-121.

[30] Veltkamp R, Rizos T, Horstmann S. Intracerebral bleeding in patients on antithrombotic agents. Seminars in Thrombosis and Hemostasis, 2013, 39: 963-971.

[31] Franke CL, de Jonge J, van Swieten JC, et al. Intracerebral hematomas during anticoagulant treatment. Stroke, 1990, 21 (5): 726-730.

[32] Rosand J, Eckman MH, Knudsen KA, et al. The effect of warfarin and intensity of anticoagulation on outcome of intracerebral hemorrhage. Archives of Internal Medicine, 2004, 164 (8): 880-884.

[33] Hart RG, Tonarelli SB, Pearce LA. Avoiding central nervous system bleeding during antithrombotic therapy: recent data and ideas. Stroke, 2005, 36 (7): 1588-1593.

[34] Bair H, Ivascu F, Janczyk R, et al. Nurse driven

protocol for head injured patients on warfarin. Journal of Trauma Nursing, 2005, 12 (4): 120.
[35] Hanger HC, Geddes JA, Wilkinson TJ, et al. Warfarin-related intracerebral haemorrhage: better outcomes when reversal includes prothrombin complex concentrates. Internal Medicine Journal, 2013, 43 (3): 308-316.
[36] Frontera JA, Lewin JJ, Rabinstein AA, et al. Guideline for reversal of antithrombotics in intracranial hemorrhage. Neurocritical Care, 2016, 24 (1): 6-46.
[37] Hung A, Singh S, Tait RC. A prospective randomized study to determine the optimal dose of intravenous vitamin K in reversal of over-warfarinization. British Journal of Haematology, 2000, 109 (3): 537-539.
[38] Butler JM, Groeger AW, Fletcher JS. Characterization of monochlorinated biphenyl products formed by Paul's Scarlet Rose cells. Bulletin of Environmental Contamination and Toxicology, 1992, 49 (6): 821-826.
[39] Dzik W, Rao A. Why do physicians request fresh frozen plasma? Transfusion, 2004, 44 (9): 1393-1394.
[40] Woo CH, Patel N, Conell C, et al. Rapid warfarin reversal in the setting of intracranial hemorrhage: a comparison of plasma, recombinant activated factor VII, and prothrombin complex concentrate. World Neurosurgery, 2014, 81 (1): 110-115.
[41] Lee SB, Manno EM, Layton KF, et al. Progression of warfarin-associated intracerebral hemorrhage after INR normalization with FFP. Neurology, 2006, 67 (7): 1272-1274.
[42] Goldstein JN, Thomas SH, Frontiero V, et al. Timing of fresh frozen plasma administration and rapid correction of coagulopathy in warfarin-related intracerebral hemorrhage. Stroke, 2006, 37 (1): 151-155.
[43] Kuramatsu JB, Gerner ST, Schellinger PD, et al. Anticoagulant reversal, blood pressure levels, and anticoagulant resumption in patients with anticoagulation-related intracerebral hemorrhage. JAMA, 2015, 313 (8): 824-836.
[44] Holbrook A, Schulman S, Witt DM, et al. Evidence-based management of anticoagulant therapy: antithrombotic therapy and prevention of thrombosis: American College of Chest Physicians evidence-based clinical practice guidelines. Chest, 2012, 141 (2): e152S-e184S.
[45] Morgenstern LB, Hemphill JC, Anderson CS, et al. Guidelines for the management of spontaneous intracerebral hemorrhage: a guideline for healthcare professionals from the American Heart Association/American Stroke Association. Stroke, 2010, 41 (9): 2108-2129.
[46] Sarode R, Milling TJ, Refaai MA, et al. Efficacy and safety of a 4-factor prothrombin complex concentrate in patients on vitamin K antagonists presenting with major bleeding: a randomized, plasma-controlled, phase IIIb study. Circulation, 2013, 128 (11): 1234-1243.
[47] Edavettal M, Rogers A, Rogers F, et al. Prothrombin complex concentrate accelerates international normalized ratio reversal and diminishes the extension of intracranial hemorrhage in geriatric trauma patients. The American Surgeon, 2014, 80 (4): 372-376.
[48] Pabinger I, Brenner B, Kalina U, et al. Prothrombin complex concentrate (Beriplex® P/N) for emergency anticoagulation reversal: a prospective multinational clinical trial. Journal of Thrombosis and Haemostasis, 2008, 6 (4): 622-631.
[49] Agnelli G, Buller HR, Cohen A, et al. Oral apixaban for the treatment of acute venous thromboembolism. N Engl J Med, 2013, 369 (9): 799-808.
[50] Crowther M, Crowther MA. Antidotes for novel oral anticoagulants: current status and future potential. Arteriosclerosis, Thrombosis, and Vascular Biology, 2015, 35 (8): 1736-1745.
[51] Schulman S, Kearon C, Kakkar AK, et al. Extended use of dabigatran, warfarin, or placebo in venous thromboembolism. N Engl J Med, 2013, 368: 709-718.
[52] Van Ryn J, Sieger P, Kink-Eiband M, et al. Adsorption of Dabigatran Etexilate in water or Dabigatran in pooled human plasma by activated charcoal in vitro. Blood, 2009, 114 (22): 1065.
[53] Pharmaceuticals BI. Full prescribing information: Praxbind®. Boehringer Ingelheim International GmbH, 2015.
[54] Hoffman M, Volovyk Z, Monroe DM. Reversal of dabigatran effects in models of thrombin generation and hemostasis by factor VIIa and prothrombin complex concentrate. Anesthesiology, 2015, 122 (2): 353-362.
[55] Kumar R, Smith RE, Henry BL. A review of and recommendations for the management of patients with life-threatening dabigatran-associated hemorrhage: a single-center university hospital experience. Journal of Intensive Care Medicine, 2015, 30 (8): 462-472.
[56] Stangier J, Rathgen K, Stale H, et al. Influence of renal impairment on the pharmacokinetics and pharmacodynamics of oral dabigatran etexilate. Clinical Pharmacokinetics, 2010, 49 (4): 259-268.

[57] Wong DK, Lurie F, Wong LL. The effects of clopidogrel on elderly traumatic brain injured patients. Journal of Trauma and Acute Care Surgery, 2008, 65(6): 1303-1308.

[58] Ahmed N, Bialowas C, Kuo YH, et al. Impact of preinjury anticoagulation in patients with traumatic brain injury. Southern Medical Journal, 2009, 102(5): 476-480.

[59] Li Xiaowei, Sun Zhaosheng, Zhao Wangmiao, et al. Effect of acetylsalicylic acid usage and platelet transfusion on postoperative hemorrhage and activities of daily living in patients with acute intracerebral hemorrhage. Journal of Neurosurgery, 2013, 118(1): 94-103.

[60] Zeigler ZR, Megaludis A, Fraley DS. Desmopressin (d-DAVP) effects on platelet rheology and von Willebrand factor activities in uremia. American Journal of Hematology, 1992, 39(2): 90-95.

[61] Gordz S, Mrowietz C, Pindur G, et al. Effect of desmopressin (DDAVP) on platelet membrane glycoprotein expression in patients with von Willebrand's disease. Clinical Hemorheology and Microcirculation, 2005, 32(2): 83-87.

[62] Calmer S, Ferkau A, Larmann J, et al. Desmopressin (DDAVP) improves recruitment of activated platelets to collagen but simultaneously increases platelet endothelial interactions in vitro. Platelets, 2014, 25(1): 8-15.

# 第五节

# 自发性脑出血血肿扩大预测的影像学研究

自发性脑出血通常也简称为脑出血,是指各种非外伤条件下脑实质内血管破裂引起的出血,通常在活动中或情绪激动时发病。脑出血是脑小血管病变的常见不良后果,脑出血仅占全部脑卒中的15%～20%,但却是最致命的脑卒中类型,脑出血后30天的死亡率超过40%[1-2]。脑出血已经被证实是一种动态疾病过程,高达1/3的患者在出现最初临床表现后继续出血,即出现血肿扩大。出血量大、早期血肿扩大、严重血肿周围水肿、合并脑室出血或继发脑积水是脑出血后早期神经功能恶化和远期预后不良的主要危险因素,而早期血肿扩大是导致脑出血患者预后不佳的首要因素,也是目前最有可能通过医学手段干预的因素[3]。找出血肿扩大预测指标对患者进行分层,并为高风险患者制订及时有效的治疗策略至关重要,可以帮助筛选适合止血治疗的患者,尤其最初表现为小到中等量出血者[4]。最近有关止血治疗的研究结果,如重组激活因子Ⅶ可以减少血肿扩大,并改变患者预后,凸显了确定血肿扩大可靠预测因子的重要性。研究者已经使用各种不同影像特征建立血肿扩大的预测方法,但结果有时互相矛盾,我们将对目前血肿扩大的主要预测方法进行总结和分类。

## 一、血肿扩大概念和机制

### 1. 血肿扩大概念

急性脑出血的影像学表现因许多生物学因素的不同而不同,包括患者血细胞比容和血红蛋白浓度等。脑出血的计算机断层扫描(CT)特点是在脑实质内存在一个自发性高度衰减的区域,这与新鲜血液相对于周围脑组织的衰减较高有关[5]。血肿形成的初始阶段,在没有其他因素(如抗凝治疗、严重血液系统异常)影响的情况下,早期血肿由红细胞、白细胞和血小板血栓形成的血凝块与富含蛋白的血清组成,与脑实质相比具有更高的密度。随着出血发展到早期及亚急性期,血块回缩,衰减较低的血浆被挤出导致血肿衰减更高,最终血肿变成完全高密度。

血肿扩大是指脑出血发病出现临床表现后,由于持续活动性出血使血肿体积增加的现象。高达50%的患者可以在出血后24 h内出现继发性血肿扩大,但血肿扩大背后的生物学机制尚未阐明。血肿扩大一般用首次CT扫描和24～72 h内再次CT扫描血肿体积增加值判定,判定的标准在不同文献中差别很大:有的文献定义为血肿体积增加30%或12.5 ml以上[6],有的文献标准是体积相对增加50%以上或者绝对增加2 ml以上[7],目前较多的研究则定义为体积增加33%或6 ml以上[8-9]。用血肿体积增加绝对值定义血肿扩大来判断不良预后的阳性预测值要高于用体积增加百分比,因为血肿体积增加绝对值直接与受损脑组织成正比,但是血肿最初体积大小并不影响用绝对值或者相对值定义的血肿扩大预测的准确性。因此,使用给绝对值定义和相对值之间赋予相等权重的方法可以最大限度地提高敏感度和特异度,这便是目前国际上应用最广泛的标准:"血肿体积增加33%以上或者血肿增大超过6 ml"[9]。

### 2. 血肿扩大机制

目前关于血肿扩大的可能机制包括:持续出血、血肿内凝血障碍,以及血肿周围血管破裂等;从一个或多个破裂的动脉渗漏或再出血可能是血肿扩大的主要原因[10]。出血后第1 h,血肿通过神经元和神经胶质细胞机械破坏、血流下降或局部缺血导致脑损伤,诱导神经递质释放;出血后4 h内,谷氨酸释放和钙内流引起线粒体衰竭,导致钠积聚、细胞毒性水肿和坏死[11]。血红蛋白凝结和分解的产物，如凝血酶、亚铁、铁和血红素启动继发性级联损伤，尤其是凝血酶，可以激活小胶质细胞释放氧自由基（oxygen free radicals，OFR）、肿瘤坏死因子-α（TNF-α）、白介素-1β（interleukin-1β，IL-1β）、基质金属蛋白酶（matrix metalloproteinase，MMP）和补体因子，导致血脑屏障结缔组织分解、星形胶质细胞水通道蛋白-4（aquaporin-4，AQ-4）表达，以及神经元和神经胶质细胞凋亡[12]。这些生理反应诱导血管源性水肿、多形核中性粒细胞（PMN）和巨噬细胞聚集，这些病理过程相互促进，形成"瀑布效应"并不断放大，最终导致微血管破裂再出血。这些理论假说还有待进一步的研究证实。

## 二、CTA 斑点征与血肿扩大

### 1. 斑点征

斑点征（spot sign）是指在 CT 血管造影（CTA）和（或）CT 增强图像出血位置出现的单灶或多灶对比增强，并且与邻近的正常或异常血管不连续（图 2-5-1），由 Wada 等在 2007 年首次正式提出[13]。目前斑点征更准确的定义是 Delgado 等在 2010 年提出的标准：在注射造影剂后图像血肿内出现 ≥1 个斑点样增强病灶，与周围血肿密度对比 CT 值相差 ≥120 亨氏单位（Hounsfield units，Hu），血肿周围有相邻不连续血管分布，符合以上 3 点即可判定为斑点征[8]。斑点征的病理生理机制尚不十分明确，有多种可能的解释，包括血脑屏障破坏、微动脉瘤和假性动脉瘤等。斑点征出现的原因是造影剂外渗；斑点征的出现提示破裂小血管尚未完全修复，可能继续出血。

### 2. CTA 斑点征与血肿扩大和临床预后的关系

来自多项单中心研究的数据显示斑点征是血肿扩大风险增加的标志，3 h 内做 CTA 扫描的脑出血患者约 1/3 出现斑点征，CTA 斑点征检出的频率与脑出血发病至 CTA 扫描的时间呈负相关，并且斑点征对于血肿扩大的阳性预测值随着 CTA 扫描时间的推迟而降低，检出率从发病 2 h 内的 39% 下降到 8 h 后的 13%，随着 CTA 扫描时间的延后，斑点征阳性患者发生血肿扩大的风险也会下降，阳性预测值从 53% 降至 33%[14]。此外，Morotti 等认为 CTA 检查时的球管电流也可能对 CTA 斑点征预测血肿扩大的准确性有影响，以高水平球管电流获得的 CTA 图像斑点征可以更好地预测血肿扩大，但相关研究较少，结果准确性有待更多研究结果证实[15]。

已有的回顾性研究显示，出现 CTA 斑点征提示血肿扩大风险显著增加，同时斑点征也是住院期间和出血后 3 个月死亡或者预后不良的独立危险因素。然而不同研究中斑点征预测血肿扩大的准确度差异较大，笔者系统回顾了 1995 年 1 月至 2017 年 7 月期间发表的关于 CTA 斑点征预测血肿扩大的研究，共纳入 27 篇文献，meta 分析结果显示：自发性脑出血患者出现 CTA 斑点征的概率是 23.4%，CTA 斑点征预测血肿扩大的准确度是 62%[95% 置信区间（confidence interval，CI），54%～69%]，特异度是 88%（95%CI，85%～91%），斑点征与

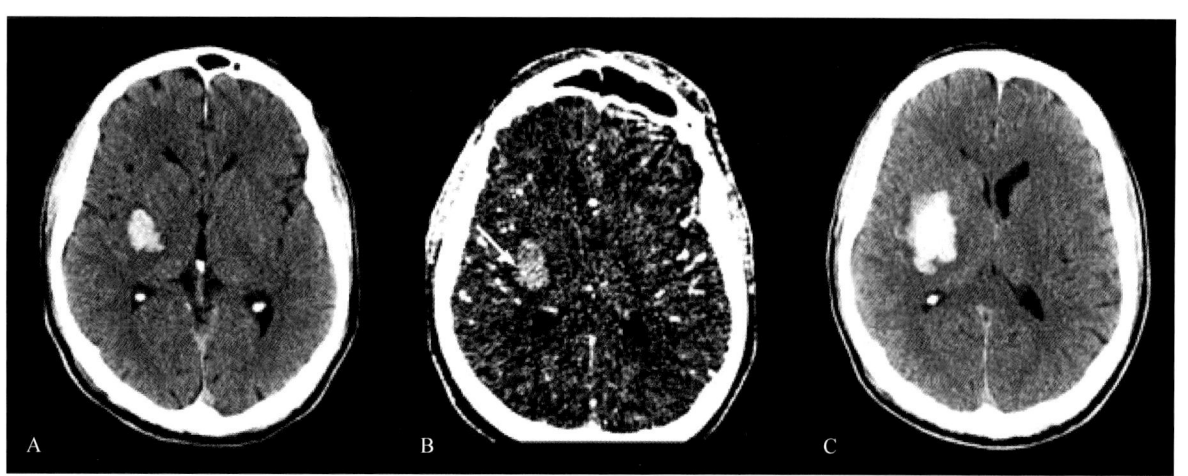

图 2-5-1  斑点征及血肿扩大示意图。**A**. 平扫 CT 示右侧壳核出血；**B**. CTA 出现斑点征；**C**. 复查 CT 提示血肿扩大

血肿扩大风险增加显著相关[比值比（odds ratio, OR），8.49；95%CI，7.28～9.90］。斑点征也是出血后3个月死亡（OR，6.40；95%CI，3.41～12.03）或者预后不良（OR，4.44；95%CI，2.33～8.46）的预测指标。CTA斑点征预测血肿扩大具有中等敏感度和高度特异度，而当联合使用CTA和增强后CT判断斑点征时诊断敏感度可以提高到92%[16]，但这结果仅基于较少研究，还需要更多研究来验证这一发现。

综上所述，斑点征是目前临床上研究最多的血肿扩大有效影像标记，然而斑点征对血肿扩大的敏感度有限，而且斑点征需要通过CTA才能识别，会带来额外的放射线暴露。与CTA不同，平扫CT常规普遍用于急诊自发性脑出血患者，平扫CT影像标记有可能成为一种廉价易用的影像标记。

## 三、血肿扩大的平扫CT影像标记

### 1. 血肿体积

发病时血肿量是血肿扩大最简单和最确切的标志，独立于其他混杂因素[4,17]。在临床实践中可以方便快速地应用多田公式（ABC/2）估算血肿体积，A、B、C分别代表血肿最大层面长径、最大层面宽径和血肿厚度，多田公式在临床应用中简便易行，可以快速估算血肿体积，尽管这种方法会产生较明显的误差，尤其是当血肿形状不规则时[18]。虽然判断预后的血肿体积标准尚不清楚，但许多研究表明血肿体积＞30 ml与出院时及1个月后随访时预后不良有关，而血肿量＜30 ml往往意味着较好的预后。血肿体积大则发生血肿扩大的风险较高，反之亦然，血肿体积小则意味着较低的再出血风险和较小的血肿绝对体积增加。同时，血肿体积是脑出血患者死亡和预后不良的一个重要独立危险因素，血肿体积与预后呈负相关，体积大小直接影响患者预后，血肿越大，病死率越高，预后不良风险越高。相信随着更好的血肿体积计算方法的应用、血肿量大小判断标准的确立和大血肿形成机制的研究，血肿体积与血肿扩大和预后的关系会更加清晰具体。

### 2. 血肿边缘不规则

Fujii等于1994年首次对血肿形态和血肿扩大之间的关系进行了研究[19]，他们在研究中将血肿形状分为3类：圆润边缘的类圆形血肿、不规则或多结节边缘的不规则血肿，以及空腔中有液平的分叶状血肿；最终二分类为规则形与不规则形。最近Blacquiere等发现血肿边缘不规则度和血肿扩大之间存在独立关联，使用血肿边缘不规则度二分类方法预测血肿扩大的敏感度为0.69（0.59～0.78），特异度为0.46（0.40～0.53）[20]。还有一些研究显示血肿边缘不规则度与不良临床结果之间存在强相关性，可能是由于血肿扩大引起[21]。这些变化的病理生理机制可以用"雪崩"模式的二次血肿扩大来阐释，边缘不规则可能反映了血肿周围的继发性出血（发生在血肿的边缘处）[22]。最近的一项研究显示，唯一与血肿表面扩大程度有关的因素是血肿表面到血肿几何中心的距离，这表明脑组织出血界面的物理特征可能有利于最终血肿成为球形、椭球形和规则形状，不管最初和继发血管破裂的位置在什么地方。因此，不规则的出血可能处于血肿成熟的中间阶段，持续的出血或增加的出血压力有利于血肿向周围的脑结构膨胀。

### 3. 漩涡征

漩涡征（swirl sign）最早是Kim等在2008年研究硬膜外血肿时提出，被认为是未凝固的活跃渗血引起，是血肿异质性和血肿扩大关系的第一个直接证据[23]。作者将已被证实与硬膜外血肿围术期活动性出血相关的漩涡征应用于自发性脑出血，但漩涡征阳性的标准未予明确；研究者发现漩涡征和不良预后存在单变量相关性，然而漩涡征与血肿扩大没有关系。Selariu等的研究中，漩涡征被定义为：高密度血肿内的低密度或等密度灶（与脑实质信号衰减相比）[24]，低或等密度区可以是各种形状，可能是圆形、条纹状或不规则形（图2-5-2）。目前还没有区分漩涡征和出血的CT值截断值，进一步分层分析显示漩涡征与较大的初始血肿体积和较早的头颅CT检查时间有关，漩涡征是血肿扩大的危险因子。

### 4. 黑洞征

Li等的研究阐述了一种特殊类型的漩涡征——黑洞征（black hole sign）预测血肿扩大的能力。CT黑洞征需同时满足下列条件：包裹于高密度血肿内

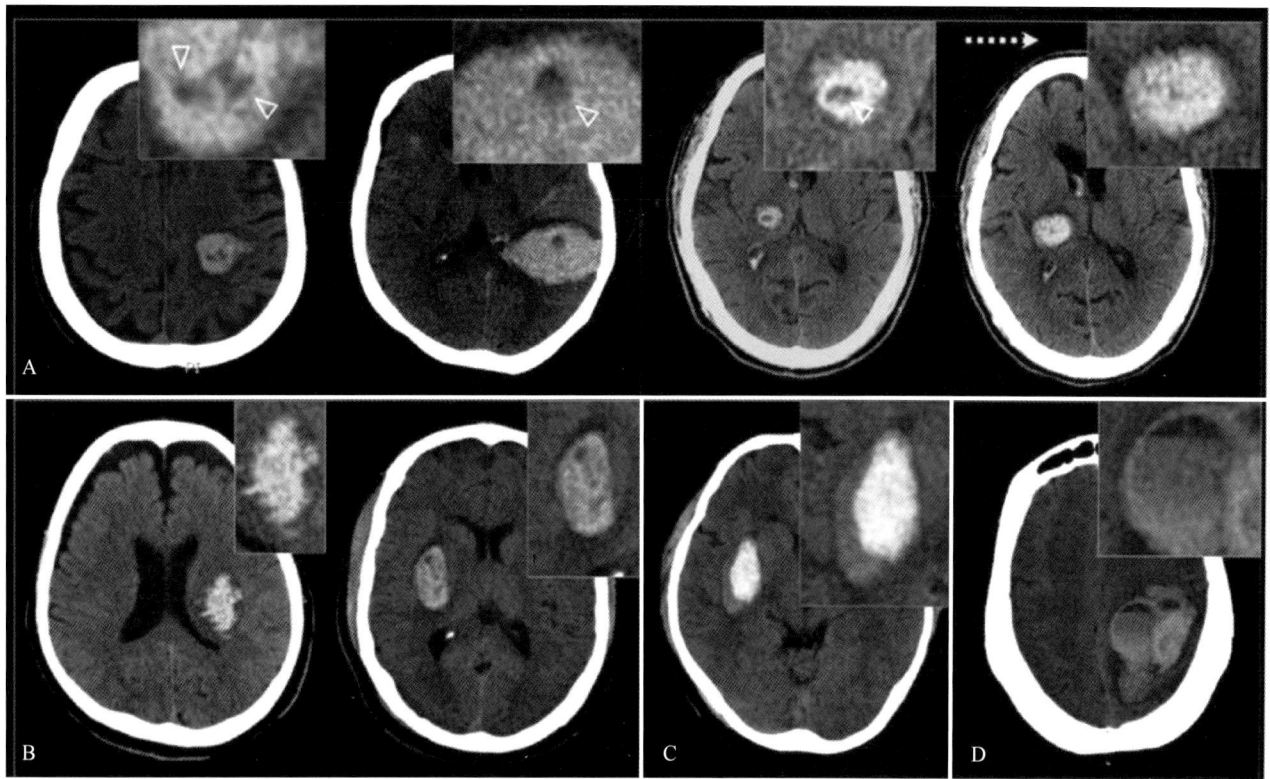

图 2-5-2 不同平扫CT征象示意图。A.各种低密度征象，漩涡征、黑洞征和中央低密度；B.边缘不规则血肿和密度不均匀血肿；C.混合征；D.液平

的低密度区（黑洞）；低密度区可以是圆形、椭圆形或不规则形，与邻近脑组织不相连；有清晰明显边界，与周围血肿区域CT值相差28 Hu以上[25]。黑洞征对于CT值差值的标准是一项严格的不均一程度的判断标准，提高了以往血肿不均一性判断的可靠性和客观性，方便研究和临床中的应用。黑洞征实际是一种特殊类型的漩涡征（见图2-5-2），血肿内出现黑洞征反映了血肿的异质性，往往提示血肿处于不同出血阶段。Li等的研究表明黑洞征的出现是血肿扩大的独立危险因子（校正OR，4.12；95%CI，1.44～11.77；$P = 0.008$），并有非常好的特异度（0.94）[25]。

### 5.血肿密度异质性评分

血肿内密度不均匀也被认为与血肿扩大和预后不良有关，Barras等在一项探索性研究中定义了1～5分不同的血肿异质性分数（图2-5-3），1分代表血肿密度最均匀而5分表示血肿密度异质性最高。研究表明异质性出血（定义为评分≥3分）与血肿扩大风险增加独立相关，体积越大的血肿形状越不规则，密度异质性越高，血肿增长越多，密度

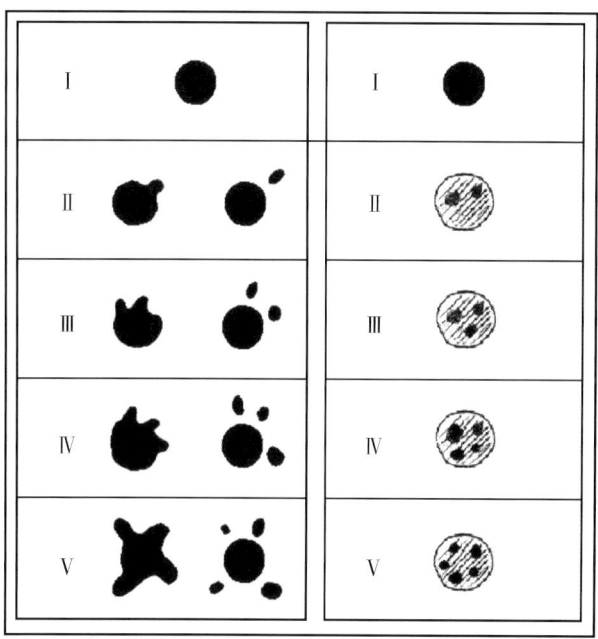

图 2-5-3 血肿按形状、密度方法分类示意图

异质性是血肿扩大的独立危险因素[26]。国内相关研究也证实血肿密度异质性评分对血肿扩大有良好的预测能力，评分3分作为预测早期血肿扩大的临界点具有较高的敏感度和特异度[27]。不过，血

肿形状与血肿扩大的关系未被证实,当将血肿扩大看作分类变量时,则未能得到一致的结果,这种血肿异质性评分也比较主观和模糊,临床应用有一定受限。

### 6. 低密度灶

上述讨论的各种影像征象都代表在出血灶内发现低密度结构的能力,但是仍然不清楚"漩涡征""黑洞征"和密度异质性评分检出低密度区的能力如何。各种不同征象之间可能有很大程度的重叠,比如"黑洞征"可算是"漩涡征"的一个特殊类型,而异质性评分高应该能够发现所有漩涡征(包括黑洞征)的存在。Boulouis等回顾性分析了1029例患者的影像数据以对低密度灶进行分类,并研究它们与血肿扩大的关系,根据低密度灶与周围脑实质的密度差以及低密度灶与血肿分界是否明显经验性地定义了4种低密度灶,结果显示低密度灶的特定形状并不影响与血肿扩大的相关性,血肿范围内出现低密度灶在血肿扩大风险中具有最高的比值比[22]。这项研究仔细剔除了与血肿表面有任何关系的低密度灶,以避免周围脑组织部分容积效应的影响。

### 7. 混合征和液体平面(液平)

还有一些特殊的血肿密度异质性模式,包括Li等提出的混合征(blend sign)[28]。混合征被定义为在血肿范围内出现相对低密度区与相邻高密度区混合,高、低密度区之间有明确边界,两个密度区相差至少18 Hu(图2-5-4)。不能全部满足上述标准的影像称为伪混合征。该研究中,全部172例脑出血患者平扫CT中29例(16.9%)有混合征,出现混合征的患者中24例随后出现血肿扩大,平扫CT混合征是早期血肿扩大的独立危险因子,混合征预测血肿扩大的敏感度、特异度分别为39.3%和95.5%[28],这种方法敏感度不足,特异度很高。

类似地,血肿内液平(或早期沉降)的出现最近也被证实与血肿扩大和临床预后不良有关[29]。该征象与抗凝治疗和出血的脑叶位置有关,可能反映了凝血过程(凝血状态)的异常,导致较高密度蛋白质的早期沉降。值得注意的是,液平现象在脑出血患者中很少出现,报道的发生率仅为1%~7%。

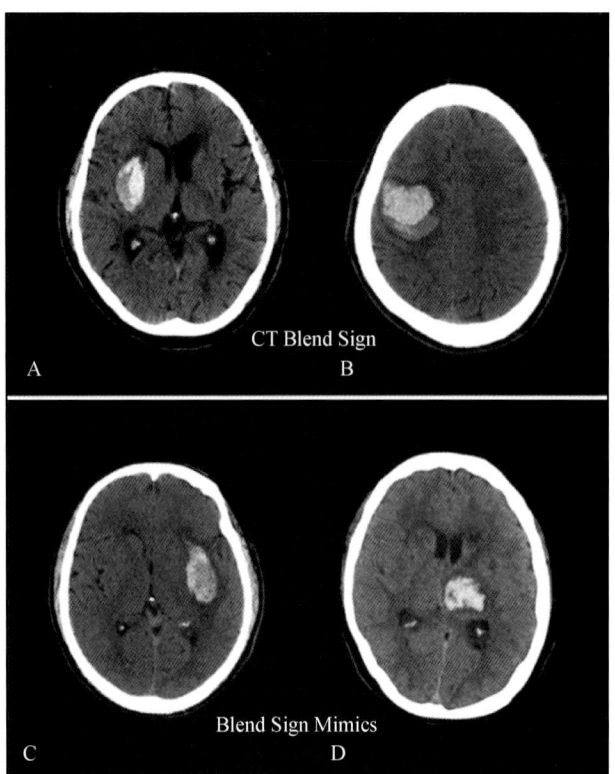

图2-5-4 CT上血肿混合征与伪混合征。**A** 和 **B**. 混合征; **C** 和 **D**. 伪混合征

### 8. 岛征

Li等提出了一种预测脑出血早期血肿扩大和不良预后的临床新征象,并将之命名为岛征(island sign)[30]。满足以下判断标准中的任意一条即可称为岛征:①存在≥3个与主要血肿分离的分散小血肿;②存在≥4个小血肿,部分或全部与主要血肿相连(图2-5-5)。分散的小血肿("岛")可以是圆形或椭圆形,与主要血肿分开。对252例患者的研究显示岛征预测血肿扩大的敏感度是44.7%,特异度是98.2%,较高的特异度表明岛征的出现意味着血肿扩大和不良预后。岛征形成的机制尚不清楚,可能的解释是:主要血肿由破裂的血管不断出血引起,当血肿在不断扩大过程中,可能引起邻近的小血管损害,从而在血肿周围出现海岛(island)样不规则小血肿。

## 四、人工智能预测血肿扩大

近来,基于组学的血肿异质性分析(如基于血肿密度峰度和偏态的纹理分析)等非常有前景的后处理技术越来越受重视。血肿纹理分析是指

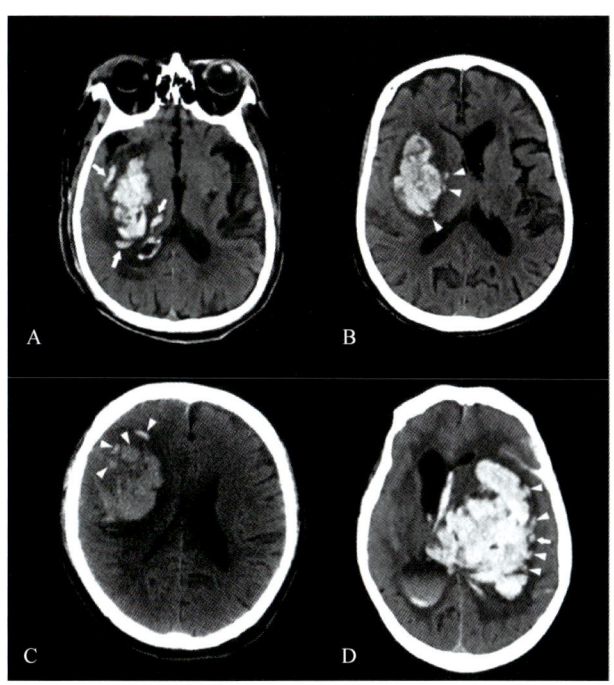

图 2-5-5 血肿岛征示意图。A ~ C. 岛征小血肿全部与主血肿分离；D. 岛征小血肿部分与主要血肿相连

通过一定的图像处理技术提取出血肿纹理特征参数，从而获得血肿纹理的定量或定性描述的处理过程（图 2-5-6）。纹理是物体结构的反映，分析纹理可以得到图像中物体的重要信息，是图像分割、特征抽取和分类识别的重要手段。Barras 等开发了一种很有前景的计算机辅助 CT 密度定量测定用于评估血肿异质性[31]，通过计算机数据后处理技术分析了 81 例脑出血患者出血后 3 h 内头颅 CT 影像纹理特征与早期血肿扩大的关系，分析基于 CT 密度测量的几个衍生参数，包括密度平均衰减、方差平方根、变异系数、偏度和峰度，结果表明脑出血（ICH）衰减的变异系数是血肿扩大最重要的预测因子。尽管这种方法需要对全部 CT 影像感兴趣区进行手工描绘，并需要特殊的分析软件，但这为早期预测血肿扩大和预后预测分析提供了一种全新的科学量化方法，能发现肉眼难以观察到的图像细节信息，避免主观经验差异影响，随着大数据医疗时代的到来和人工智能技术发展，这种方法有望成为敏感度和特异度均较高的血肿扩大分析预测方法。

## 五、血肿扩大影响因素

### 1. 发病到首次 CT 扫描时间

一些研究表明，活动性出血通常在 6 h 内趋于稳定，血肿扩大发生率随着发病间隔时间的增加而降低[4]，首次 CT 扫描时间越早，其后出现血肿扩大的可能性就越大，发病到首次 CT 扫描时间间隔和两次 CT 扫描时间间隔是否影响血肿扩大的定义和各种影像特征预测血肿扩大的能力，可能会成为下一步研究的重点。

### 2. 高血压

高血压是自发性脑出血最常见的病因，脑出血急性期患者也往往伴随血压明显升高，脑出血患者入院时血压控制不良与不良结局呈正相关，主要是高血压对血管本身压力和对颅内压的升高作用。有研究发现高血压可能与血肿体积大和血肿扩大有关，提示早期严格控制血压可能成为减少血肿扩大

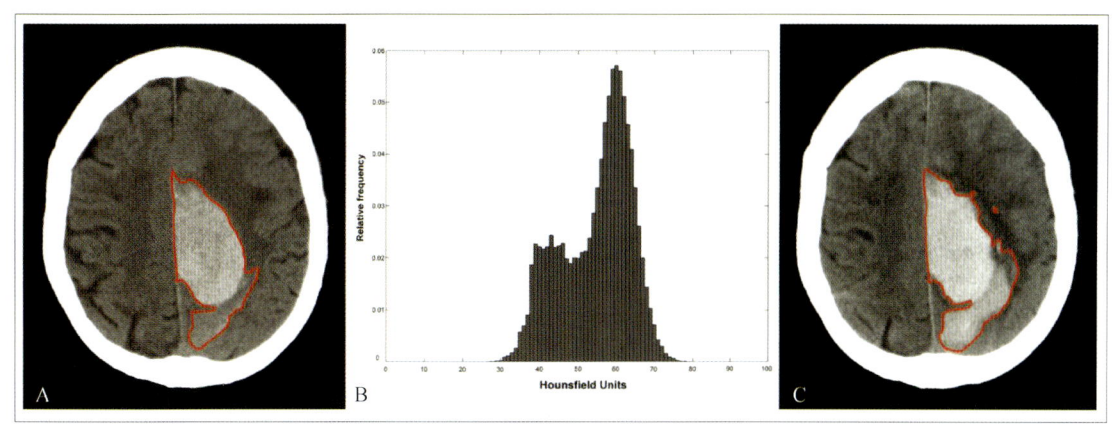

图 2-5-6 血肿纹理分析预测血肿扩大示意图。A. 出血后头颅 CT 感兴趣区描绘；B. 感兴趣区 CT 值分布直方图；C. 24 h 后复查 CT 提示血肿增大

和改善预后的靶点[32]。不过可惜的是，大型临床研究急性脑出血强化降压试验（INTERACT）表明更早降低血压和改善主要脑出血结局之间未能达到统计学意义[33]。对临床实践而言，早期强化降压被证实是安全的，不会增加发生脑缺血、脑梗死或血肿周围低灌注的风险[34]。美国心脏协会/美国卒中协会也推荐对收缩压为150～220 mmHg、无急性降压治疗禁忌证的自发性脑出血患者，将收缩压快速降至140 mmHg是安全的（Ⅰ类，A级证据），并有利于改善功能预后（Ⅱa类，B级证据）[35]。总之，早期严格控制血压对改善脑出血结局的益处还有待进一步证实。

### 3. 出血部位

出血位置对血肿扩大与否也有明显影响，邻近外囊的出血不容易扩大，而丘脑、壳核的出血则容易变成进行性出血扩大，主要是因为这些部位靠近脑室系统，血肿容易破入脑室形成脑室出血。脑出血患者发病后前几天出现脑室出血与患者死亡率升高和临床结局恶化密切相关[36]。脑室出血可能会触发促炎细胞因子激活和凝血-纤溶系统转变，引起凝血酶-抗凝血酶复合物、纤溶酶-抗纤溶酶复合物和D-二聚体水平升高，提示凝血-纤溶系统的炎症和应激状态[37]，合并脑室出血时更容易出现血肿扩大和预后不良。

### 4. 凝血状态

凝血功能状态的改变可能会增加血肿周围血管损伤出现的风险，并且这种影响可以持续超过24 h，并可能导致出血后早期和远期血肿扩大。纤维蛋白原水平降低、D-二聚体升高和国际标准化比值（INR）> 1.5是血肿扩大的预测因子[38]。纤维蛋白原在初级止血（集合血小板膜糖蛋白Ⅱa/Ⅲb使血小板偶联聚集）和次级止血（彼此交联形成纤维蛋白聚合物）中都起重要作用；D-二聚体是纤维蛋白原和纤维蛋白相互转换的标志物，反映了凝血和纤溶途径的紊乱；INR越高意味着凝血酶原时间越长，凝血功能越差，血浆凝结所需时间越长。出血前抗血小板药物用药史是血肿扩大和预后不良的危险因素，一项研究显示阿司匹林用药史与血肿扩大和死亡率有关，但与3个月时的神经功能情况无关[39]。随着长期服用阿司匹林的脑出血患者越来越多，凝血问题将在脑出血相关研究中受到越来越多的重视。

### 5. 血糖与血脂水平

超过50%的自发性脑出血患者合并高血糖症，高血糖可能是由于脑出血后的短暂应激反应引起。有研究表明入院时高血糖与高死亡率有关，不论患者既往是否有糖尿病，但高血糖与血肿扩大的关系仍有争议[40]。临床实践中高血糖和低血糖都应该避免，脑出血患者血糖管理的最佳目标值还需要更多基础研究和临床试验总结摸索。脑出血的病理生理基础是小动脉硬化，但血脂与脑出血血肿扩大的关系并不明确。有研究表明低密度脂蛋白和总胆固醇低的脑出血患者容易出现不良预后，其中可能涉及血肿扩大的影响[41]，更多关系有待将来研究发现。

## 六、总结

接近1/3的自发性脑出血患者可能出现血肿扩大，血肿扩大的出现预示着更差的预后，但血肿扩大是有可能预防的。潜在的血肿扩大预测指标可以帮助临床医生更好地对患者进行分层，确定哪些患者会发生血肿扩大，并及时有效地进行强化止血治疗。自发性脑出血早期血肿扩大的预测因子有不少仍在研究中，目前预测能力最好的是CTA斑点征，CTA斑点征在临床中有较高的应用价值，但也有其局限性，如辐射剂量高、有造影剂过敏风险、对设备要求较高等，不利于这种检查方式的推广。平扫CT的优势是检查性价比高以及辐射剂量低，各种不同的平扫CT影像征象可以帮助我们更好地筛选出有血肿扩大风险的患者，各种征象有一定的相似性。利用大数据计算CT影像纹理分析和人工智能预测血肿扩大和患者预后是目前最有前景的方式。早期预测和发现血肿扩大，尽早进行针对性治疗措施，对降低脑出血致死率和致残率，改善转归具有重要意义，也是以后临床研究的一大重点。

## 参考文献

[1] Qureshi AI, Mendelow AD, Hanley DF. Intracerebral haemorrhage. The Lancet, 2009, 373: 1632-1644.

[ 2 ] Delcourt C, Huang Y, Arima H, et al. Hematoma growth and outcomes in intracerebral hemorrhage: the INTERACT1 study. Neurology, 2012, 79: 314-319.

[ 3 ] Steiner T, Bösel J. Options to restrict hematoma expansion after spontaneous intracerebral hemorrhage. Stroke, 2010, 41: 402-409.

[ 4 ] Brouwers HB, Chang Y, Falcone GJ, et al. Predicting hematoma expansion after primary intracerebral hemorrhage. JAMA Neurol, 2014, 71: 158-164.

[ 5 ] Kendall BE, Radue EW. Computed tomography in spontaneous intracerebral haematomas. Br J Radiol, 1978, 51: 563-573.

[ 6 ] Li N, Wang Y, Wang W, et al. Contrast extravasation on computed tomography angiography predicts clinical outcome in primary intracerebral hemorrhage: A prospective study of 139 cases. Stroke, 2011, 42: 3441-3446.

[ 7 ] Fujii Y, Takeuchi S, Sasaki O, et al. Multivariate analysis of predictors of hematoma enlargement in spontaneous intracerebral hemorrhage. Stroke, 1998, 29: 1160-1166.

[ 8 ] Delgado Almandoz JE, Yoo AJ, Stone MJ, et al. Systematic characterization of the computed tomography angiography spot sign in primary intracerebral hemorrhage identifies patients at highest risk for hematoma expansion: The spot sign score. Stroke, 2009, 40: 2994-3000.

[ 9 ] Boulouis G, Morotti A, Brouwers HB, et al. Association between hypodensities detected by computed tomography and hematoma expansion in patients with intracerebral hemorrhage. JAMA Neurol, 2016, 73: 961-968.

[ 10 ] Schlunk F, Greenberg SM. The pathophysiology of intracerebral hemorrhage formation and expansion. Translational Stroke Research, 2015, 6: 257-263.

[ 11 ] Qureshi AI, Tuhrim S, Broderick JP, et al. Spontaneous intracerebral hemorrhage. New England Journal of Medicine, 2001, 344: 1450-1460.

[ 12 ] Alvarez-Sabín J, Delgado P, Abilleira S, et al. Temporal profile of matrix metalloproteinases and their inhibitors after spontaneous intracerebral hemorrhage: Relationship to clinical and radiological outcome. Stroke, 2004, 35: 1316-1322.

[ 13 ] Wada R, Aviv RI, Fox AJ, et al. CT angiography 'spot sign' predicts hematoma expansion in acute intracerebral hemorrhage. Stroke, 2007, 38: 1257-1262.

[ 14 ] Dowlatshahi D, Brouwers HB, Demchuk AM, et al. Predicting intracerebral hemorrhage growth with the spot sign: the effect of onset-to-scan time. Stroke, 2016, 47: 695-700.

[ 15 ] Morotti A, Romero JM, Jessel MJ, et al. Effect of CTA tube current on spot sign detection and accuracy for prediction of intracerebral hemorrhage expansion. Am J Neuroradiol (AJNR), 2016, 37: 1781-1786.

[ 16 ] Du FZ, Jiang R, Gu M, et al. The accuracy of spot sign in predicting hematoma expansion after intracerebral hemorrhage: a systematic review and meta-analysis. PLoS One, 2014, 9: e115777.

[ 17 ] Broderick JP, Diringer MN, Hill MD, et al. Recombinant Activated Factor VII Intracerebral Hemorrhage Trial Investigators. Determinants of intracerebral hemorrhage growth: an exploratory analysis. Stroke, 2007, 38: 1072-1075.

[ 18 ] Xu X, Chen X, Zhang J, et al. Comparison of the tada formula with software slicer: precise and low-cost method for volume assessment of intracerebral hematoma. Stroke, 2014, 45: 3433-3435.

[ 19 ] Fujii Y, Tanaka R, Takeuchi S, et al. Hematoma enlargement in spontaneous intracerebral hemorrhage. J Neurosurg, 1994, 80: 51-57.

[ 20 ] Blacquiere D, Demchuk AM, Al-Hazzaa M, et al. PREDICT/Sunnybrook ICH CTA Study Group. Intracerebral hematoma morphologic appearance on noncontrast computed tomography predicts significant hematoma expansion. Stroke, 2015, 46: 3111-3116.

[ 21 ] Delcourt C, Zhang S, Arima H, et al. INTERACT2 investigators. Significance of hematoma shape and density in intracerebral hemorrhage: the intensive blood pressure reduction in acute intracerebral hemorrhage trial study. Stroke, 2016, 47: 1227-1232.

[ 22 ] Boulouis G, Morotti A, Charidimou A, et al. Noncontrast computed tomography markers of intracerebral hemorrhage expansion. Stroke, 2017, 48: 1120-1125.

[ 23 ] Kim J, Smith A, Hemphill JC 3rd, et al. Contrast extravasation on CT predicts mortality in primary intracerebral hemorrhage. Am J Neuroradiol (AJNR), 2008, 29: 520-525.

[ 24 ] Selariu E, Zia E, Brizzi M, et al. Swirl sign in intracerebral haemorrhage: definition, prevalence, reliability and prognostic value. BMC Neurol, 2012, 12: 109.

[ 25 ] Li Q, Zhang G, Xiong X, et al. Black hole sign: novel imaging marker that predicts hematoma growth in patients with intracerebral hemorrhage. Stroke, 2016, 47: 1777-1781.

[ 26 ] Barras CD, Tress BM, Christensen S, et al. Recombinant Activated Factor VII Intracerebral Hemorrhage Trial Investigators. Density and shape as CT predictors of intracerebral hemorrhage growth. Stroke, 2009, 40:

1325-1331.

[27] 王斌礼, 孙水根, 蔡元生, 等. 血肿密度异质性评分预测自发性脑出血患者早期显著血肿进展的临床研究. 中华神经医学杂志, 2015, 147: 665-668.

[28] Li Q, Zhang G, Huang YJ, et al. Blend sign on computed tomography: novel and reliable predictor for early hematoma growth in patients with intracerebral hemorrhage. Stroke, 2015, 46: 2119-2123.

[29] Mittal MK, Burkholder DB, Wijdicks EF. Blood-fluid level on computed tomography head: a sign of warfarin-associated intraparenchymal hemorrhage. Am J Emerg Med, 2012, 30: 2079. e1-2.

[30] Li Q, Liu QJ, Yang WS, et al. Island sign: an imaging predictor for early hematoma expansion and poor outcome in patients with intracerebral hemorrhage. Stroke, 2017, 48: 3019-3025.

[31] Barras CD, Tress BM, Christensen S, et al. Recombinant Activated Factor VII Intracerebral Hemorrhage Trial Investigators. Quantitative CT densitometry for predicting intra-cerebral hemorrhage growth. Am J Neuroradiol (AJNR), 2013, 34: 1139-1144.

[32] Ohwaki K, Yano E, Nagashima H, et al. Blood pressure management in acute intracerebral hemorrhage: Relationship between elevated blood pressure and hematoma enlargement. Stroke, 2004, 35: 1364-1367.

[33] Anderson CS, Huang Y, Wang JG, et al. Intensive blood pressure reduction in acute cerebral haemorrhage trial (INTERACT): a randomised pilot trial. The Lancet Neurology, 2008, 7: 391-399.

[34] Qureshi AI, Palesch YY, Barsan WG, et al. Intensive blood-pressure lowering in patients with acute cerebral hemorrhage. New England Journal of Medicine, 2016, 375: 1033-1043.

[35] Hemphill JC 3rd, Greenberg SM, Anderson CS, et al. Guidelines for the management of spontaneous intracerebral hemorrhage: a guideline for healthcare professionals from the American Heart Association/American Stroke Association. Stroke, 2015, 46: 2032-2060.

[36] Maas MB, Nemeth AJ, Rosenberg NF, et al. Delayed intraventricular hemorrhage is common and worsens outcomes in intracerebral hemorrhage. Neurology, 2013, 80: 1295-1299.

[37] Fujii Y, Takeuchi S, Harada A, et al. Hemostatic activation in spontaneous intracerebral hemorrhage. Stroke, 2001, 32: 883-890.

[38] Huynh TJ, Aviv RI, Dowlatshahi D, et al. Validation of the 9-point and 24-point hematoma expansion prediction scores and derivation of the PREDICT A/B Scores. Stroke, 2015, 46: 3105-3110.

[39] Saloheimo P, Ahonen M, Juvela S, et al. Regular aspirin-use preceding the onset of primary intracerebral hemorrhage is an independent predictor for death. Stroke, 2006, 37: 129-133.

[40] Kimura K, Iguchi Y, Inoue T, et al. Hyperglycemia independently increases the risk of early death in acute spontaneous intracerebral hemorrhage. Journal of the Neurological Sciences, 2007, 255: 90-94.

[41] Rodriguez-Luna D, Rubiera M, Ribo M, et al. Serum low-density lipoprotein cholesterol level predicts hematoma growth and clinical outcome after acute intracerebral hemorrhage. Stroke, 2011, 42: 2447-2252.

# 第三章

# 高血压脑出血神经内镜治疗的设备和器械准备

第一节 脑出血内镜手术常用器械和设备 / 50
（蓝欢 陈晓雷）

第二节 常见的脑出血内镜手术导引器 / 53
（蓝欢 陈晓雷）

## 第一节

# 脑出血内镜手术常用器械和设备

## 一、常用器械

高血压脑出血的最常见出血部位是基底节区，其次是皮质下和丘脑，小脑和脑干出血者相对少见，约40%的高血压脑出血患者伴发脑室出血[1]，基底节或者丘脑、小脑位置均深在，导致进行内镜手术时需要在狭长的工作通道（导引器）内操作，故要求所使用的器械比传统的显微镜下器械更为细长，以方便灵活操作。内镜光源和摄像系统主机同常规神经内镜手术。其他常用器械和设备包括：

（1）硬质观察镜：内镜镜头使用直径2～4 mm的硬质观察镜（鼻颅底内镜、膀胱镜、骨科关节镜均可），可选择0°或30°，大多数选择0°（图3-1-1）。

（2）细长吸引器（图3-1-2）：细长吸引器的直径2 mm、3 mm、4 mm，柔性吸引器最佳（因为术中往往需要弯曲吸引器，避免操作时双手碰撞），长度最好达260 mm，工作长度180 mm方便操作。

（3）带吸引功能的单极电凝：由于脑出血内镜手术通道狭长，当术野出血需要止血时，导引器内同时进入内镜、吸引器、单极电凝或者双极电凝相对困难（特别是对新手而言），为了方便止血，带吸引功能的单极电凝（图3-1-3）可以在吸引的同时给予电凝止血，避免同个术野内器械打架的事情发生。吸引器工作长度最好达180 mm，直径2～4 mm。

（4）双极电凝（细腿）（图3-1-4）：由于术中会出现动脉活动性出血，单极电凝止血困难，此时需要双极电凝进行彻底止血。由于套筒狭长，要求电凝的双腿尽量长，最好长度大于13 cm，便于套筒内操作。

（5）枪状杆式双极电凝（图3-1-5）：枪状杆式双极电凝相较于常规双极电凝，更细长，空间占有率低，操作更顺手。

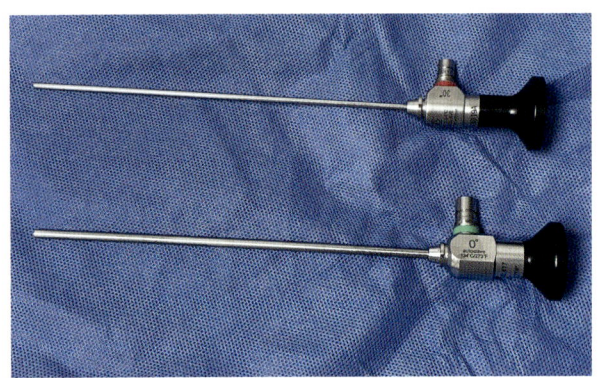

图3-1-1　0°或30°硬质观察镜

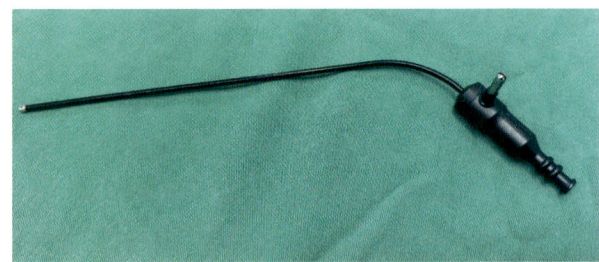

图3-1-3　带吸引功能的单极电凝

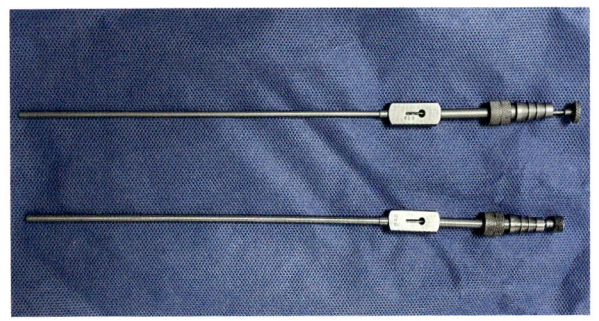

图3-1-2　吸引器

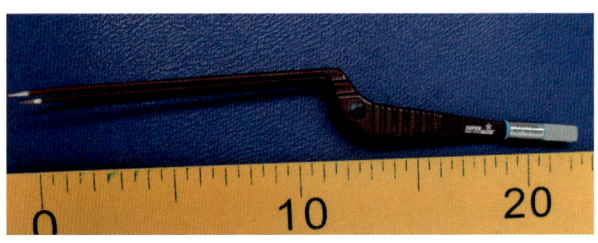

图3-1-4　细腿双极电凝

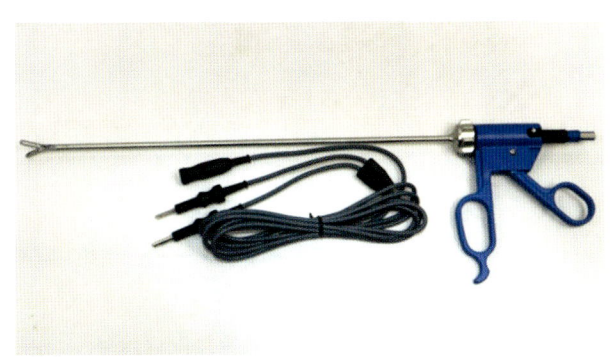

图 3-1-5　枪状杆式双极电凝

（6）枪状活检钳（图 3-1-6）：由于部分患者发病时间长，加上使用甘露醇等原因，血肿已经机化结块，吸引器难以将其洗出，此时往往需要用枪状活检钳钳夹血块、粉碎血块或者夹出血块。

（7）神经剥离子（图 3-1-7）：用于术中分离血块和脑组织，起到推、挡、牵拉等作用。内镜手术用的神经剥离子长度要达到 180 mm，如果能弯曲更佳，避免操作时双手碰撞。

（8）工作通道（导引器）：详见本章第二节。

## 二、辅助设备

（1）内镜自动冲洗系统：内镜图像的清晰度需要清晰的介质、手术野的最佳显示及最少的衍射。内镜镜头置入术野中，容易受到周围组织、血、气污染，导致镜头成像模糊，需要频繁取出内镜进行擦拭，使手术时间增加。内镜自动冲洗系统可自动冲洗镜面，洗去镜头的血污和气泡，使手术视野保持清晰，无须反复进出导引器清洗镜面，使内镜的功能得以充分发挥，同时可保护内镜，避免内镜

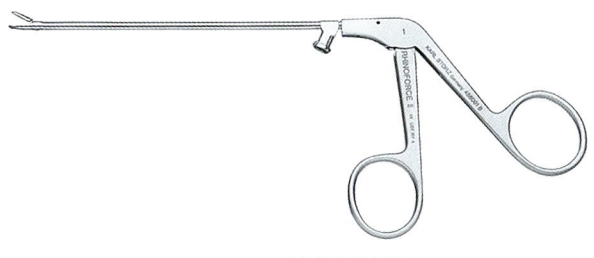

图 3-1-6　枪状活检钳

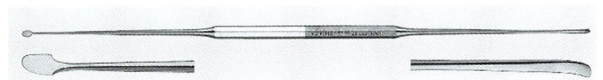

图 3-1-7　神经剥离子

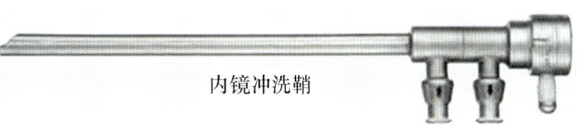

图 3-1-8　冲洗鞘

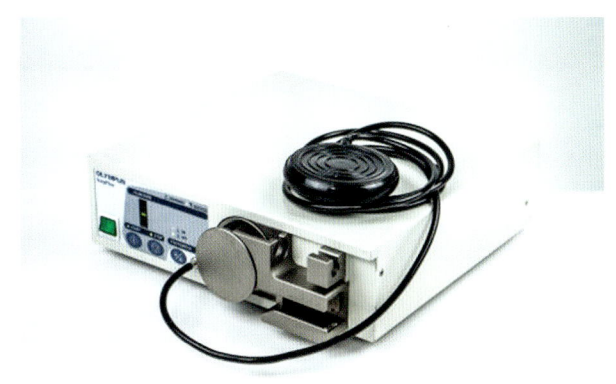

图 3-1-9　冲洗泵

的意外磨损。冲洗系统包括冲洗鞘和冲洗泵[2]（图 3-1-8 和图 3-1-9）。

（2）固定臂：脑出血内镜手术大多数情况下，单人单手操作更灵活，效率更高。偶尔遇到血管活动性出血，单极电凝效果欠佳，此时需要双极电凝止血，如能双手操作，则效果更佳（此时一手持吸引器，一手持双极电凝），这个时候内镜固定臂就显得尤为重要[3]。固定臂分两种，一种为机械臂（图 3-1-10），一种为气动臂（图 3-1-11），两种固定臂均可使用，气动臂更灵活，但价格更贵，机械臂相对笨拙，但较便宜。目前也存在国产的气动臂及机械臂，相对 STORZ 等进口产品，价格上有一定优势。

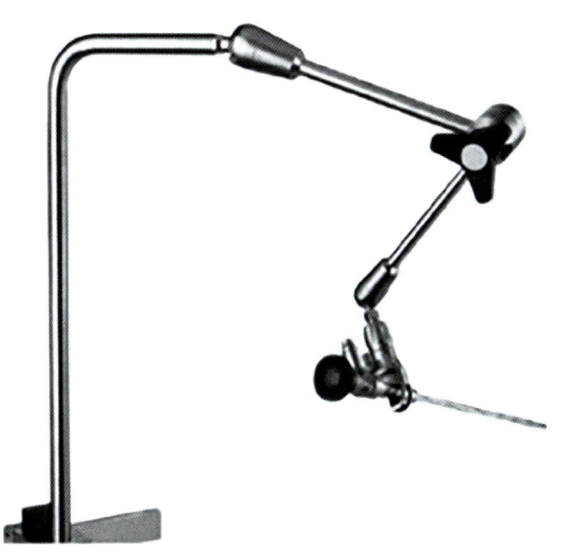

图 3-1-10　机械臂

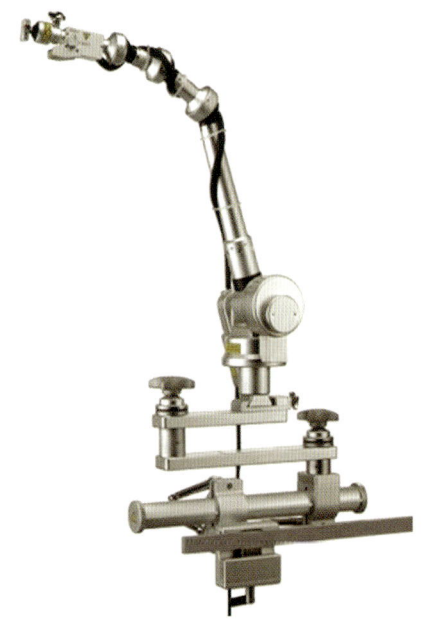

图 3-1-11　气动臂

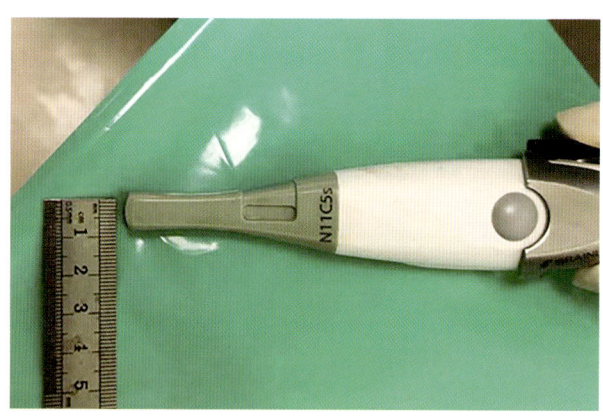

图 3-1-13　骨孔探头

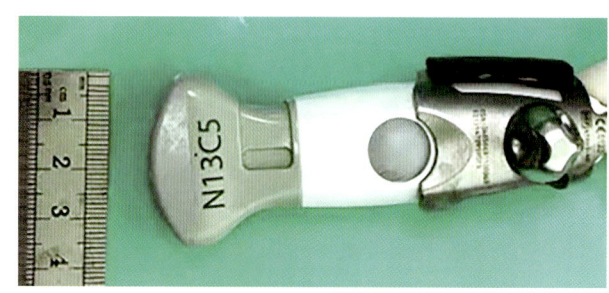

图 3-1-14　小凸阵探头

（3）导向设备：针对脑出血，特别是深部出血，大多数医院在不具备导航的情况下，仍沿袭以往根据 OM 线定位方法，然而此方法相对落后，且容易受到放射科扫描不标准的影响。目前国内相当一部分医院已经在陈晓雷教授的推动及指导下，使用 3D Slicer 辅助的混合现实定位方法[4]。有条件的医院，还可以使用术中超声设备（探头大小为 3.00 cm×2.50 cm）（图 3-1-12 至图 3-1-14）。术中超声相对于导航具有明显的价格优势，且使用灵活，可以实时显示血肿的变化，定位准确度完全能满足脑出血内镜手术要求。在超声引导下可以更加精准地置入导引器到目标位置，减少对周围脑组织损伤的概率[5]。

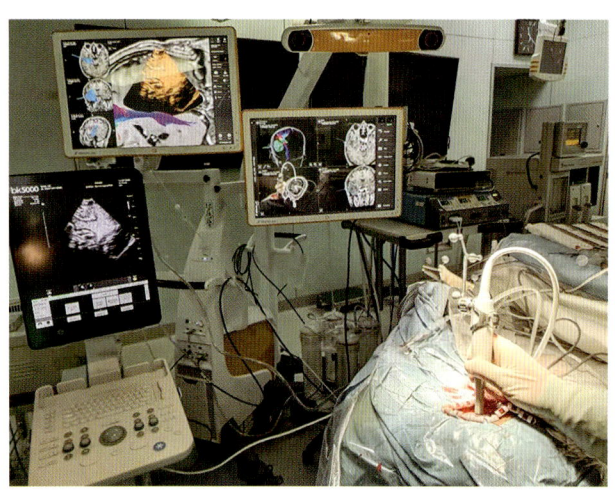

图 3-1-12　超声导航整体系统

## 参考文献

［1］陈晓雷，徐兴华，张家墅. 高血压脑出血外科手术治疗. 中国现代神经疾病杂志，2018，18（12）：845-849.

［2］杜军. 内窥镜自动冲洗系统在鼻内窥镜手术中的应用. 上海护理，2016，16（1）：79-80.

［3］汪璟，鲁晓杰，王清，等. 神经内镜固定臂辅助下双鼻孔入路垂体腺瘤双手显微切除术的临床应用. 中华医学会神经外科学分会第十六次学术会议论文集，2017：1683-1683.

［4］蓝欢，马兴才，赵冠焱，等. 3D-slicer 软件辅助神经内镜手术治疗高血压脑出血的临床观察. 右江医学，2020，48（10）：759-763.

［5］张家墅，陈晓雷，王群，等. 术中超声联合内镜技术治疗自发性脑内血肿经验初探. 中国现代神经疾病杂志，2021，21（3）：212-217.

## 第二节

# 常见的脑出血内镜手术导引器

进行一个脑出血内镜手术，必须建立一个从脑皮质到血肿的工作通道，以提供内镜和吸引器等器械的进出空间，同时在手术过程中，支撑手术通道周围脑组织，防止脑组织塌陷阻挡手术通路。工作通道的建立，依赖导引器（套筒）[1]。理想的导引器必须具备以下因素：①具有透明工作鞘（外套筒）；②分两步或者多步将脑组织扩张至工作直径，以求降低对脑组织的损伤，减少周边脑组织损伤的概率[2]；③需具备不同的工作长度规格，以便能适应于不同的手术入路，最长工作长度应大于9～10 cm；④导引器系统应能够稳定附加导航注册架，以便能很方便地转化为导航器械；⑤应设计有稳定的握持系统，并与标准神经外科的脑压板固定系统兼容，以便在术中可以用标准神经外科自动牵拉系统来固定工作鞘，有较好的稳定性和通用性。

目前常见的脑出血内镜手术的导引器有以下几种。

（1）新型内镜导引器系统（欣创通，国家发明专利 ZL20121006281.1，北京格威德医疗科技有限公司）[3]（图3-2-1）：该系统有三种规格，分别为 VDY20065、VDY20085、VDY20115，有效工作长度分别达45 mm、65 mm、95 mm，工作通道外径16 mm。该系统有以下优点：①分两步将脑组织扩张至工作直径（16 mm），先用穿刺导芯（直径10 mm）穿刺脑组织，穿刺成功后，再由穿刺导芯外置入透明工作鞘。用这种方法，脑组织分两步扩张至工作直径（16 mm），过程轻柔，可降低周边脑组织挫伤的发生率。②导引器备有不同工作长度的工作鞘，分别适用于不同的手术入路，以便处理基底节区、丘脑和皮质下的血肿。③内层穿刺导芯可以固定标准神经导航注册架[4]，从而使整个系统具备导航功能，更精确定位。④工作鞘设计有蝶形固定翼，可以使用自动牵开器固定[5]。

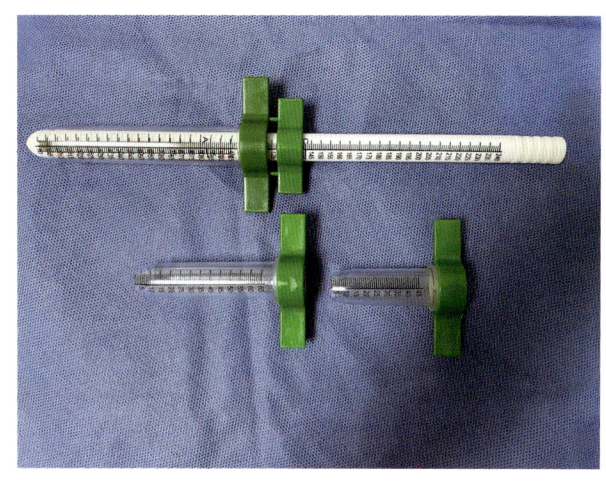

图 3-2-1　导引器规格 VDY20065、VDY20085、VDY20115

⑤穿刺导芯尾端设计有标准注射器接口，在穿刺完毕后可以抽吸血，一方面确认穿刺到位，另一方面可以吸除部分血肿减压，以免在置入较粗的工作鞘时人为造成颅内高压和脑疝。⑥工作鞘远端开口处有"缺口"设计，在不增加外径的情况下增加了操作的空间，同时旋转工作鞘时，便于血肿滑入工作鞘内，进入手术视野。（该系统的使用步骤演示见视频3-2-1。）

视频 3-2-1　新型内镜导引器系统的使用步骤演示

（2）一次性脑科手术用球囊导管套件：由柔性牵开球囊、预定位牵开球囊（图3-2-2）和管状脑压板（图3-2-3）三部分组成。柔性牵开球囊和预定位牵开球囊利用球囊扩张方式进行脑组织牵开，并在脑组织中形成通道；管状脑压板则用来固定和

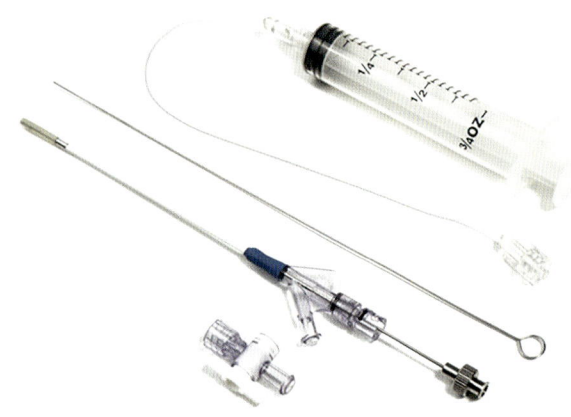

图 3-2-2　柔性牵开球囊、预定位牵开球囊

保持牵开后的脑组织，形成稳定的手术通道，并在手术过程中保护周围正常脑组织，避免误伤。管状脑压板常见的两种规格，在使用经额入路清除基底节或者丘脑等深部血肿时，长度稍显不足。其手柄可以用蛇形固定臂夹持固定，但是较难和导航设备连接。

（3）一次性牵开固定器（图 3-2-4）：该产品具备多种规格，最长工作距离 70 mm，可以附加导航设备，可以和固定臂连接。不足之处是一次性扩张脑组织，有可能增加脑组织损伤概率。

（4）一次性使用脑部牵开导引导管[6]（图 3-2-5）：该产品由一个引导器和一个牵开器组成，这两部分由一个弹簧锁扣连接。有三种长度、四种宽度，多种规格，最长工作距离达 70 mm，可以适用于不同的手术入路，便于处理基底节区、丘脑和皮质下的血肿。有固定翼固定导引器。缺点是不能分次扩张脑组织，不能附加导航设备。

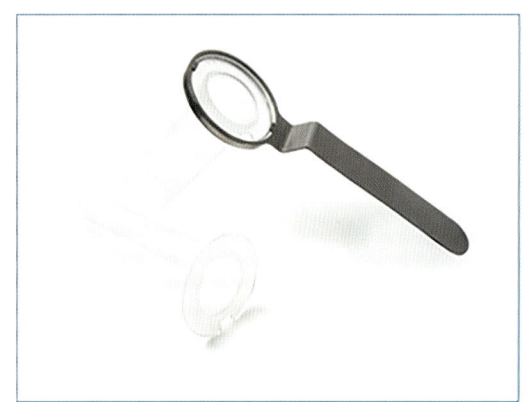
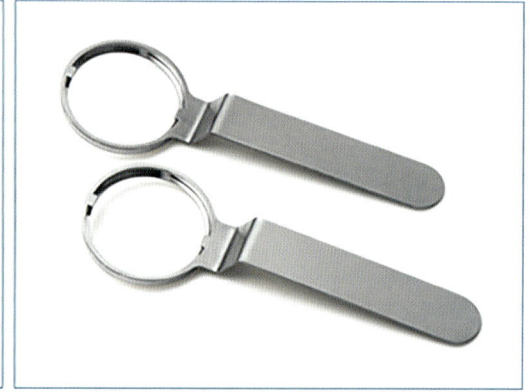

图 3-2-3　管状脑压板和手柄

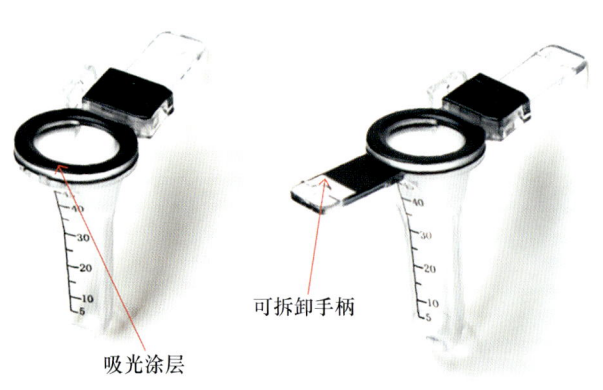

图 3-2-4　一次性牵开固定器

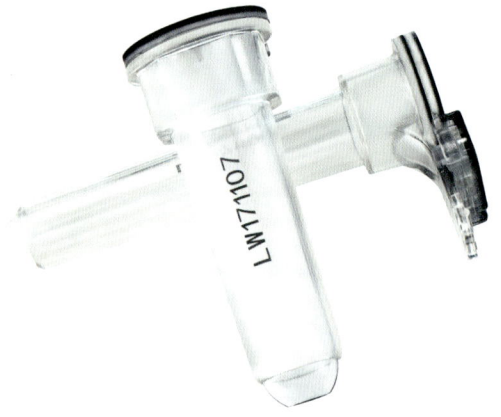

图 3-2-5　一次性使用脑部牵开导引导管

# 参考文献

[1] 陈晓雷，徐兴华，张家墅. 高血压脑出血外科手术治疗. 中国现代神经疾病杂志，2018，18（12）：845-849.

[2] 刘海，陈晓雷，孙亚萌，等. 基于虚拟现实与增强现实结合内镜行脑内血肿清除临床疗效观察. 中国神经精神疾病杂志，2019，45（12）：734-738.

[3] 张家墅，陈晓雷，王群，等. 术中超声联合内镜技术治疗自发性脑内血肿经验初探. 中国现代神经疾病杂志，2021，21（3）：212-217.

[4] 董国俊，张家墅，杨佳，等. 导航下内镜导引器手术切除颅内深部小病变的临床应用. 解放军医学院学报，2016，37（7）：692-696.

[5] 葛新，陈晓雷，孙吉庆，等. 简易导航下神经内镜经kocher点额中回入路微创手术治疗丘脑出血破入脑室. 中国神经精神疾病杂志，2017，43（3）：176-179.

[6] 许志剑，杨松，殷玉华. 一种新型脑牵开器在临床中的应用. 中国微侵袭神经外科杂志，2017，22（3）：126-129.

# 第四章

# 脑出血神经内镜手术的定位和辅助方法

第一节　基于解剖标志的徒手定位法 / 58
　　　　（张华平　孟迎春）

第二节　基于投影增强现实技术的简易定位法 / 64
　　　　（姚书敬　陈晓雷）

第三节　基于智能手机的增强现实定位法 / 68
　　　　（陈晓雷　郭少雷）

第四节　基于手持设备的电子陀螺仪角度计算定位法 / 73
　　　　（徐兴华　李昉晔）

第五节　术中超声联合内镜技术治疗自发性脑出血 / 78
　　　　（张家墅　范培华）

第六节　3D打印技术辅助脑出血神经内镜治疗 / 83
　　　　（彭逸龙）

## 第一节

# 基于解剖标志的徒手定位法

## 一、概述

众所周知,"没有暴露就没有手术"是神经外科的金科玉律,脑内血肿的准确定位是手术成功的最重要的条件之一。目前临床上高血压脑出血常用的手术方式有三种,包括血肿腔置管抽吸引流术、小骨窗显微镜下血肿清除术和神经内镜血肿清除手术,无论采用哪一种手术方式,都需要术前准确定位脑内血肿。

颅脑在外观上形似椭圆形,其表面不规则、不平坦,呈现在我们眼前的是一个三维立体的结构,而脑内血肿的诊断和定位是通过计算机断层扫描实现的,获得的信息是二维图像,我们从 CT 片上获得的血肿大小和位置的信息不能直接与颅脑实体相对应,因此临床上往往不能根据 CT 片直接定位脑内血肿,需要其他的辅助方法。因此,准确地将 CT 片上的血肿和其在人体头颅上的位置一一对应是临床神经外科医生的重要工作之一。目前临床上血肿定位常用的方法包括头皮贴标记扫描法、运用导航设备法或者单纯依据临床医生的经验来定位等。

高血压脑出血是临床常见的急症,往往需要紧急处理。我国幅员辽阔,医疗资源分配不均衡,目前精准定位的设备和技术不能做到全国范围内全覆盖,所以,有时高血压脑出血手术也需要徒手定位的方法。另外,徒手定位法也可以同时和导航定位法相互比对,发现因影像数据或者操作不当导致的明显错误,并及时纠正。

我们在此探讨的是,在特定条件下,能否仅仅通过一张头颅 CT 片,就能将脑内血肿的位置比较准确地标记在头皮表面。需要说明的一点是,自发性高血压脑出血中,基底节区血肿是最常见的类型,徒手定位方法主要是研究如何定位这类血肿,该方法可以为其他部位血肿的定位提供参考。

在临床实践中,神经外科的前辈们通过观察、触摸分辨出颅骨的一些解剖标志来设计手术切口,在影像导航应用以前,该方法是临床最常用的方法。这些解剖标志包括冠状缝、人字缝、眉弓、颧弓、外耳道、颞骨乳突、枕外隆凸、顶结节、耳廓、星点等。CT 片上可辨别的解剖标志包括眼眶上下缘、脚间窝、内囊前后肢、尾状核、豆状核、室间孔、侧脑室、丘脑等。Kronlein 颅脑结构定位法[1]是神经外科常用的一种定位法,它以眶耳线(同侧眼眶下缘-外耳孔上缘之间的连线,依据 CT 定位片确定)为扫描基线,与临床常用的听眦线(同侧眼外眦-外耳孔中点的连线,临床技师通过肉眼对光标的方式完成)不一样,现简要介绍如下。

## 二、Kronlein 定位法

如图 4-1-1 所示,Kronlein 定位法是依据上矢状窦、眼眶上下缘、颧弓和乳突等解剖标记点,用简单的几何学结构方法,用 2 条水平线和 3 条与之垂直的纵垂线,将外侧裂和中央沟的体表投影标记在头皮上,对手术前切口设计有一定的帮助。但是,这种定位方法尚不能满足高血压脑出血手术的要求,因为 CT 片是断层扫描图片,外侧裂和中央沟是两条线,CT 片上很容易看到外侧裂,但是很难看到中央沟。其理由如下:首先,大多数患者的 CT 影像片不是按照眶耳线扫描的;其次,以眶耳线为扫描基线有一定难度,主要由于 CT 定位片上的解剖标记点不容易辨认,另外对患者头位要求比较高,例如头位要居中不能偏斜和旋转、双侧外耳道要在一条直线上,急诊患者往往很难配合,所

志之间的位置对应关系。

## 三、改良的 Kronlein 定位法

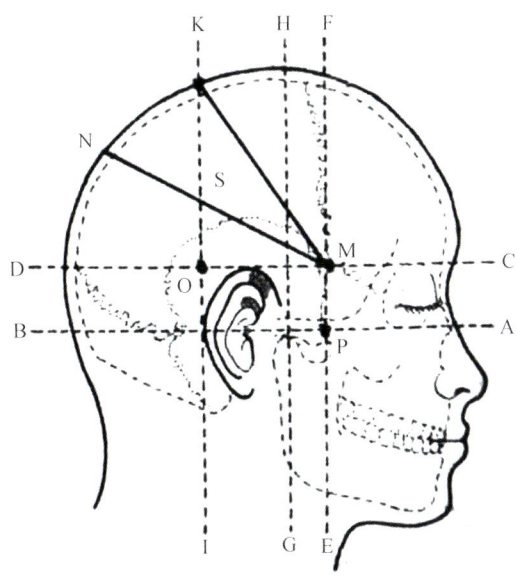

图 4-1-1　Kronlein 定位法
图中各点、线代表的意义如下：
AB，经过眼眶下缘和外耳道上缘的水平线；
CD，经过眼眶上缘与 AB 线平行的水平线；
EF，经过颧弓中点与 AB 垂直的纵垂线；
GH，经过下颌关节髁突中点与 AB 垂直的纵垂线；
IK，经乳突基底部与 AB 垂直的纵垂线；
MS，外侧裂的体表投影；
MK，中央沟的体表投影；
MN，∠KMD 的平分线；
M 点，翼点体表投影；
K 点，中央沟与上矢状窦的交点。

以限制了该方法在临床的广泛应用。因为基线不固定，所以 CT 片上的图像具有多样性，临床医生很难确定脑内重要结构的体表投影与颅脑体表解剖标

脑内血肿体表投影需要有与之对应的体表解剖标志，这可通过分析正常成年人标准的头颅 CT 片（扫描基线为眶耳线，即同侧眼眶下缘-外耳孔上缘之间的连线，如图 4-1-2）来获得。在 CT 定位片上，注意识别出下颌关节髁突及其表面的低信号关节囊，该结构往往位于外耳孔的前方。眼眶下缘和枕外隆凸有时候难以确定，需要斟酌和比对。因为扫描基线选择得越规范，图像的准确性越高，所以头颅标准的眶耳线扫描是徒手定位的前提和基础。

如图 4-1-2 所示，以眶耳线为扫描基线，分析大量正常成年人头颅 CT 片的图像特征，发现了如下几条规律（图 4-1-3）：

（1）脚间窝在基线上 2.5 cm。
（2）眶上线在基线上 3.5 cm。
（3）室间孔位置在基线上 4.5 cm。
（4）幕上大脑组织的中点在基线上 5.5 cm。
（5）侧脑室顶部层面在基线上 6.5 cm。
（6）丘脑大小和位置比较固定[2]，在前后方向上，位于室间孔后方约 3 cm，在垂直方向上，位于室间孔层面下方 1 cm、上方 0.5 cm 之间。
（7）大脑组织顶层在基线上 11 cm。

其中与基底节区血肿定位关系密切的是室间孔、丘脑和侧脑室顶部的位置。

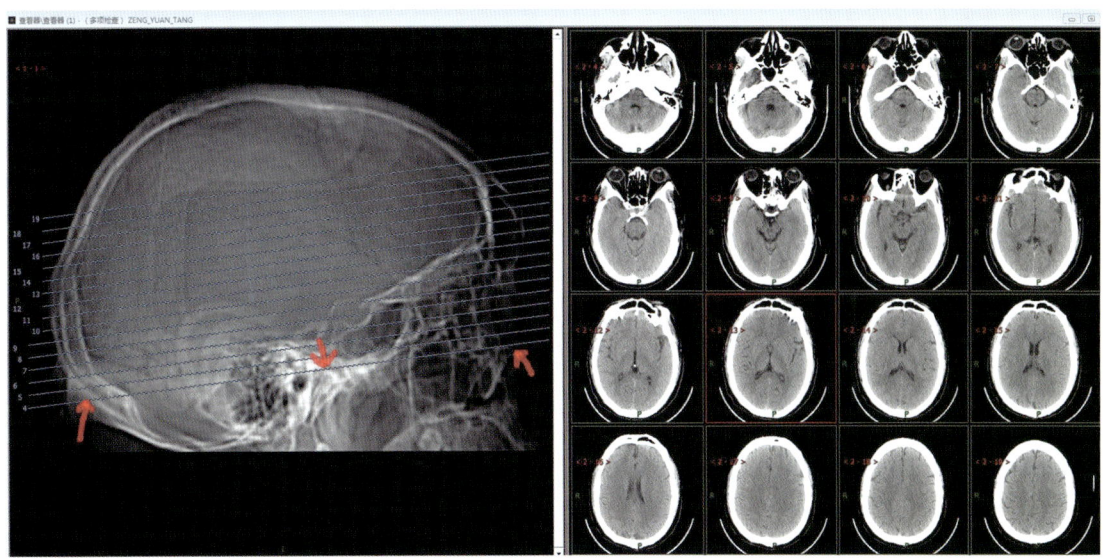

图 4-1-2　标准扫描基线（红色箭头标记 3 个关键点，从前到后分别是眼眶下缘、髁突顶点和枕外隆凸）

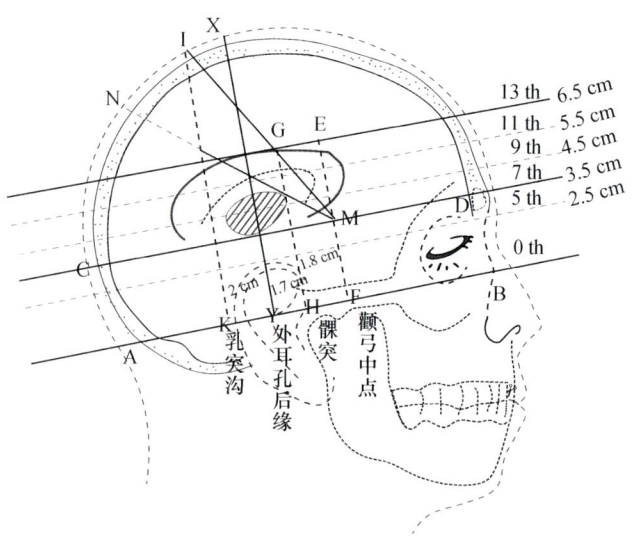

图 4-1-3 平面图示改良的 Kronlein 定位法标记室间孔、丘脑和侧脑室顶部的方法及说明

影像特点找出来了，颅脑的体表标志有无规律可循呢？为此我们做了一些尸体颅骨标本的测量工作，发现颧弓中点在外耳孔后缘的前方 3.5 cm 处，下颌关节髁突中点在外耳孔后缘的前方 1.8 cm 处，颞骨乳突基底部的乳突沟在外耳孔后缘的后方 2 cm 处（表 4-1-1）。

借鉴 Kronlein 颅脑结构定位法的思路，提出两点假设：第一条假设就是经过外耳孔后缘的纵垂线是幕上颅脑结构的中点（基底节区，CT 片上丘脑显影的 4 个层面）；第二条假设，室间孔位于经过髁突中点的纵垂线上。经过测量和统计，证明上述 2 个假设是成立的，有一篇论文可以供大家参考[3]。

因此，找到了一种比较准确和便捷的基于解剖标志的徒手定位（室间孔、丘脑和侧脑室顶部）方法（图 4-1-4）。现介绍如下：

与 Kronlein 定位法比较，改良的方法有以下显著的不同：

（1）增加了 1 条纵垂线，此线为坐标系的 y 轴，为幕上颅脑结构前后位置的中点。

（2）增加了 2 条水平线，分别位于坐标系纵轴的 4.5 cm 和 6.5 cm 位置，代表室间孔层面和侧脑室顶部层面，坐标分别是（0，4.5）、（0，6.5）。

（3）室间孔 m 点的位置坐标为（1.8，4.5），据此可以将丘脑的体表投影标记在头皮上。

按照上述的发现，我们可以很方便地将与高血压脑出血血肿位置有密切关系的解剖标志投影到颅骨和头皮上，实例见图 4-1-5 和图 4-1-6。

表 4-1-1 颧弓、乳突沟及外耳道测量值（mm）

| | 外耳孔宽度（$\bar{x}\pm s$） | 颧弓长度（$\bar{x}\pm s$） | 外耳孔前缘-下颌髁突中点（$\bar{x}\pm s$） | 髁突-颧弓中点（$\bar{x}\pm s$） | 外耳孔后缘-乳突沟（$\bar{x}\pm s$） |
|---|---|---|---|---|---|
| 左侧 | 9.7±0.9 | 63.2±3.4 | 9.2±1.1 | 16.9±2.9 | 21.1±2.8 |
| 右侧 | 9.6±0.7 | 63.0±4.1 | 9.0±1.0 | 16.1±2.6 | 21.5±2.8 |

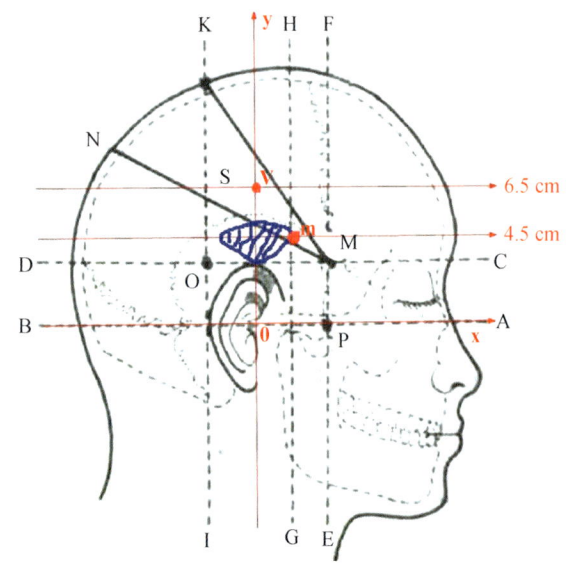

图 4-1-4 改良的 Kronlein 定位法

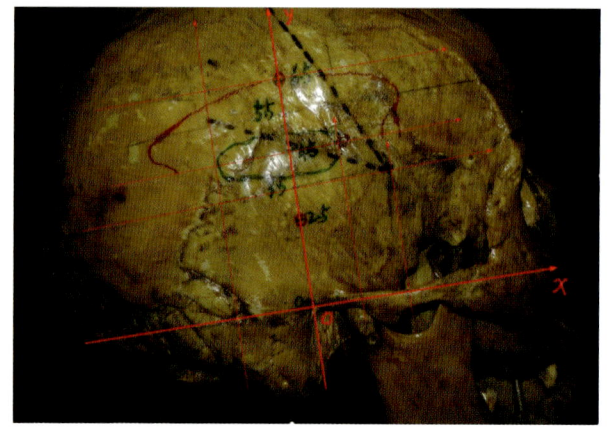

图 4-1-5 颅骨图例

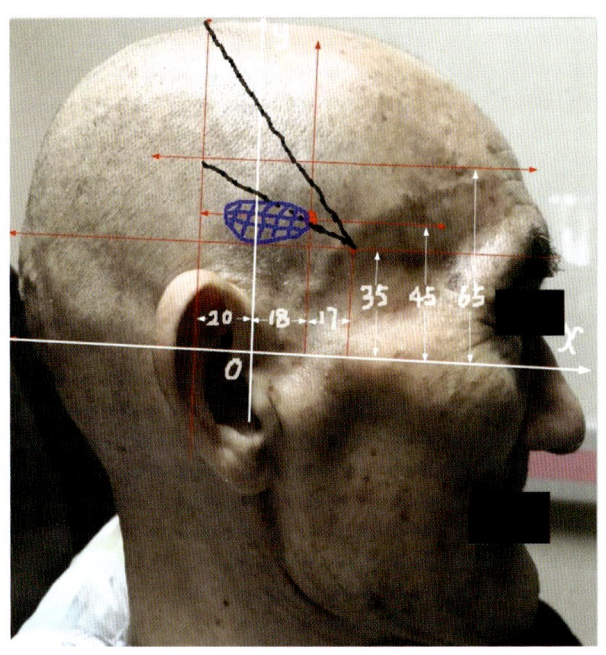

图 4-1-6　头皮图例

最后有几点需要特别注意：

（1）术前手术医师最好亲自陪同患者去 CT 室，协助放射科技师规范地完成以眶耳线为扫描基线、层厚为 5 mm 的 CT 扫描。

（2）准确地标记眶耳线有点难度，因为颧弓表面和耳后皮肤不在一个平面上，以及有外耳廓突出的阻挡。不过熟能生巧，请多多练习。

（3）定位需要建立直角坐标系，最容易弄错的是坐标系的 0 点，它位于外耳孔后缘，容易和前缘混淆。

（4）需要记住室间孔在坐标系中的坐标：(1.8，4.5)，这是改良 Kronlein 定位法中最重要的一个点。

（5）基底节区血肿，一般不会超过侧脑室顶部层面（0，6.5）。

（6）锥颅法或者小骨窗经外侧裂-岛叶清除基底节区血肿，标记外侧裂对手术切口设计的帮助非常大。

（7）徒手定位法的理论误差在 1 个层面，即 5 mm，实际情况与个体差异、血肿形成后正常结构受压产生移位等因素相关，需要多方面综合考虑。如果有条件，能用各种形式的导航方法辅助手术是最佳选择。

## 四、典型病例

患者，男，60 岁，因"突发意识障碍并失语、右侧肢体偏瘫 5 h"急诊入院。

既往有高血压病史 2 年，未接受降血压治疗。

入院体格检查：体温 36.7℃，脉搏 78 次/分，呼吸 20 次/分，血压 190/101 mmHg。神志昏睡状，体格检查不能合作。混合性失语。左侧瞳孔 3 mm，右侧瞳孔 3 mm，对光反射均灵敏，右侧鼻唇沟稍浅，伸舌不合作，脑膜刺激征阴性。右侧肢体刺痛屈曲，肌力 1 级，肌张力不高；左侧肢体有自主动作，肌力 4 级，肌张力正常。生理反射存在，右侧巴宾斯基征阳性。

入院复查头颅 CT 扫描（图 4-1-7）提示血肿位于左侧基底节区，血肿的长×宽×高 = 5 cm×2.8 cm×3.5 cm，血肿体积约 25 ml。

血肿位于左侧壳核，分析血肿的位置特征，可以得出如下信息：血肿下方抵达脚间池层面，后方接近丘脑后部水平，上方离侧脑室顶部层面约 10 mm。这样，我们就可以很方便地标记出血肿的侧方投影，如图 4-1-8。

手术方式采用一次性软组织扩张器辅助内镜下经额中回入路手术，根据术前徒手定位血肿的位置，血肿腔一次性穿刺成功，用外套筒建立手术通道后，直视下一次性清除壳核血肿，术中未见活动性出血点，血肿腔内操作全程未用电凝器，术后复查头颅 CT，血肿基本完全清除（图 4-1-9）。

术后 10 天可以下床走路，术后 3 周出院，患侧肢体肌力恢复到 4 级，术后半年语言功能基本恢复正常。手术效果好归因于发病后直视下早期一次性清除了血肿，缩短了病程，减少了血肿对周围脑组织的神经毒性，未留置引流管也有助于减少颅内感染的潜在危险。当然，血肿越小，定位越困难，本例术前准确定位是内镜手术成功的保障。

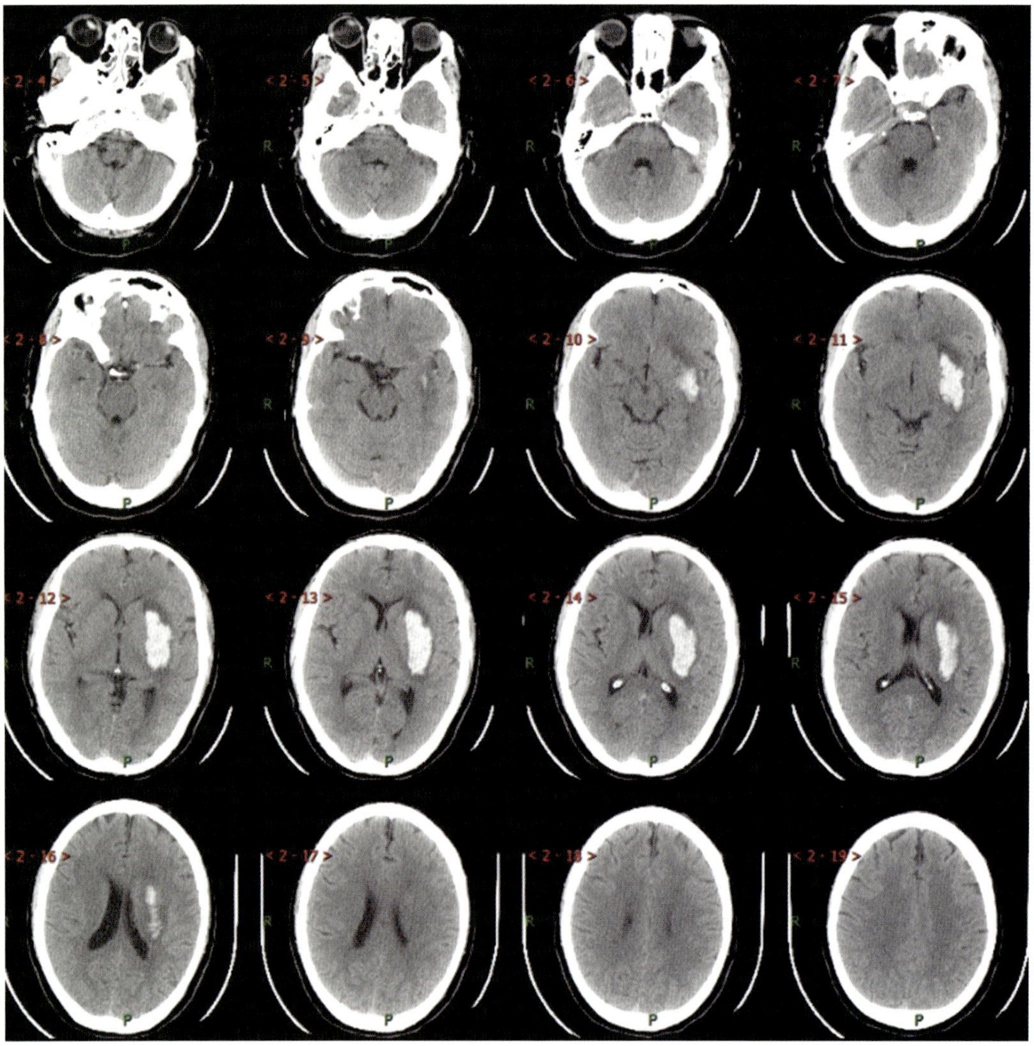

图 4-1-7　术前头颅 CT 扫描提示左侧基底节区血肿

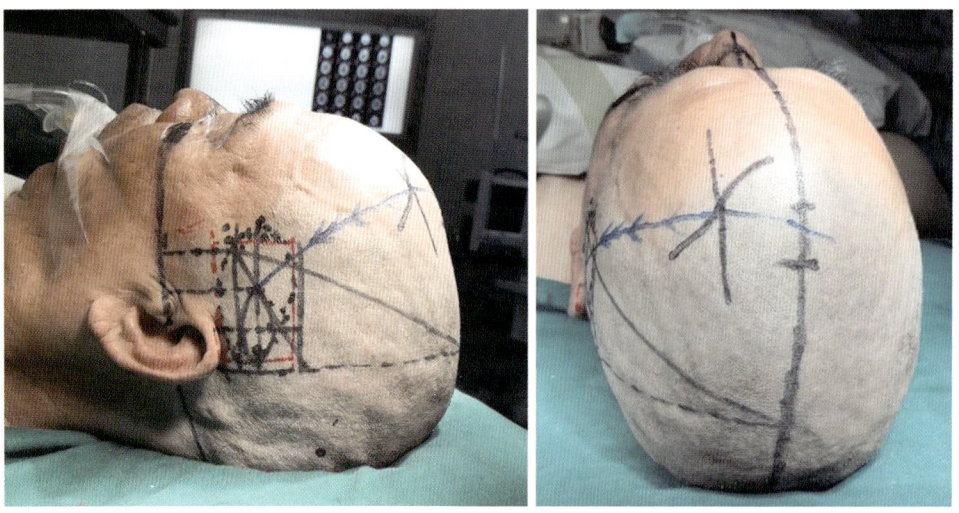

图 4-1-8　术前血肿体表投影

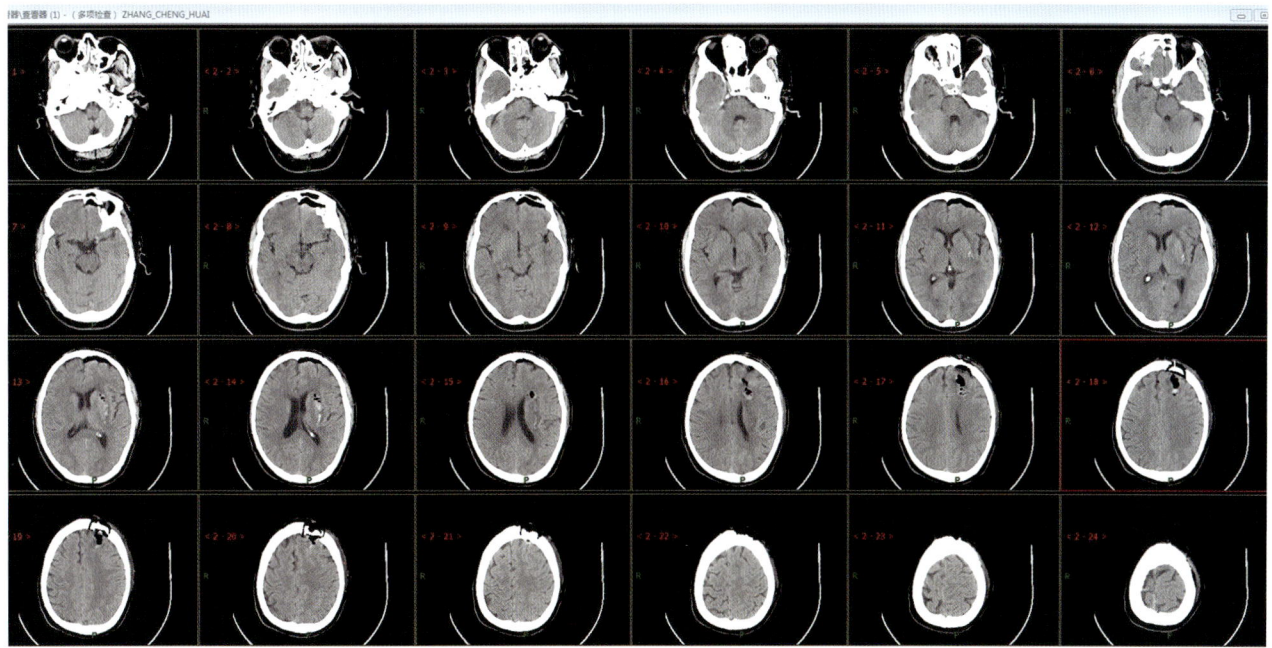

图 4-1-9　术后复查头颅 CT，血肿基本完全清除

## 参考文献

[1] 段国升，朱诚. 手术学全集：神经外科卷. 北京：人民军医出版社，1995：39-40.

[2] 熊玉波，张捷，黄雄，等. 丘脑长度比例法定位丘脑腹中间核的核磁共振成像解剖学研究. 立体定向和功能性神经外科杂志，2009，22（4）：193-197.

[3] 张华平，周定标，陈晓雷. 神经内镜联合脑通道和改良的 Kronlein 定位法在高血压脑出血手术中的应用研究. 解放军总医院（北京 301 医院），军医进修学院，2017.

# 第二节 基于投影增强现实技术的简易定位法

## 一、概述

精准定位对于神经内镜手术治疗高血压脑出血至关重要，主要体现在以下两个方面：第一，减少穿刺血肿腔的次数，降低穿刺道出血风险，减少对脑组织的损伤；第二，准确将内镜工作鞘置入预定的血肿腔（底部中央）位置，提高血肿清除率，改善患者预后[1]。

随着神经外科与科学技术的逐步发展，目前，已经有多种颅内血肿定位方法可应用于临床，如徒手定位法、Marker标记法、立体定向定位法、神经导航技术等。这些方法各有利弊，定位的精确度也参差不齐，尚没有哪一种方法能够适用于所有患者、所有医生或所有单位。

本节所要介绍的基于投影增强现实技术的定位法基本可均衡以上各种方法的优缺点：①与传统的徒手定位法相比，其准确性更高，对医生资质和经验方面的要求也更低，易于被大多数神经外科医生所掌握和应用；②与立体定向定位法相比，虽准确性略有下降，但仍能够满足神经内镜下脑出血治疗的要求，且定位时不产生额外的创伤，容易被大多数患者或家属所接受；③与神经导航技术相比，所需设备更简易，定位成本更低，易于在更多的单位开展、推广，让更多患者获益。

## 二、定位所需设备

### 1. 硬件方面

所需硬件设备包括笔记本电脑和投影仪。其中电脑配置推荐为"英特尔Core i5处理器、4G内存、独立显卡/显存2G、64位操作系统"或更高配置；投影仪需底部可连接三脚架（图4-2-1），以

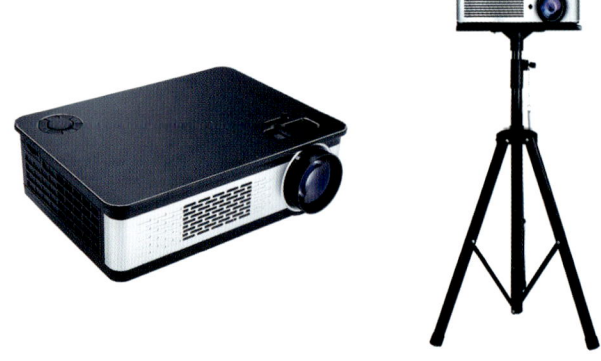

**图4-2-1** 投影仪及三脚架

便调整、固定投影方位。其他可选择的辅助设备有iPhone手机或iPad等手持设备，可将预先在电脑上三维重建好的虚拟现实模型导入其中，使得术前定位所需携带的设备更加轻便，术中调整虚拟现实模型的大小、方向、角度更加快捷。

### 2. 软件方面

利用3D Slicer软件（www.slicer.org），根据患者术前CT影像数据对病变和标志物等进行三维重建。

其他软件：如使用手持设备结合投影仪进行定位，需在手持设备端下载安装KiwiViewer软件[2]。

## 三、定位流程

### 1. 影像学检查

术前行头颅CT检查（要求层厚1mm或更小）时，事先在患者出血侧的额颞顶部头皮上粘贴5~6个标志物（心电图电极片、钙片或专用Marker），完成检查后获取原始DICOM格式的影像数据。

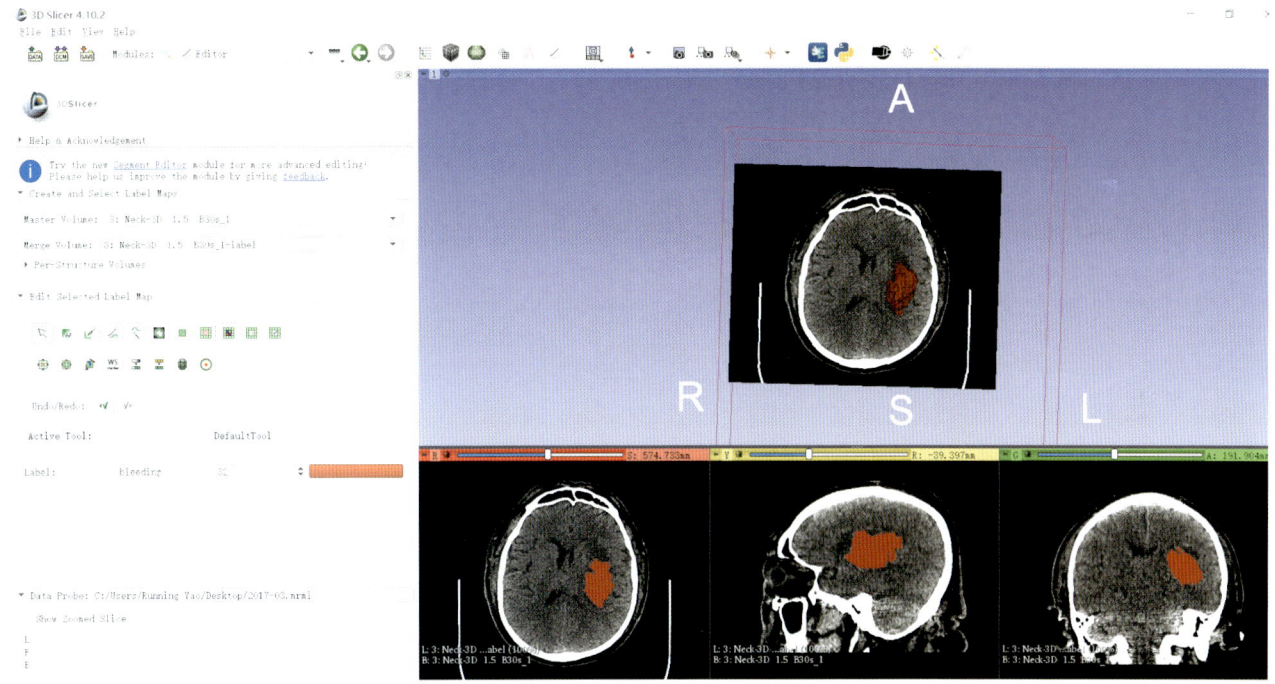

图 4-2-2　血肿的三维重建

### 2. 计算机辅助三维影像重建

将 DICOM 格式的数据导入 3D Slicer 软件，利用其"Editor"功能模块对血肿（图 4-2-2）及标志物进行三维重建。

### 3. 虚拟与现实之间的配准、注册

患者入手术室并摆好体位后，将计算机连接投影仪进行增强现实投影，通过人工对照三维重建出的虚拟标志物与患者头部粘贴的真实标志物来完成配准、注册。如 CT 检查前未粘贴标志物，则可利用 3D Slicer 软件的"Volume Rendering"模块显示出头皮[3]，以耳廓和头皮轮廓作为"标志物"进行近似配准。

### 4. 标记血肿，确定穿刺路径

根据血肿在患者头皮上的体表投影，标记出血肿的位置及轮廓，然后确定穿刺点和穿刺靶点位置，确定穿刺方向并估测穿刺深度，完成基于投影技术的增强现实定位。注意在进行定位时，需将血肿及标志物的显示模式从透视（Perspective）模式调为正交（Orthographic）模式。

## 四、实例演示

57 岁男性，突发左侧基底节区高血压脑出血（图 4-2-3）致意识障碍、右侧肢体偏瘫，拟急诊在全麻下行神经内镜辅助血肿清除术。术前制订两种定位方案：①基于手持设备的电子陀螺仪角度计算定位法（具体实现方法详见本章第四节）；②基于投影增强现实技术的定位法。

本例患者采用基于投影增强现实技术的定位法，行 CT 检查前未粘贴标志物，而是直接行 CT 检查，获取 DICOM 格式数据并将其导入 3D Slicer 软件，进行血肿三维重建及显示头皮（图 4-2-4）。

患者入手术室，取仰卧位，头部呈中立位、稍抬高并固定。将计算机连接投影仪，在患者左侧进行增强现实投影。首先，在 3D Slicer 软件的"Volume Rendering"模块显示出患者的虚拟头皮，并旋转至与患者头部基本一致的方位，将其投影至患者头部。然后，通过进一步微调虚拟头皮的大小、角度和方向，使耳廓、头皮轮廓与患者的左侧耳廓和头皮完全重叠。最后，将虚拟头皮隐藏，显示出血肿的三维模型，即可获得血肿在患者头皮上的投影，完成增强现实定位（图 4-2-5）。

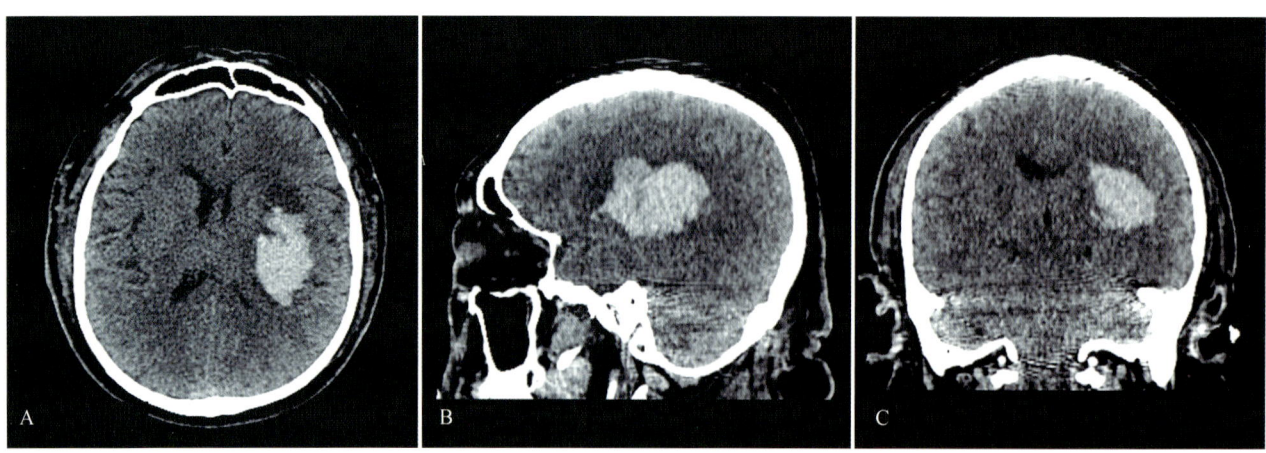

**图 4-2-3** 高血压脑出血患者术前 CT 影像，提示左侧基底节区出血，出血量约 22.4 ml。**A.** 轴位；**B.** 矢状位；**C.** 冠状位

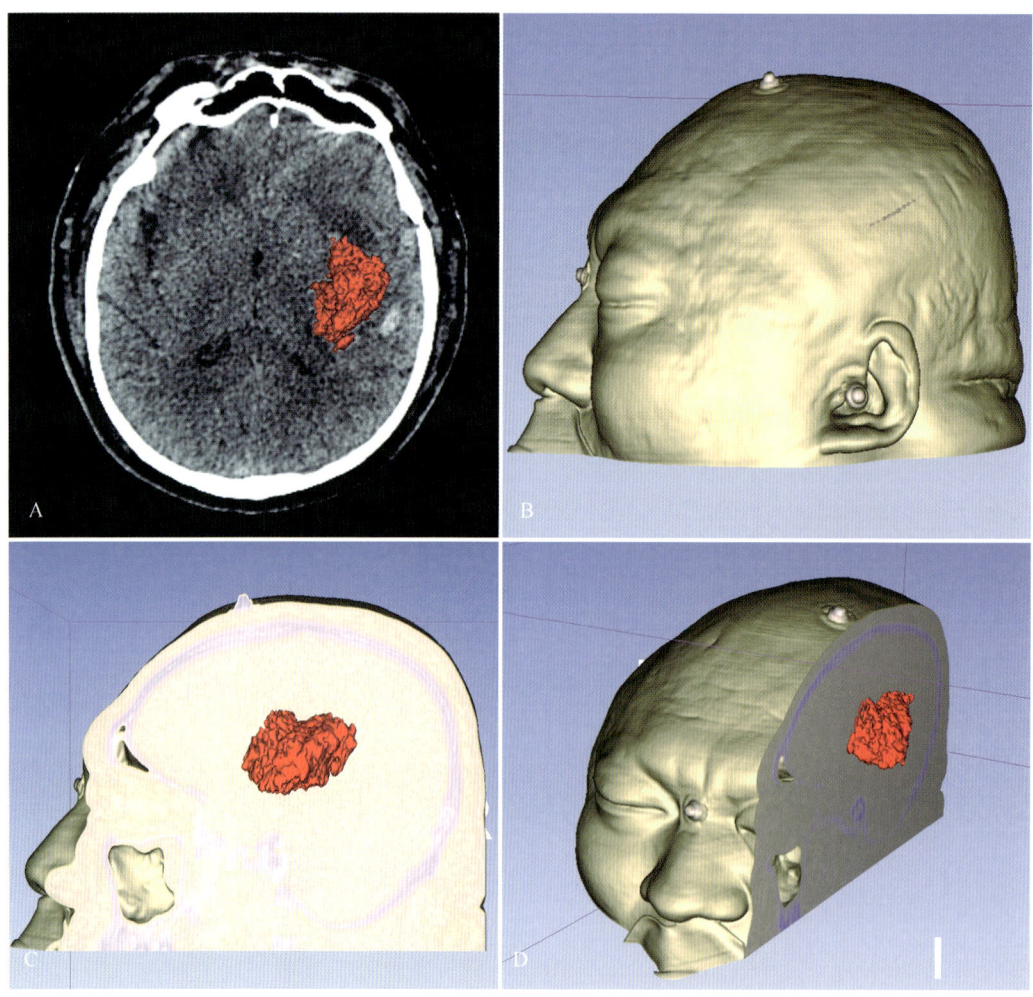

**图 4-2-4** 血肿三维重建及虚拟现实头皮显示。**A.** 三维重建出的血肿；**B.** 虚拟头皮的显示；**C.** 显示头皮的同时显露出颅内血肿（左侧面观）；**D.** 显示头皮的同时显露出颅内血肿（左前斜面观）

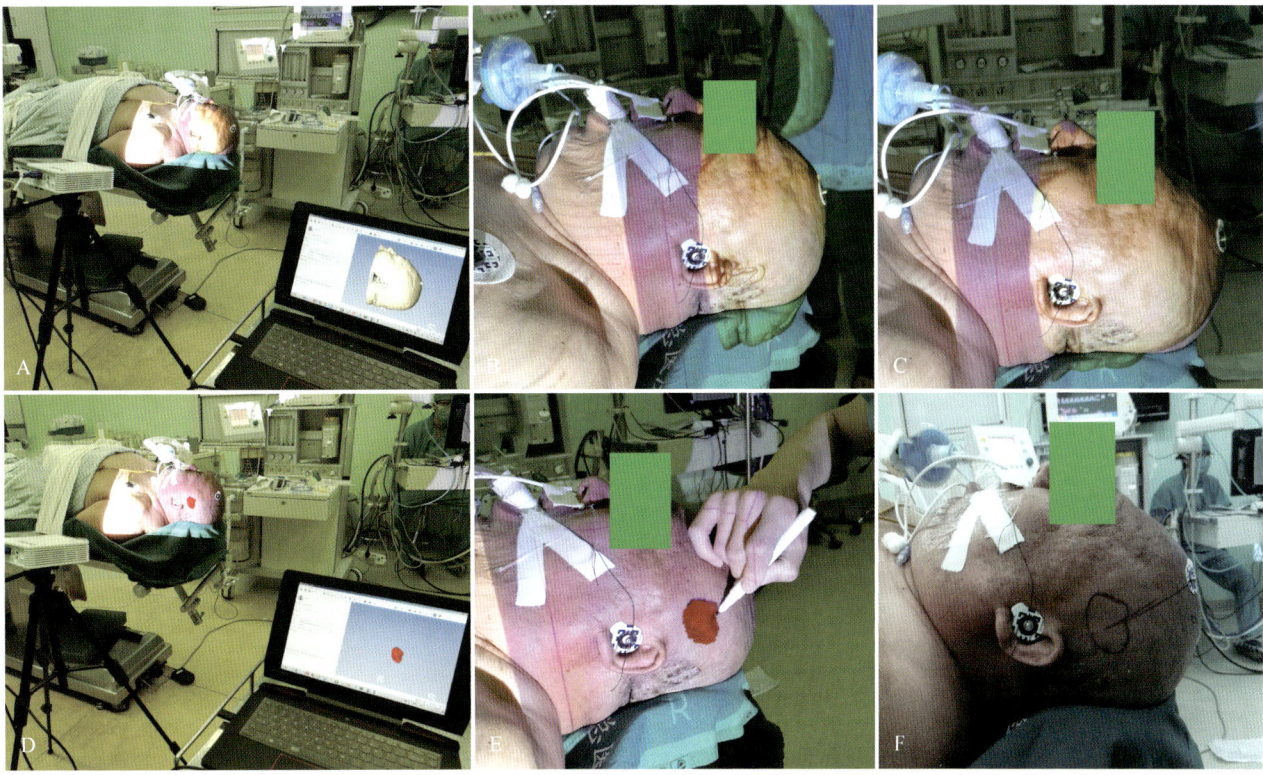

图 4-2-5 手术室内增强现实投影实现血肿定位。**A.** 将投影仪连接计算机并放置、固定在患者左侧，高度与头部基本平齐，3D Slicer 软件中虚拟头皮的方位与患者一样，均处于"仰卧位"；**B.** 以耳廓和头皮轮廓为"标志物"，虚拟与现实之间配准前；**C.** 通过微调 3D Slicer 软件中虚拟头皮的位置、角度和大小，使虚拟耳廓与患者真实耳廓完全重合，完成配准；**D.** 隐藏虚拟头皮，将三维重建出的血肿投影至患者头部；**E.** 用划线笔勾画出血肿在患者头皮上的体表投影，完成定位；**F.** 选择穿刺点，设计穿刺路径

## 参考文献

［1］张亚卓. 内镜神经外科学. 2版. 北京：人民卫生出版社，2017：536-550.

［2］Yao S, Zhang J, Zhao Y, et al. Multimodal image-based virtual reality presurgical simulation and evaluation for trigeminal neuralgia and hemifacial spasm. World Neurosurgery, 2018, 113: e499-e507.

［3］Hou Y, Ma L, Zhu R, et al. iPhone-assisted augmented reality localization of basal ganglia hypertensive hematoma. World Neurosurgery, 2016, 94: 480-492.

## 第三节

# 基于智能手机的增强现实定位法

如前文所述，在进行脑出血的神经内镜手术时，对血肿的精准定位至关重要。精确定位并描记血肿的体表投影，将对后续内镜工作鞘的精准穿刺和手术很有帮助。而错误的定位，则会使穿刺路径偏离最佳路径，给后续手术带来很大困难，严重影响手术效果[1-2]。

在早期临床实践中，我们常采用根据解剖标志和相应影像资料，通过测量距离来进行脑内血肿的徒手定位。这一方法虽然技术上可行，但准确度不高，且对操作者的临床经验要求很高，容易受到人为计算错误等因素影响，不适于临床推广。如果使用标准神经导航系统，虽然可以进行精准定位，但神经导航系统操作相对复杂，耗时较多，不适合急诊手术时分秒必争的工作要求。而且商品化神经导航系统价格昂贵，单价通常都在200万元以上，目前尚未在基层医院实现普及。近年来，随着智能手机的广泛使用，我们开始使用智能手机，利用增强现实（augmented reality，AR）技术来辅助进行脑内血肿的定位[3-6]。该技术临床适用范围广泛，同样的技术路线，也可以用于颅内肿瘤和其他病变的定位（使用MRI影像数据）。在本节中，我们将详细介绍这一技术的工作流程和具体实现步骤。

## 一、工作原理

基于智能手机的增强现实定位法基本原理与本章第二节所阐述的投影增强现实技术类似，现将具体工作流程（图4-3-1）阐述如下。

（1）影像数据获取：先在患者头皮上粘贴5个以上标志物，注意选择CT影像上能够显影的标志物，然后进行头颅CT扫描并获得CT影像数据备用。

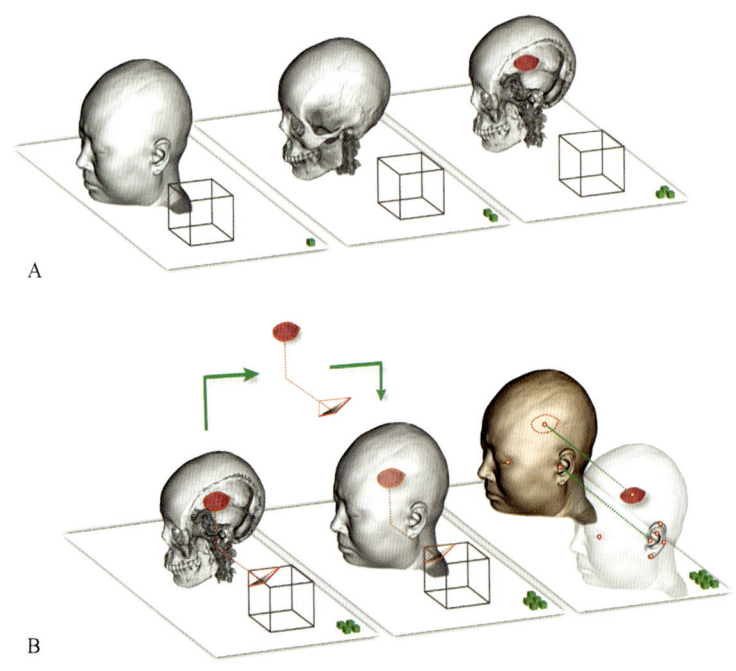

图4-3-1 智能手机增强现实定位的基本工作原理图

（2）将CT影像数据（DICOM格式）导入三维图像描记和建模软件，如3D Slicer（www.slicer.org）等。使用软件对血肿及标志物进行描记和三维建模，随后将生成的三维图像截图并传输至智能手机。

（3）在手术患者麻醉完毕并摆好体位后，使用智能手机应用程序（APP）"重曝相机"（苹果iOS系统）或"Sina"（Android，安卓系统）显示血肿和标志物的三维正交图像，并将其与手机摄像头实时显示的患者头颅影像重叠。调整手机，以便使头皮标志物的三维重建图像和患者头皮上标志物的真实影像重叠。此时，手机屏幕上显示的血肿三维重建影像就会叠加显示在患者头皮上，从而达到增强现实显示颅内血肿的效果。

（4）根据增强现实技术所显示的血肿图像，使用记号笔描出血肿边界，这样就得到了血肿的体表投影。然后根据切口和手术入路进入点的位置，制订并标记手术穿刺入路的方向。

## 二、具体操作流程（使用 3D Slicer）

### （一）DICOM 数据获取

为了提高定位精度，建议使用者在进行头颅CT或MRI之前，在患者头部预先粘贴相应的标志物（至少5个），且标志物粘贴部位需要与后续准备进行定位的方位一致。比如，准备进行血肿的侧方投影，则在头颅血肿侧的颞部粘贴标志物；如准备进行血肿的前后投影定位，则在头颅血肿一侧的额部粘贴标志物。如使用CT数据进行定位，则建议使用CT导航专用标志物（博医来公司，标志物为蓝色），也可使用心电图电极片、钙片等简易低成本标志物。如准备使用MRI数据进行定位，则建议使用MRI导航专用标志物（博医来公司，标志物为绿色），也可以使用维生素E（Vit E）胶丸作为简易标志物，但需要注意，在Vit E胶丸和头皮之间需用较厚的薄膜隔开，以防体温和汗水导致胶丸溶解。标志物粘贴完毕后，使用医用薄膜固定妥当。进行CT或MRI扫描并获取相应的DICOM数据。扫描时注意，必须进行三维可重建的序列扫描，及扫描序列的体素（Voxel）长、宽、高相同。建议CT或MRI扫描层厚为1 mm。

### （二）病变及标志物三维重建

将获得的DICOM数据导入3D Slicer（以版本4.10为例），请注意DICOM数据放置的路径不能有中文，即数据文件夹及其上层目录中不能有中文字符，否则会导致数据导入失败。数据导入后，使用3D Slicer软件Editor模块的Segment和Models功能（具体步骤详见第二章第一节），分别进行血肿和标志物的重建。如术前准备时间较短，未及在头皮粘贴标志物后再次进行CT扫描，则也可以使用未粘贴标志物的CT数据进行定位（有可能影响定位精度）。这种情况下，可以取患者患侧的明显解剖标志（如耳廓）进行三维重建，以便稍后进行图像配准。

### （三）三维模型截图

根据手术时定位所需要的方位确定3D Slicer截图方位。例如，手术定位需要描绘血肿在颞侧的体表投影，则需要在3D Slicer软件中，截取血肿、标志物或体表解剖标志的三维模型的侧方影像；而如果需要描绘血肿等病变在前后方向额部的体表投影，则需要截取血肿、标志物或体表解剖标志的三维模型的正前方影像。无论是以何种方位截取影像，必须使用"正交（Orthographic）"模式，而不是"透视（Perspective）"模式，以免产生误差。通常来说，3D Slicer默认的模式是"透视模式"，因此，需要使用者进行模式切换。模式切换按钮详见图4-3-2。截取图像可以使用3D Slicer软件的拍照功能，或者直接使用电脑的"PrintScreen"键进行截屏后，再使用图片处理软件进行简单修剪。

### （四）图像导入智能手机

将图像用智能手机相应的管理软件导入手机相册，或使用软件（如微信）的文件传输功能将图像自电脑导入智能手机相册。

### （五）显示三维模型截图，进行增强现实定位

启动智能手机APP。如果使用苹果手机（iOS系统），则推荐在苹果App Store安装APP"重曝相机"。如果使用安卓（Android）系统手机，则推荐安装APP"Sina"，可使用图4-3-3中的二维码下

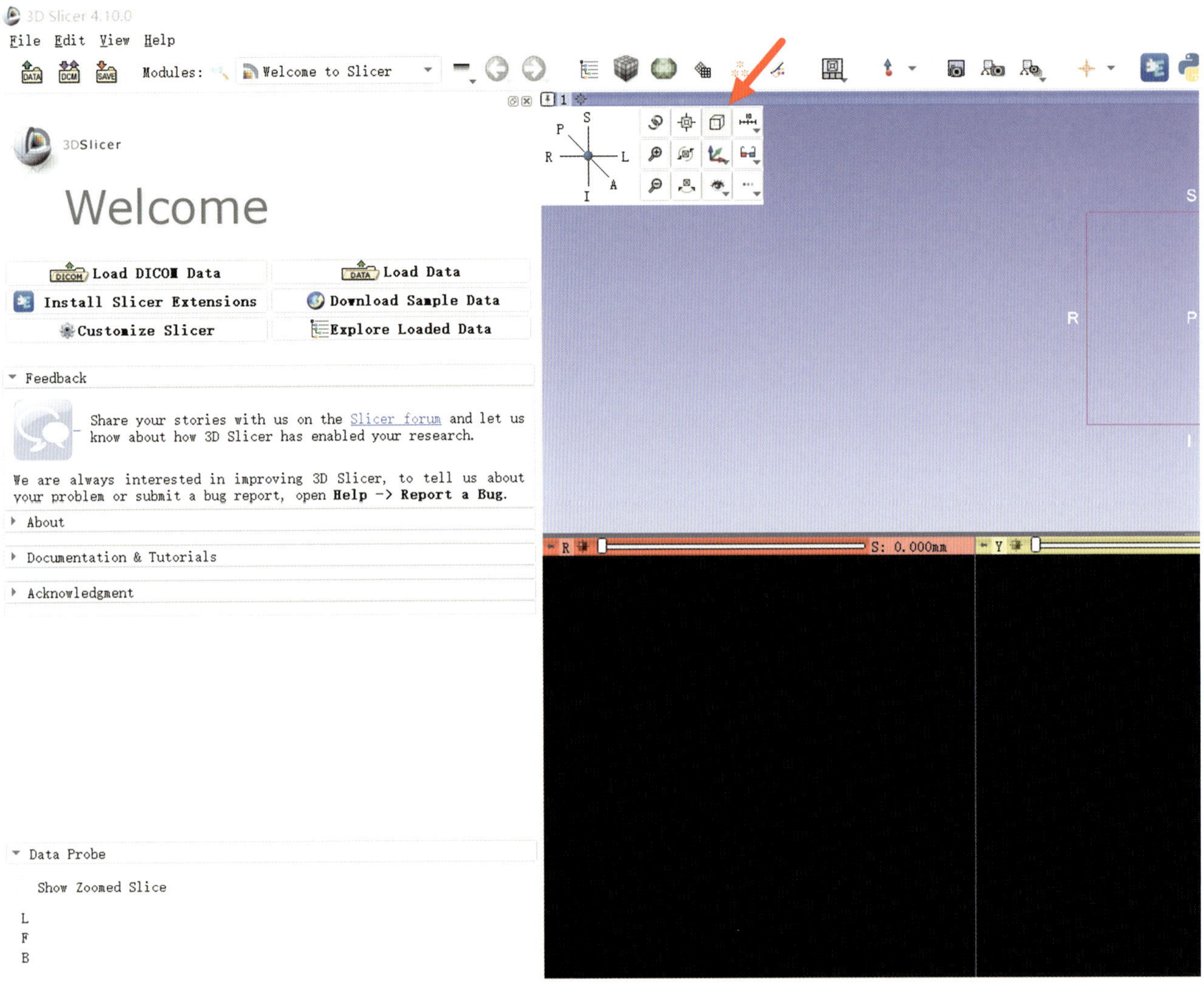

图 4-3-2　3D Slicer 显示模式切换按钮（红色箭头所指，按下为"正交"模式）

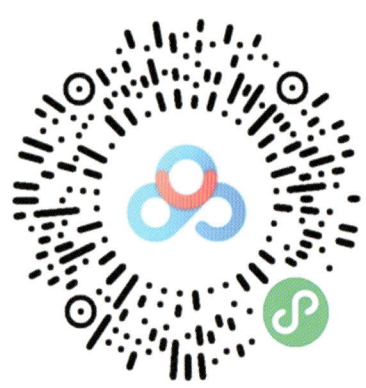

图 4-3-3　安卓系统使用的定位 APP Sina 的下载二维码

载并安装。上述软件的操作界面不尽相同，但总体使用流程都是打开三维模型截图后，激活手机摄像头，以便将手机摄像头拍摄的真实世界影像和半透明化的三维重建影像叠加。通过调整手机的位置，最终使得三维重建得到的标志物图像和患者头皮上粘贴的实体标志物对应重合，这样就完成了标志物配准的过程。如果在急诊情况下，没有条件在患者头皮粘贴标志物时，可以将患者患侧的明显解剖标志（如耳廓）的影像进行三维重建，然后使用解剖标志影像进行图像配准。在完成了影像配准之后，三维重建的血肿影像在手机屏幕上就会被叠加显示在患者头皮上了。此时，利用手机屏幕作为监视器，使用标记笔沿屏幕显示的血肿边缘，在患者头皮上描绘出血肿的体表投影。同样的技术路线，也适用于颅内其他病变（如肿瘤、脓肿等）的定位。

## 三、实例演示

患者男性，63 岁，因突发失语、右侧肢体偏瘫、意识障碍 6 h 入院。既往有高血压病史 5 年，不规则服药，血压控制效果不佳。头颅 CT 提示为左侧基底节区出血（图4-3-4 A），拟急诊行神经内镜脑内血肿清除术，手术入路选择左侧额部入路。手术进入点（entry point）位于左侧额部，冠状缝前2 cm，中线旁开3 cm。切口为纵行直切口，长约4 cm（图4-3-4 B）。为了能够更精准地确定穿刺路径，决定采用智能手机辅助、增强现实定位法来确定血肿在左颞部的体表投影。

### 1. 数据导入和定位模型三维重建

从医院PACS系统下载患者急诊头颅CT的DICOM数据。因患者入院时，未能在头皮粘贴标志物后再进行CT扫描（避免过多搬动和运送患者），因此，使用3D Slicer软件对血肿和左侧耳廓进行三维重建。随后将3D Slicer显示模式改为"正交"模式，选择自左侧观察视角，将三维模型图像进行截屏保存。

### 2. 智能手机AR定位

使用iPhone手机，将上述三维模型截图导入手机相册。然后打开手机APP"重曝相机"。将三维模型图像进行半透明显示，并作为前景，而将手机摄像头实时拍摄的患者左颞部图像作为背景。通过调整手机的方位和观察角度，直至患者左耳廓的三维重建图像和真实耳廓重叠良好。此时，就得到了血肿的三维模型叠加在患者头皮上的影像（图4-3-4 C）。沿此投影将血肿描绘出来，就得到了血肿的体表投影。

### 3. 确定穿刺方向和深度

将穿刺靶点（target point）设定在血肿中心位置。在左颞部，从预先设定的穿刺进入点至穿刺靶点画一直线，作为穿刺路径的体表投影，并用来在术中指示穿刺方向。测量穿刺路径的长度，作为穿刺深度（图4-3-4 D）。至此，血肿定位和手术规划顺利完成。

### 4. 内镜血肿清除

内镜血肿清除的手术过程详见本书的相应章节。导引器工作模式和术中所见影像如图4-3-4 E～G。

### 5. 术后情况

术后6 h患者清醒，复查CT提示血肿清除满意（图4-3-4 H）。

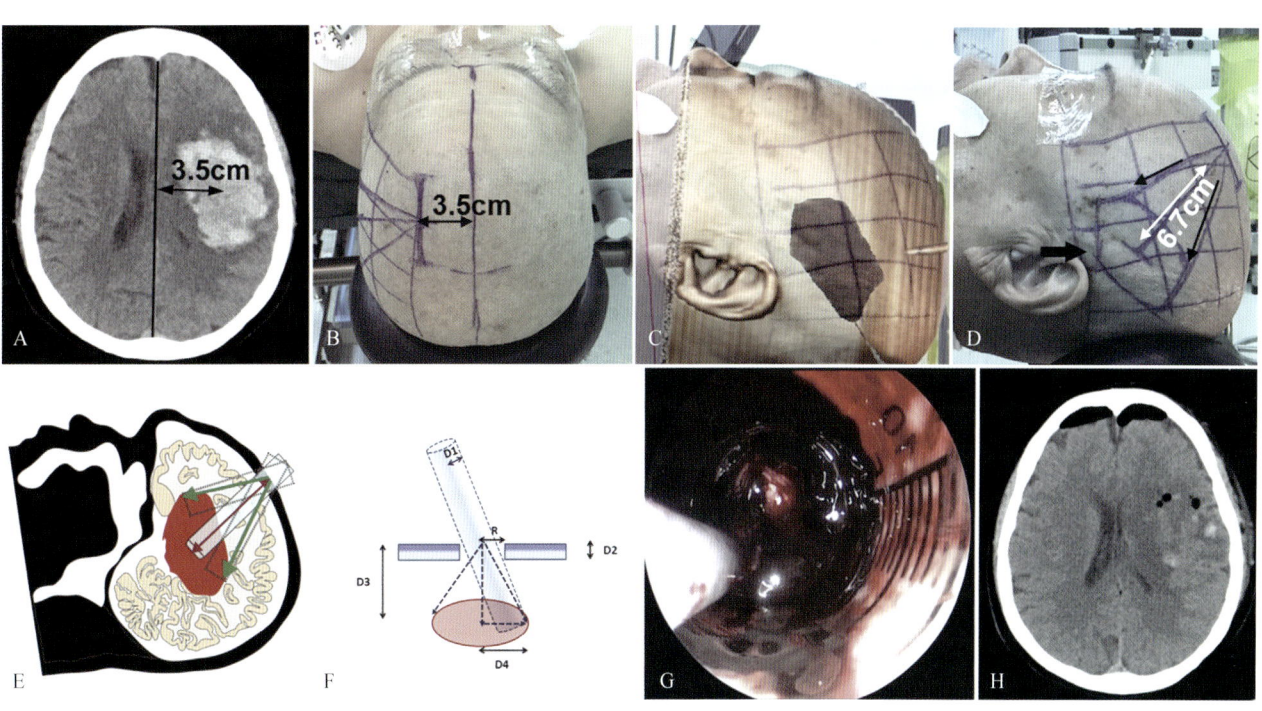

图4-3-4　智能手机辅助进行脑内血肿增强现实定位的实例图解

# 参考文献

[1] Beynon C, Schiebel P, Bösel J, et al. Minimally invasive endoscopic surgery for treatment of spontaneous intracerebral haematomas. Neurosurg Rev, 2015, 38（3）: 421-428; discussion 428.

[2] Abdu E, Hanley DF, Newell DW. Minimally invasive treatment for intracerebral hemorrhage. Neurosurg Focus, 2012, 32（4）: E3.

[3] 谢国强, 周小卫, 左毅, 等. 基于智能手机的简易增强现实技术对幕上高血压性脑内血肿定位的价值. 中国临床神经外科杂志, 2019, 24（06）: 345-347, 351.

[4] Ge X, Xu X, Yu X, et al. Smartphone-assisted endoscopic surgery via Kocher's point for intraventricular hemorrhage caused by thalamic hemorrhage: A comparison with external ventricular drainage. Exp Ther Med, 2019, 18（3）: 1870-1876.

[5] Sun GC, Chen XL, Hou YZ, et al. Image-guided endoscopic surgery for spontaneous supratentorial intracerebral hematoma. J Neurosurg, 2017, 127（3）: 537-542.

[6] Hou Y, Ma L, Zhu R, et al. iPhone-assisted augmented reality localization of basal ganglia hypertensive hematoma. World Neurosurg, 2016, 94: 480-492.

# 基于手持设备的电子陀螺仪角度计算定位法

## 一、概述

高血压脑出血是最常见的自发性脑出血，具有较高的发病率和死亡率。目前，外科手术清除自发性脑内血肿仍有争议[1-6]。最近的研究表明，自发性脑出血的微创治疗更具前景，尤其是血肿清除率≥70%或残余体积≤15 ml时，患者将有明显获益[3]。准确定位血肿在高血压脑出血的神经内镜手术中起着至关重要的作用[7-9]。基于手持设备的电子陀螺仪导航技术是一种简易的低成本导航方法[10-11]，该方法有助于内镜工作通道准确穿刺到达目标靶点。具体定位流程如下所述。

## 二、定位流程

### （一）采集头颅 CT 数据

手术前根据患者出血部位设计一个合理的穿刺入路，基底节区出血选择冠状缝前额中回入路，丘脑出血选择顶枕入路，皮质下出血选择距离出血最近的部位穿刺。首先在预计的手术（穿刺）入路进入点（entry point）粘贴心电图金属电极片作为标记，在患者鼻根部、两侧外耳道分别粘贴金属电极片，以便作为穿刺定位计算角度的参考平面。患者接受常规头颅薄层 CT 扫描（层厚不大于 1 mm）。患者完成头颅薄层 CT 扫描后，通过医院影像归档和通信系统（PACS 系统），或者以光盘刻录方式获得 DICOM 格式的原始头颅 CT 数据。

### （二）3D Slicer 软件重建血肿和计算穿刺角度

将患者头颅原始薄层 CT 数据导入电脑的 3D Slicer 软件中。3D Slicer 是一个免费开源的医学影像 3D 可视化分析处理平台（www.slicer.org）。3D Slicer 计算血肿体积有多种原理和方法，本文仅以阈值法（threshold effect）为例进行描述。将 DICOM 格式头颅薄层 CT 数据导入 Slicer 软件中，选择好脑组织窗宽窗位后，打开 Editor 模块，选择重建的血肿 Label 颜色（如红色），点击 Editor 模块中的 Threshold Effect 按钮，将 Threshold Range 范围设定为 50～100 HU，之后点击 Apply，这时候 CT 值在 50～100 HU 之间的组织被染色，点中 Save Island Effect 工具后，在血肿范围内单击，此时与血肿不连续的颅骨内外的异常染色部分即消失了。点击 Make Model Effect 按钮，点击 Apply 之后就可以看到三维重建的血肿形状。在软件的 Models 模块中则可以看到血肿的体积、表面积等详细信息（图 4-4-1）。

除三维重建血肿和计算血肿体积以外，通过 3D Slicer 软件还可以准确计算出手术穿刺到目标靶点的三维角度，以便在影像导航下精准穿刺。这时就需要利用患者扫描 CT 时头部粘贴的心电图电极片作为标志物，并利用本团队开发的 GyroGuide 插件模块进行计算。首先在 3D Slicer 软件的 Markups 模块下，选择 Creat Markups Fiducial as，新建一组标志点（如 F），这是用于建立基准平面的，空间中最少 5 个点可以确定一个三维参考平面，一般前 3 个参考点选择双侧外耳道、鼻根部（即贴心电图电极片的三个位置）作为水平参考平面，然后在正中矢状位大脑镰前后选择两个点确定矢状面，五个点都选择后，冠状面也就自动确定了。然后重新选择 Creat Markups Fiducial as，选择的是术中穿刺入点（如命名为 Entry），也就是扫描前根据血肿位置选择的手术入路部位。选择完穿刺入点后，最后选

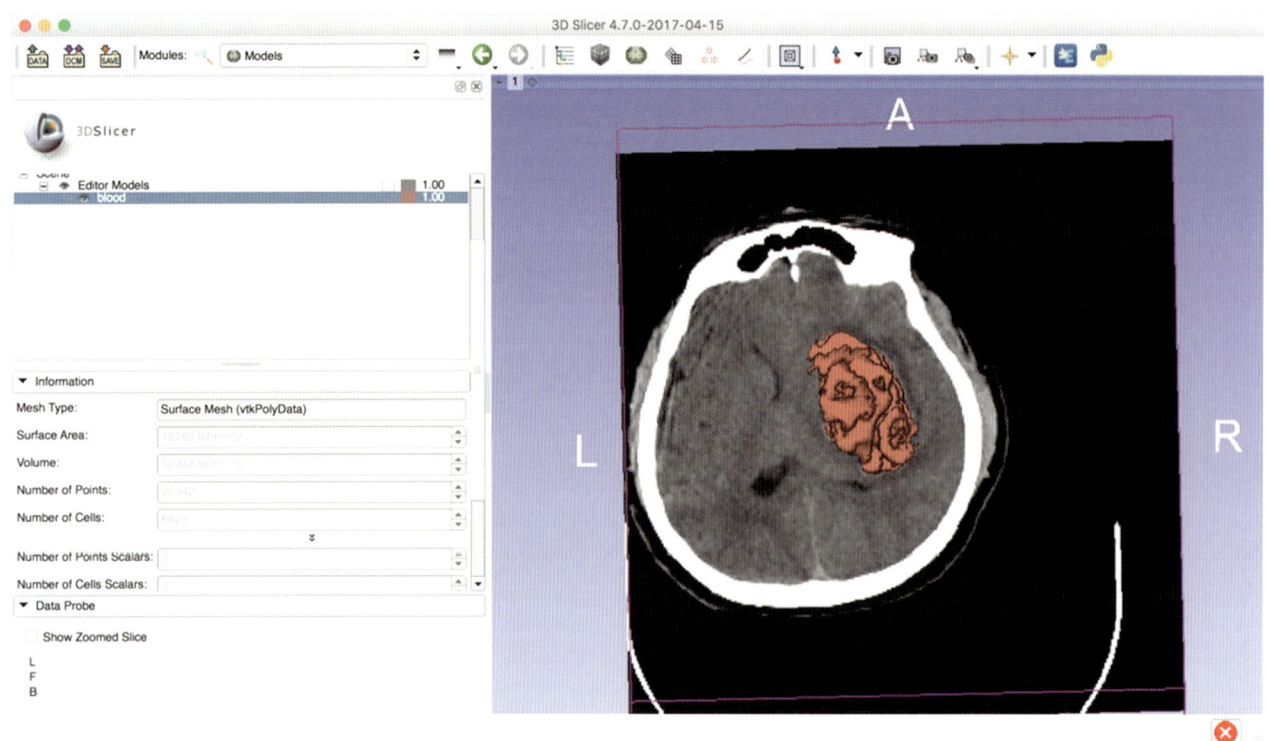

图 4-4-1　3D Slicer 软件重建血肿，血肿体积为 52.3 ml

择希望的穿刺靶点，血肿穿刺靶点一般选择轴位血肿最大层面的中后 1/3 处（如命名为 Target）[12]，这样可避免脑组织回缩后影响剩余血肿清除。完成上述参考平面和穿刺入点、靶点的选择后，进入到 GyroGuide 模块，Markers 选择刚才建立的基准点（F），Target Point 选择靶点（Target），Entry Point 选择设计的穿刺入点（Entry），然后点击 Calculate 可以计算出理想的穿刺路径和患者头部的听眦线平面及矢状面和冠状面的夹角，以及穿刺深度信息（图 4-4-2 和图 4-4-3）。

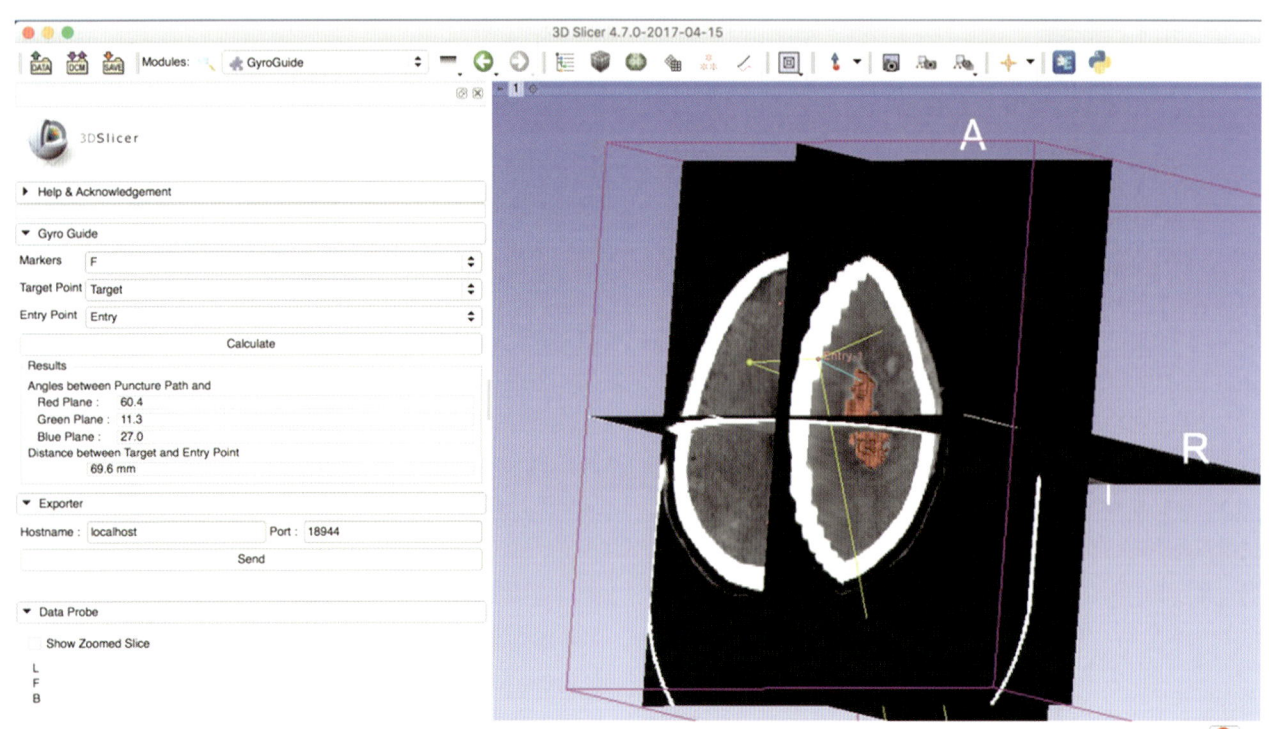

图 4-4-2　理想的穿刺路径和患者头部的听眦线平面的夹角是 60.4°，穿刺深度是 69.6 mm

## （三）基于手持设备的电子陀螺仪简易导航

患者在手术过程中，上半身会抬高，听眦线参考平面与实际环境垂直线有一定夹角。在使用 iOS 或 Android 操作系统手机自带陀螺仪或角度测量软件时，需要将患者穿刺路径与听眦线平面夹角减去听眦线参考平面与垂直面夹角，才是穿刺路径与实际环境垂直线的夹角。穿刺导引器和通道到达目标靶点后，置入神经内镜和吸引器行内镜下脑内血肿清除术[11,13]（图 4-4-4 至图 4-4-6）。

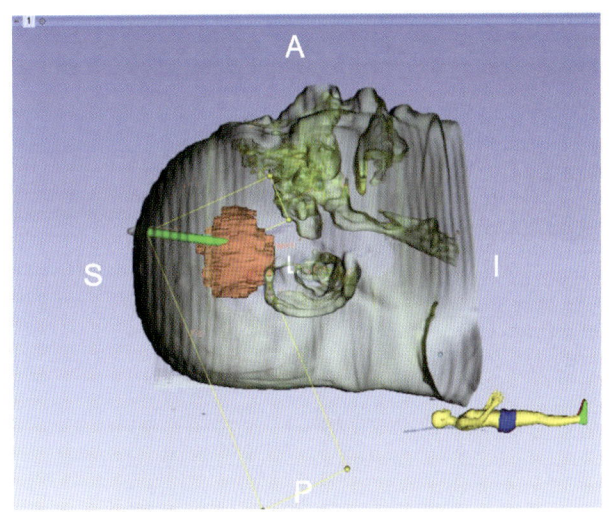

图 4-4-3　三维重建模拟理想穿刺路径

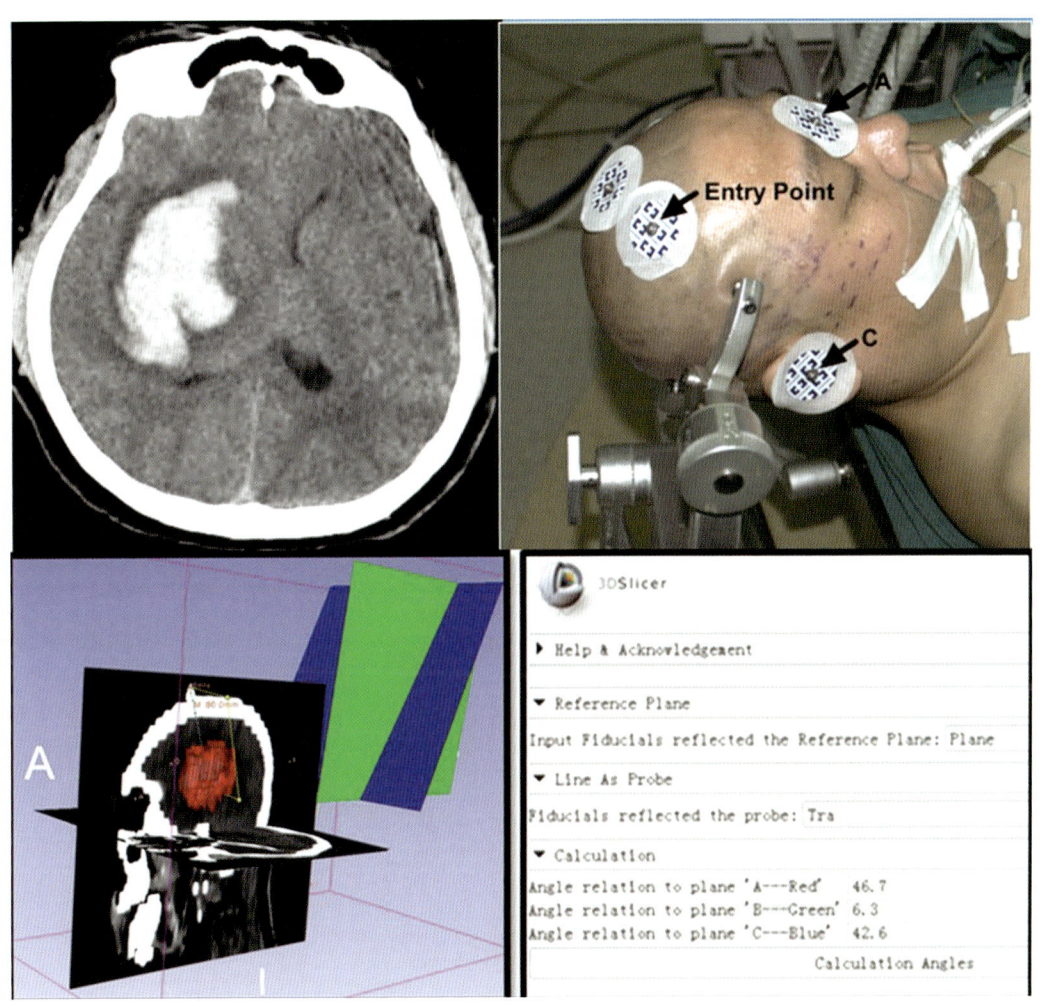

图 4-4-4　理想的穿刺路径和患者头部的听眦线平面的夹角是 46.7°

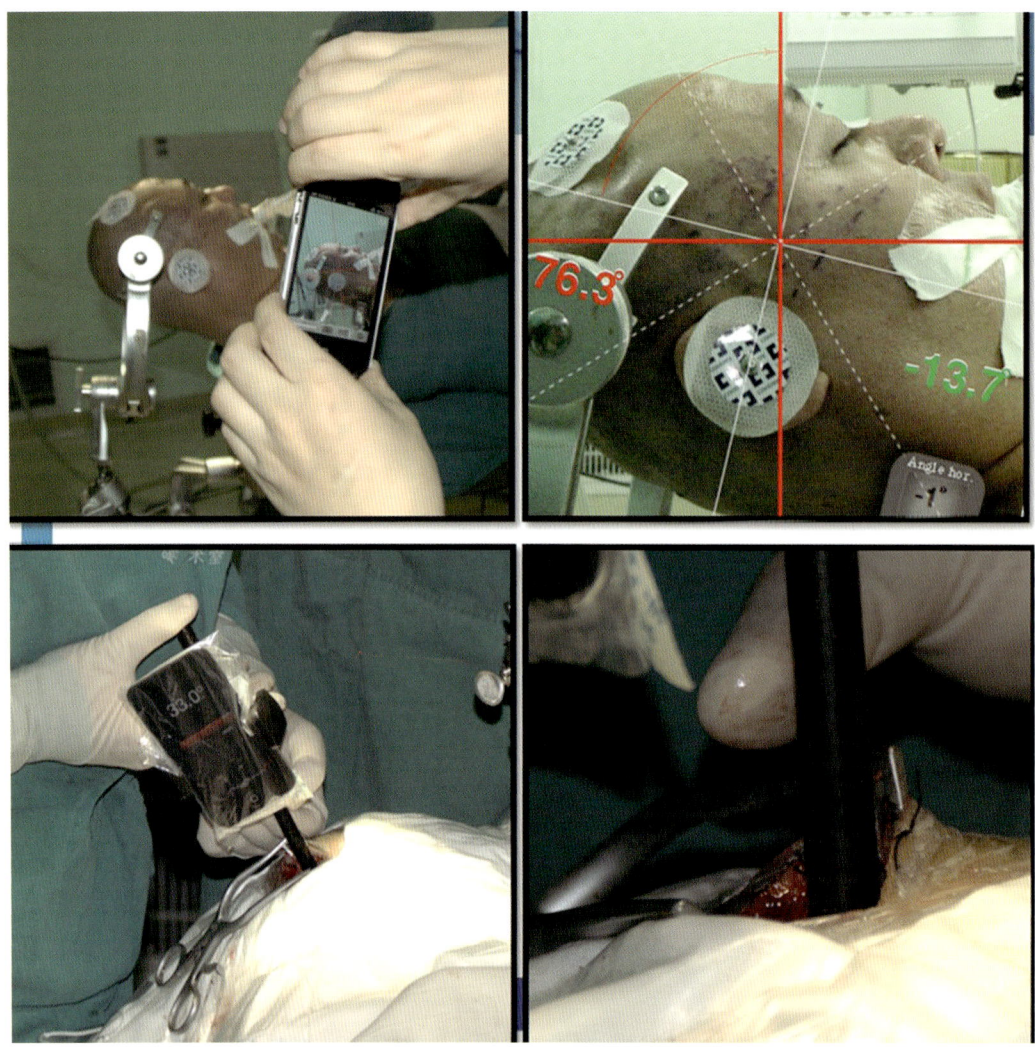

**图 4-4-5** 使用 iOS 操作系统手机自带角度测量软件,换算穿刺路径与实际环境垂直线的夹角是 33°

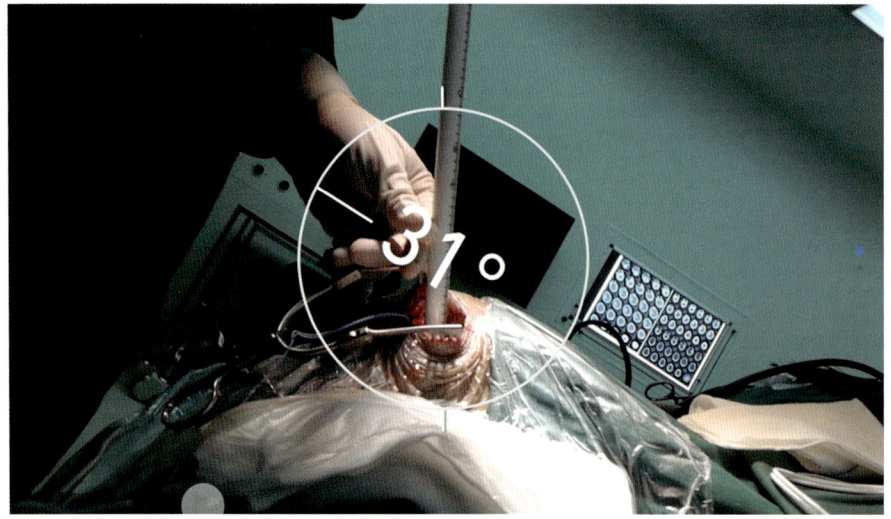

**图 4-4-6** 使用 Android 操作系统手机自带陀螺仪软件,换算穿刺路径与实际环境垂直线的夹角是 31°

# 参考文献

[1] Kellner CP, Song R, Troiani ZS, et al. Minimally invasive endoscopic evacuation of intracerebral haemorrhage: reaching the goal. Lancet, 2020, 395 (10218): e5.

[2] Luzzi S, Elia A, Del Maestro M, et al. Indication, timing, and surgical treatment of spontaneous intracerebral hemorrhage: systematic review and proposal of a management algorithm. World Neurosurg, 2019, 124: e769-e778.

[3] Awad IA, Polster SP, Carrión-Penagos J, et al. Surgical performance determines functional outcome benefit in the minimally invasive surgery plus recombinant tissue plasminogen activator for intracerebral hemorrhage evacuation (MISTIE) procedure. Neurosurgery, 2019, 84 (6): 1157-1168.

[4] Mendelow AD, Gregson BA, Fernandes HM, et al. Early surgery versus initial conservative treatment in patients with spontaneous supratentorial intracerebral haematomas in the International Surgical Trial in Intracerebral Haemorrhage (STICH): a randomised trial. Lancet, 2005, 365 (9457): 387-397.

[5] Mendelow AD, Gregson BA, Rowan EN, et al. Early surgery versus initial conservative treatment in patients with spontaneous supratentorial lobar intracerebral haematomas (STICH II): a randomised trial. Lancet, 2013, 382 (9890): 397-408.

[6] Xu X, Chen X, Li F, et al. Effectiveness of endoscopic surgery for supratentorial hypertensive intracerebral hemorrhage: a comparison with craniotomy. J Neurosurg, 2018, 128 (2): 553-559.

[7] Sadahiro H, Nomura S, Goto H, et al. Real-time ultrasound-guided endoscopic surgery for putaminal hemorrhage. J Neurosurg, 2015, 123 (5): 1151-1155.

[8] Uchida D, Nakatogawa H, Yamazoe T, et al. Neuro-endoscopic surgery with a combination of image detectable sheath, intraoperative computed tomography scan, and navigation system improves accuracy and safety in minimally invasive evacuation of intracerebral hematoma: technical note. World Neurosurg, 2020, 133: 1-7.

[9] Sun GC, Chen XL, Hou YZ, et al. Image-guided endoscopic surgery for spontaneous supratentorial intracerebral hematoma. J Neurosurg, 2017, 127 (3): 537-542.

[10] Chen X, Xu BN, Yu XG. iPod touch-assisted instrumentation of the spine: is it accurate and reliable? Neurosurgery, 2014, 75 (6): E734-736.

[11] Li F, Gan Z, Xu X, et al. Smartphone navigated endoscopic port surgery of hypertensive basal ganglia hemorrhage. J Clin Neurosci, 2022, 101: 193-197.

[12] Dye JA, Dusick JR, Lee DJ, et al. Frontal burhole through an eyebrow incision for image-guided endoscopic evacuation of spontaneous intracerebral hemorrhage. J Neurosurg, 2012, 117 (4): 767-773.

[13] Jost GF, Bisson EF, Schmidt MH. iPod touch-assisted instrumentation of the spine: a technical report. Neurosurgery, 2013, 73 (2 Suppl Operative): 233-237.

# 第五节

# 术中超声联合内镜技术治疗自发性脑出血

## 一、概述

自发性脑出血的外科治疗主要包括传统开颅显微镜下血肿清除术、微创内镜下血肿清除术、立体定向血肿抽吸和置管引流术。随着内镜技术的迅速发展，内镜手术以其视野清晰、创伤小、手术时间短和恢复快等特点逐渐在临床普及并推广应用。脑出血手术大多采用小骨瓣和微创小切口，对病变定位和穿刺方向的准确性要求很高，此外，术中准确判定血肿清除程度也极为重要。上述要点，都是手术成功的关键。在既往的临床治疗过程中，主要凭借术者经验对血肿进行徒手定位，但往往误差较大，既无法达到良好的血肿清除效果，亦难以形成成熟的技术经验在临床推广。脑内血肿清除术中使用超声诊断仪具有操作简便、经济、安全、血肿定位准确等优点，联合内镜技术可以最大程度地清除血肿，改善患者预后，目前已成为十分常用的术中辅助手段。

超声影像在神经外科的应用可以追溯到20世纪50年代。1950年，French等首次应用A型超声技术探测了切除后的颅脑肿瘤和尸体标本[1]；1953年，Wild和Reid首次在术中利用A型超声准确地对颅脑恶性肿瘤进行了定位。由于A型超声是以曲线的形式来展现超声声束传播方向上遇到的障碍物，无法直观地显示组织结构，也无法分辨障碍物的性质，并且学习曲线比较长，因此极大地限制了A型超声在神经外科手术中的应用。20世纪70年代，B型（实时二维）超声的出现给神经外科术中超声带来了曙光。B型超声能够直观地实时显示软组织的解剖形态特征，非常适合在神经外科中应用。但是受技术条件的限制，当时的B型超声探头（换能器）外形尺寸非常大，无法放到骨窗内贴近脑组织进行扫描。到了21世纪后，随着探测器技术和电子工业的发展，超声探头的小型化难题被逐步攻克，因此出现了专业化的神经外科术中超声探头。专业化的神经外科术中超声探头通常具备以下特点：

（1）扇形视野：神经外科术中探头通常采用凸阵阵列扫描或者相控阵阵列扫描，以便于用小尺寸的成像单元实现较大的视野范围（图4-5-1）。在成像分辨率方面，凸阵阵列要明显优于相控阵阵列；在成像角度和帧速率方面，相控阵阵列要略优于凸阵阵列。随着声束偏转技术的成熟和普及，现代化的线阵阵列已经实现凸型扩展视野成像，可以在矩形视野的基础上实现图像两侧最高各30°的扩展，接近凸阵和相控阵的视野角度，从而在一些特殊的神经外科术中超声应用领域（脊髓手术、经鼻蝶入路手术等）发挥重要作用。另外，颅脑和脊髓等神经组织都是相对静止的脏器，对于成像的帧速率没有很高的要求，因此，相控阵阵列很少应用于神经外科术中超声。

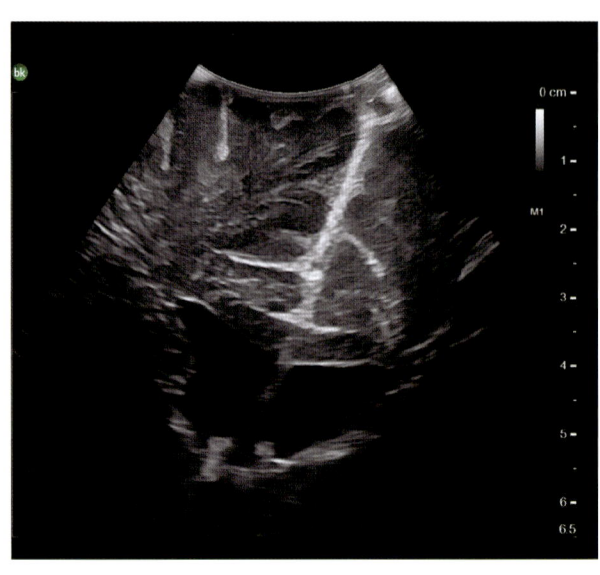

**图 4-5-1**　正常颅脑图像（凸阵扫描视野）

（2）高扫描频率：根据超声成像的原理，扫描频率和图像分辨率呈正相关，和有效成像深度（穿透力）呈负相关。在神经外科术中超声应用中，通常是在患侧开骨窗进行手术，因此对超声的穿透力要求不高，可以尽量采用比较高的扫描频率以获得更高的图像分辨率。目前，神经外科术中超声专用探头的扫描频率通常在 5 MHz 以上，最大的探测深度可以达到 10 cm 或更深。

（3）高耐候性：术中探头需要反复进行清洗和消毒灭菌，因此在设计之初就需要考虑到耐候性的需求，通常需要有防水设计，比如 BK Medical 的超声探头就有专用的探头接口防水盖，可以在清洗的时候防止液体进入探头接口处而导致探头内部电路毁损；另外，还要考虑到和现代化灭菌设备的兼容性，建议选择经过灭菌器厂家认证的专用探头。

## 二、术中超声相关器械

术中超声联合内镜技术治疗自发性脑出血的内镜手术相关器械与颅内血肿的内镜手术治疗器械相同，详细内容见本书第三章第一节。神经外科术中超声探头根据外形和功能的不同，主要包括以下几类。

### 1. 开颅手术用神经外科超声探头

这是神经外科术中超声最常用的探头类型，采用凸阵扫描以实现比较大的视野范围，以 BK Medical 的 9062 型探头（图 4-5-2）为例，扫描频率为 5～10 MHz，探头宽度仅有 29 mm，成像角度 65°，可扩展到 95°。这类超声探头适用于常规骨窗的颅脑手术，除了能够很好地显示颅内结构和大部分的实质性病灶，还能够利用彩色多普勒模式显示血管性病变的特性，如动静脉畸形（arterior-venous malformation，AVM）在彩色多普勒模式下呈现为"五彩镶嵌"的血管团（图 4-5-3）。

### 2. 颅孔手术用神经外科超声探头

在一些颅脑手术（如颅内血肿清除术、脑室-腹腔分流术、脑囊肿和脑脓肿引流术）中，通常只需要在颅骨上做一个直径 1～2 cm 的孔即能够完成手术操作。但这类手术在术中对于病灶的定位准确度要求较高。颅孔手术专用的神经外科超声探头能够很好地在这类手术中提供精确的实时定位信息。这类探头对于前端扫描阵列的微型化要求非常高，以 BK Medical 的 9063 型探头（图 4-5-4）为例，前端的凸阵扫描阵列仅有 10 mm×8.6 mm，扫描频率为 5～10 MHz，成像角度 46°，可扩展到 76°，能够探入大部分颅骨钻孔，配合专用的穿刺架，可以精确穿刺扩张的脑室（图 4-5-5）、颅内的病灶和积血积液区。

### 3. "冰球棍"型神经外科超声探头

这类探头更多地用于脊髓的手术，通常采用线阵扫描，以获得更好的组织分辨率。以 BK Medical 的

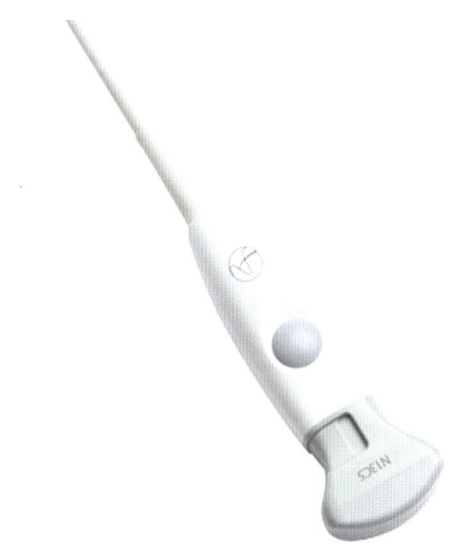

图 4-5-2 开颅手术用神经外科超声探头

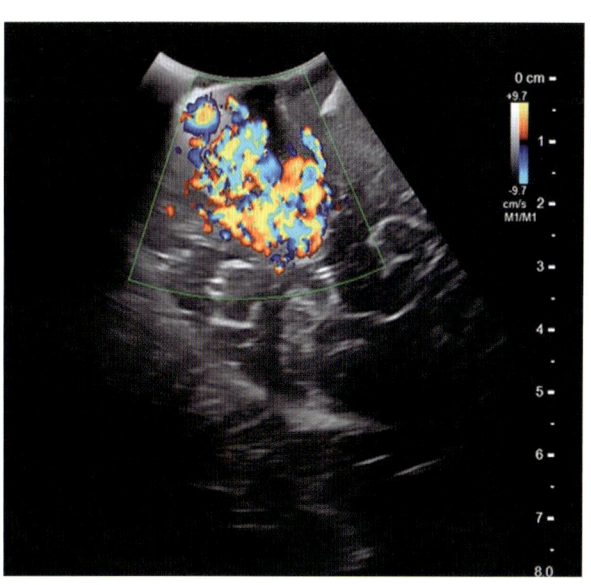

图 4-5-3 彩色多普勒超声显示 AVM 病灶

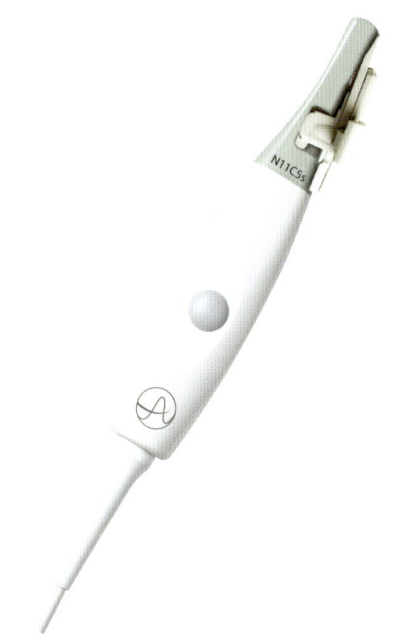

图 4-5-4　颅孔手术用神经外科超声探头

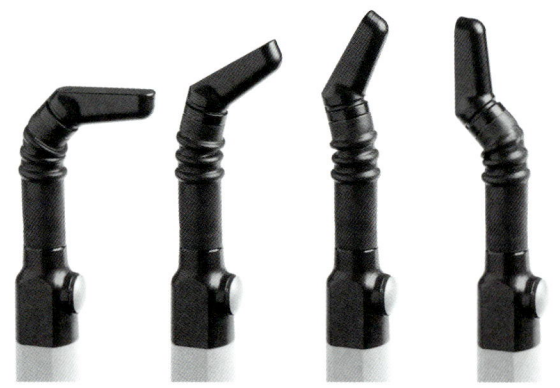

图 4-5-6　"冰球棍"型神经外科超声探头

获得较大的视野，可以深入到手术视野的深部进行探查（图 4-5-7）。以 BK Medical 的 9007 型探头为例，探头插入部长度达到 150 mm，前端扫描部的截面为 6 mm×7 mm，扫描频率 6 ~ 18 MHz。探头扫描角度大于 60°，在脑室镜手术和经鼻蝶垂体肿瘤手术中能够轻松地探查深部组织，为此类手术提供术中的实时影像引导（图 4-5-8）。

超声常用的扫描方法包括滑行扫描法、倾斜扫描法和旋转扫描法。定位血肿时常采用"十字交叉"滑行扫描法，即先用探头寻找血肿的最大切面，然后探头做与最大切面垂直方向的移动，直至血肿在视野中消失，此时即为血肿的边界。找到两侧边界后，使探头再次回到血肿最大切面，90°旋转探头，再次做垂直切面方向的移动，找到病灶另外两个边界，这样病灶在四个方向上的边界就能得到确认。

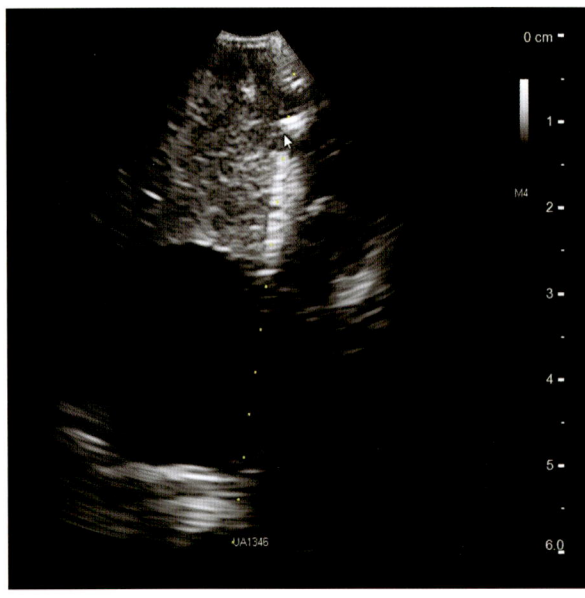

图 4-5-5　颅孔手术超声探头引导脑室引流管放置

8809 型和 9009 型探头为例，扫描频率 6 ~ 15 MHz，扫描阵列宽度 32 mm，图像两侧各可做 15°的扩展；此外，探头扫描部可做 4 个角度的变角（图 4-5-6），可以很好地适应脊髓手术中出现的特殊位置的声窗。

**4．"探针式"微型神经外科超声探头**

随着微创手术设备和器械的发展，脑室镜等微创手术日益普及，为了适应这些微创手术的需求，"探针式"微型神经外科超声探头应运而生。这类探头采用顶端扫描的方式，通过扇形扩展扫描方式

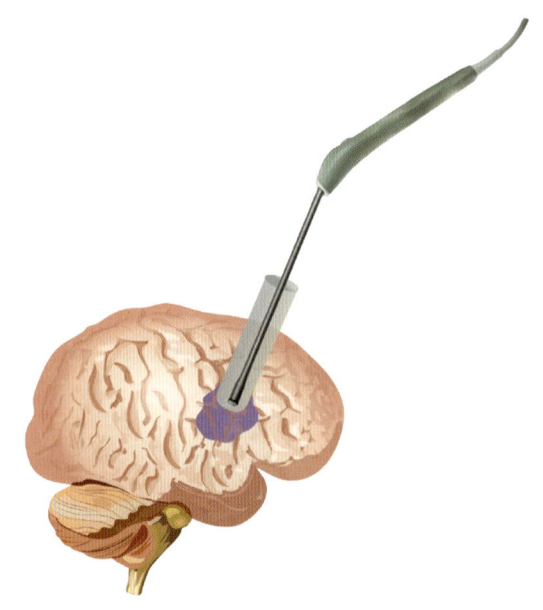

图 4-5-7　"探针式"微型神经外科超声探头

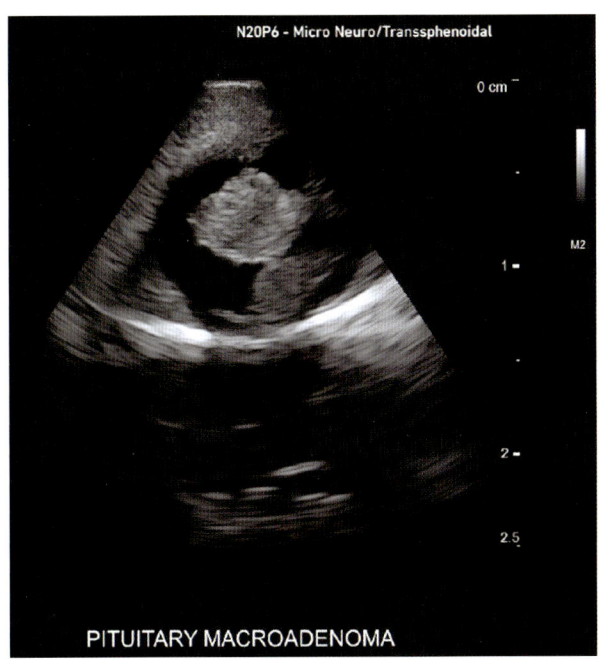

图 4-5-8 "探针式"超声探头显示垂体巨腺瘤

术中超声具有以下优点：①采用术中超声引导能够简易、快捷、准确地定位血肿，减少因判断误差和盲目穿刺带来的副损伤。②对于脑出血患者而言，在骨瓣去除的情况下，超声能够实时反馈术中信息、减少主观误差，从而提高定位的准确性和手术的安全性。③术中超声使用方便、成本低廉，并且可反复使用且不受脑漂移影响。超声诊断仪的优点毋庸置疑，但也存在一些不足，如超声图像并非标准解剖断面图像，对于神经外科医师来说，图像解读略有困难，需要经验丰富的超声医师共同参与；血肿清除后的残腔中存留的气体、血凝块及止血材料等会一定程度上影响图像质量。

## 三、手术流程

采用气管插管全身麻醉，根据 CT 所示血肿体表投影位置，选择合适的体位及手术入路，常规骨瓣开颅，骨窗直径 3～4 cm，详细内容见本书第五章第一节"手术流程"。切开硬脑膜前用术中超声进行探查，探头涂耦合剂后用无菌保护套包裹（BK 公司的探头可以低温消毒，故不需保护套包裹），术中使用生理盐水作为耦合剂，保证探头与硬脑膜完全接触，探测皮质下血肿位置和深度（图 4-5-9）。术中根据超声定位和测量结果，可以指导工作通道穿刺角度和深度，也可以在超声图像实时引导下将工作通道置入血肿中心位置。在超声检查中，颅内血肿常表现为高回声团，与周围正常脑组织分界较清楚，形态较为规则，内回声分布均匀，部分可伴点状强回声。

切开硬脑膜后导入内镜工作通道内芯，到达血肿中心位置后回抽确认，置入工作通道后退出内芯。内镜直视下分块清除血肿，务必于血肿内操作，避免损伤血肿腔周围脑组织，透明的工作通道利于观察残余血肿位置，通过变换工作通道角度和深度，清除不同位置的血肿。血肿清除后确认无

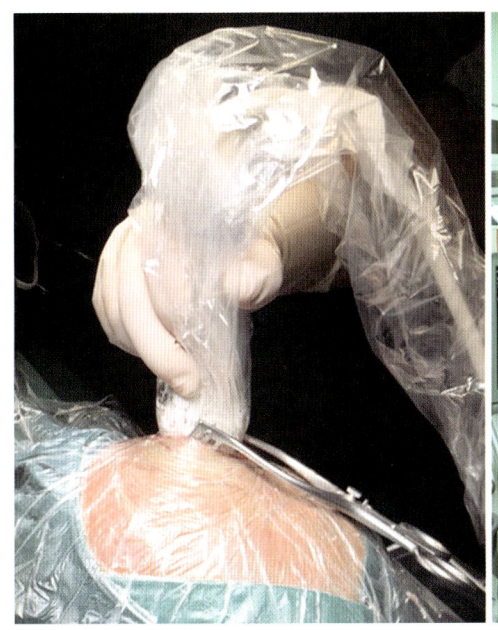 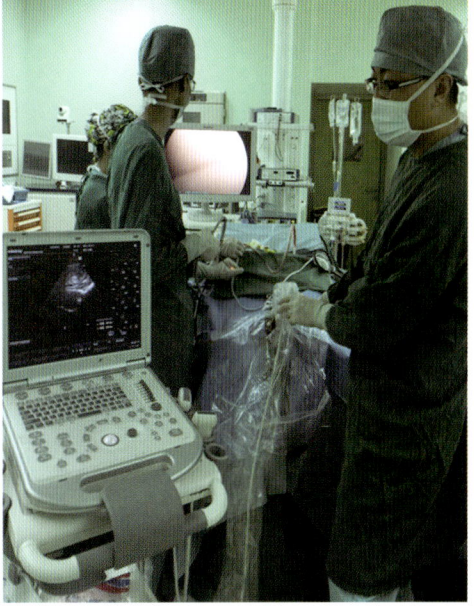

图 4-5-9 超声诊断仪探测血肿位置，以及诊断仪的术中摆放

活动性出血，铺垫止血材料，最后缓慢退出工作通道。手术残腔灌满生理盐水，关闭硬脑膜前再行术中超声检查，探测有无血肿残留或远隔部位血肿（图 4-5-10）。需要注意的是术中棉片、空气也会呈现高回声，类似于血肿回声，应仔细确认，以免误判。确认无血肿残留和远隔部位血肿后，原位缝合硬脑膜、复位固定颅骨，逐层缝合伤口，手术结束。

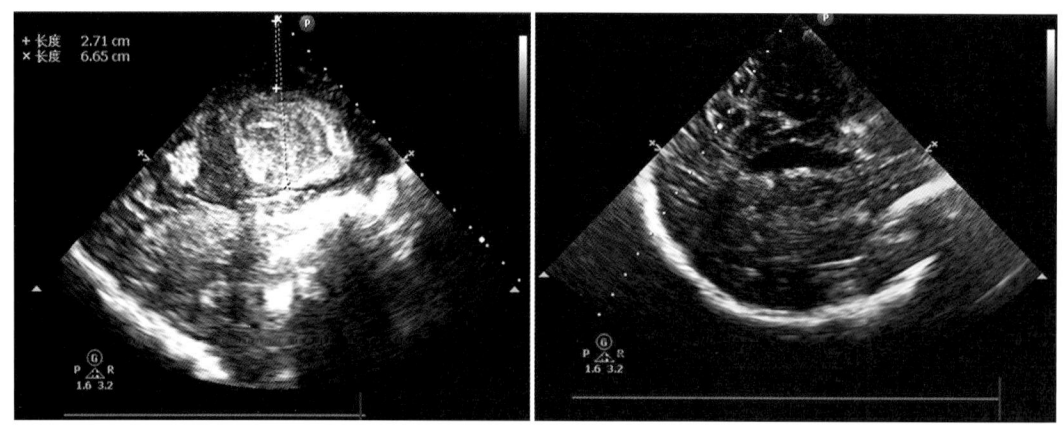

图 4-5-10　术前超声定位血肿位置，以及血肿清除后超声提示血肿清除满意

## 四、术后常规处理

术后处理同常规开颅血肿清除手术，术后 24 h 内复查 CT 观察血肿清除情况。脑出血患者围术期处理详见本书第六章。

## 参考文献

[1] French LA, Wild JJ, Neal D. Detection of cerebral tumors by ultrasonic pulses: pilot studies on postmortem material. Cancer, 1950, 3（4）: 705-708.

# 第六节 3D 打印技术辅助脑出血神经内镜治疗

## 一、概述

3D 打印（3D Printing）技术，是快速成型技术（Rapid Prototyping）的一种，也可称为增材制造（Additive Manufacturing），是以计算机三维设计为蓝本，通过软件分层和数控成型系统，利用激光束、热熔喷嘴等方式，将多种可黏性材料进行逐层堆积黏结，逆向制造出与相应数学模型完全一致的三维物理实体模型的制造方法[1]。它出现于20世纪90年代，在1984年，Hull 等首次利用计算机建模并打印出三维实体，标志着 3D 打印技术的诞生[2-3]。目前此项技术已广泛应用于医疗、军事、航天、工业等领域，其在医疗领域的应用一定程度上推动了神经外科的发展。

树脂、陶瓷、金属、塑料，甚至是活的细胞[4]都可以作为 3D 打印所用的材料。完整的打印过程分为 3 个步骤（图 4-6-1）：①收集打印目标的影像学数据；②将数据导入计算机，通过相关软件进行三维图像建模；③将三维重建的模型导入 3D 打印机打印。目前应用较多的 3D 打印技术主要为光固化立体印刷、熔融沉积成型及选择性激光烧结技术 3 类。本文所用的 3D 打印材料为光敏树脂，打印技术为数字光固化（Digital Light Processing）。

3D 打印技术目前已广泛应用于神经外科领域[5]，主要应用范围有：①神经外科教学及培训；②颅骨修补材料制作；③脑血管病手术模拟；④颅底肿瘤手术模拟；⑤脊柱脊髓手术模拟；⑥生物 3D 打印。

由于神经系统解剖结构复杂，神经外科术前对病变位置的准确定位及手术入路精准规划，均是影响手术效果及预后的重要因素。随着医疗及影像技术的发展，在脑出血手术中出现的如 CT 扫描结合立体定向、神经导航下微创手术和超声引导等技术，使得血肿的定位更加精确，手术入路的角度及部位选择更加科学合理。而近几年出现的虚拟现实（Virtual Reality，VR）及增强现实（Augmented Reality，AR）技术的应用更是为术前三维重建及手术计划的制订带来了可视化的飞跃[6-7]。这些数字化的手术设计方案可以通过 3D 打印导板来实现。已有文献报道应用 3D 打印技术辅助治疗脑出血，并取得了良好的效果[8-9]。依靠 3D 打印技术打印出来的个性化数字导板（Personalized Digital Guide Plate，PDGP）可以使脑出血手术个体化、精确化及微创化，既降低了手术风险又保证了手术安全，使得初学者也能安全地完成手术[10]。本文主要讲述的是 3D 打印技术辅助脑出血神经内镜治疗。

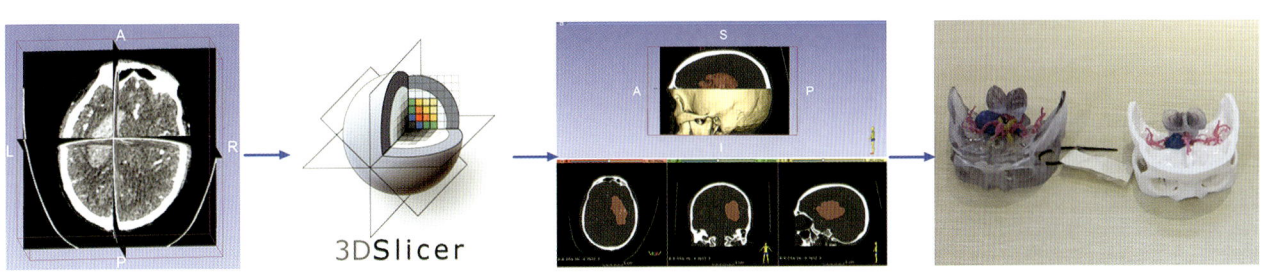

图 4-6-1　完整 3D 打印流程

## 二、手术入路的设计

神经内镜下脑出血手术入路需要根据血肿的部位、形态、血肿量来决定。我们一般选择血肿的长轴进行穿刺，这样便于术者操作、工作套筒摆动角度最小、血肿清除率最大。结合文献报告[11]和实际临床工作情况，幕上血肿一般有三种入路选择，壳核出血选择 Kocher 点入路，丘脑出血选择 Frazier 点入路（同枕上回入路），脑叶出血采取距离血肿腔最近的皮质入路，尽量避免损伤功能区。本文以常见的基底节脑出血为例，选择 Kocher 点入路（冠状缝前 1～2 cm，中线旁开 2.5～3 cm），用 3D Slicer 软件进行三维重建设计手术入路。

### 1. 硬件及软件

笔者采用的相关硬件及软件有：联想 Y920 笔记本电脑，英特尔 i7 7820HK，64G DDR4 2400 MHz，1 TB 固态＋2 TB 机械硬盘，GTX1070 8G 独立显卡，17.3 寸屏幕。3D 打印机器是 Ruby330（广州璐比三维科技有限公司），打印软件是 RubyMaker V2.0 for Windows 7。用于数据分割、术前重建的是免费的开源软件 3D Slicer（version 4.10.2，Surgical Planning Laboratory，Harvard Medical School）。

### 2. 影像数据的采集

用来重建的头颅及血肿影像原始数据通过 PACS 软件系统获取。头部数据是采用西门子 SOMATOM Force 双源 CTA 进行平扫，层厚 0.6 mm，导出格式为医学数字成像和通信（DICOM）格式。

### 3. 血肿重建及穿刺路径的设计（视频 4-6-1）

在电脑中将 CTA 数据以 DICOM 格式导入 3D Slicer 软件中。首先用 Segment Editor 模块对 CTA 里面的薄层数据进行血肿重建。可选用模块里的 Threshold 或者 Flood filling 进行血肿染色（血肿重建方法很多，不一一介绍），然后点击 show 3D 在右侧的三维视窗里面观看血肿模型。随后用 Volume Rendering 模块对头颅进行自动重建，拉动 Display 里的 shift 点，显示颅骨，点击状态栏里面的箭头标志的模块，选择将 Fiducial 点放置在 Kocher 点，另一个 Fiducial 点放置在血肿中心，通过 Curve maker 模块重建出穿刺路径并自动计算出从穿刺点到达预定位置的穿刺长度，可根据实际情况设置穿刺杆的内径，为设计导板准备（图 4-6-2）。

视频 4-6-1　Slicer 操作视频

### 4. 个性化 3D 打印导板设计（视频 4-6-1）

通过 Segment Editor 模块内的相关程序重建出与患者本人一致的三维模型，通过处理后仅保留面部皮肤，但是比原比例厚 3 mm，用来制作贴敷在患者面部的导板。保留眉弓、鼻子、鼻翼、颧部、耳朵等相关解剖标志作为固定点裁剪，其余皮肤模型用 Scissors 模块去除。将之前重建好的穿刺杆以模型格式导入 Segment Editor 模块内，这时可以看到透过重建皮肤的穿刺杆，经处理后使之成为空心圆柱体，类似一个托，术中将穿刺导芯放置在上面，即可沿预设的方向进行穿刺（图 4-6-3）。整个导板设计时间为 15～20 min。

### 5. 3D 打印

将设计好的个性化导板模型，通过软件里的模块保存为 3D 打印格式（.stl），通过 3D 打印机器，打印出树脂材料导板（平均每个导板需 3～4 h），后续经过酒精清洗、固化箱固化，最后以过氧化氢（$H_2O_2$）等离子体低温环氧消毒，运用在手术中（图 4-6-4）。（注：不同的打印机有不同的操作界面和工作流程，打印软件、打印速度、打印时间、模型的大小、颜色及打印材料也不同，这里没有进行详细的描述。）

## 三、手术流程

手术前如果时间充裕，可备皮后将导板贴合到患者头部进行手术切口画线，然后进行低温消毒（45～50 min）。术中情况主要是准备置入穿刺导芯时，需将消毒后的导板与患者相关解剖结构贴合，穿刺导芯经空心圆柱体并沿其方向进行穿刺，置入预定长度（图 4-6-5），其余步骤详见第五章。

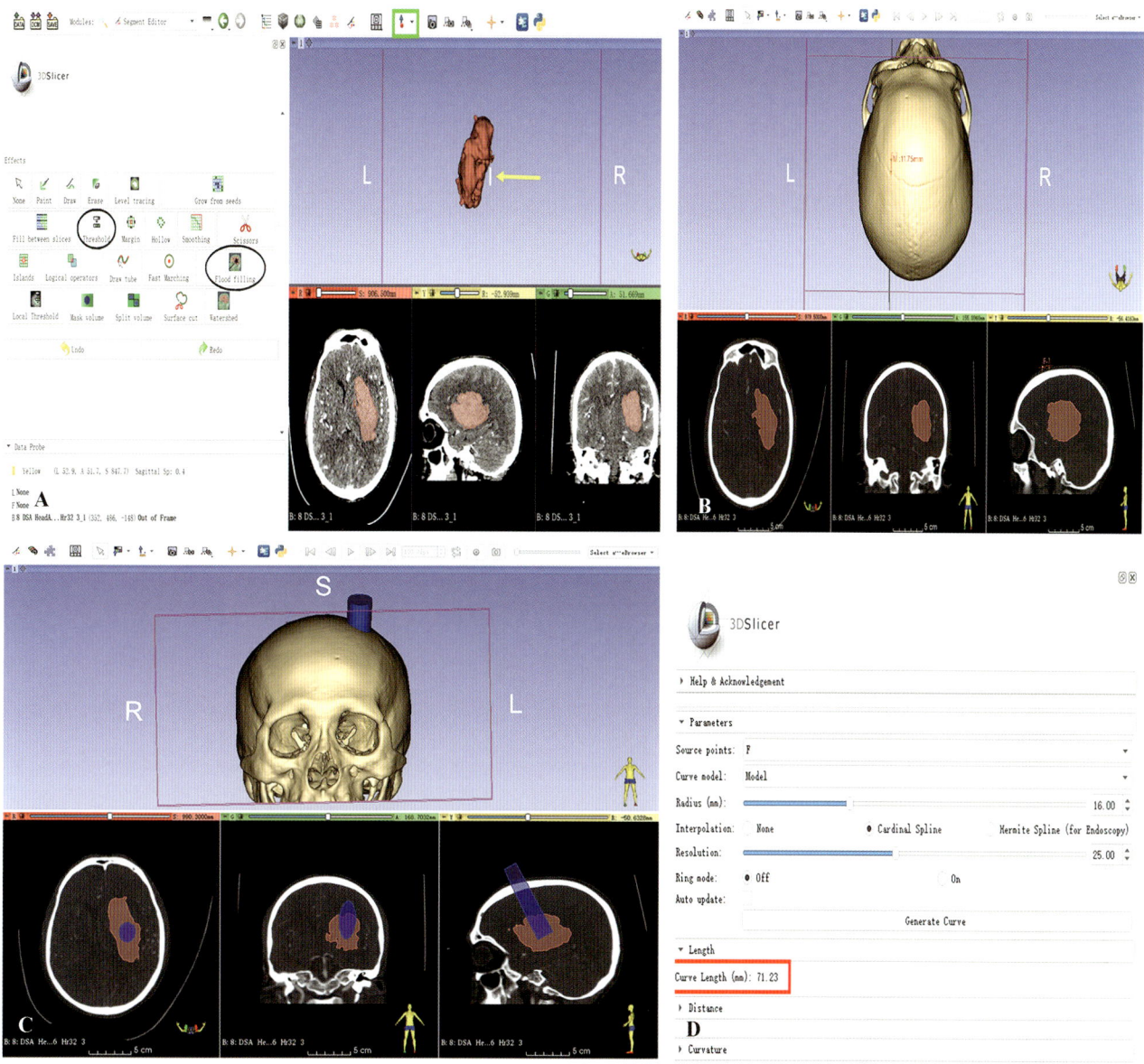

图 4-6-2　血肿重建及穿刺路径的设计。**A.** 黑色椭圆形所示为血肿重建常用模块，3D 视图中黄色箭头所示为重建好的血肿模型，绿色方框所示为 Fiducial 点快捷键。**B.** 用 Volume Rendering 模块对头颅进行自动重建，在 Kocher 点放置 Fiducial 点（冠状缝前 1～2 cm）。**C.** 蓝色圆柱形为通过 Curve maker 模块重建出的穿刺路径。**D.** 红色方框所示为穿刺路径长 7.1 cm

## 四、总结与展望

3D 打印技术辅助脑出血的手术治疗具有个体化、精准化以及操作简单等优点，不仅在神经内镜手术中，在微创穿刺引流术中同样具有明显优势[12-13]（图 4-6-6）。但是 3D 打印辅助技术目前仍面临一些亟须改善的地方，例如打印机价格偏高；打印速度偏慢，打印出来后需进行低温灭菌消毒（时长约 50 min），耗时较多，不能及时应用于所有的急诊手术；打印材料偏贵，目前打印项目无法收费及纳入医保报销等。相信在未来，随着科技的进步及社会各方面的共同努力，3D 打印技术将更好地服务于临床治疗及医学各领域。

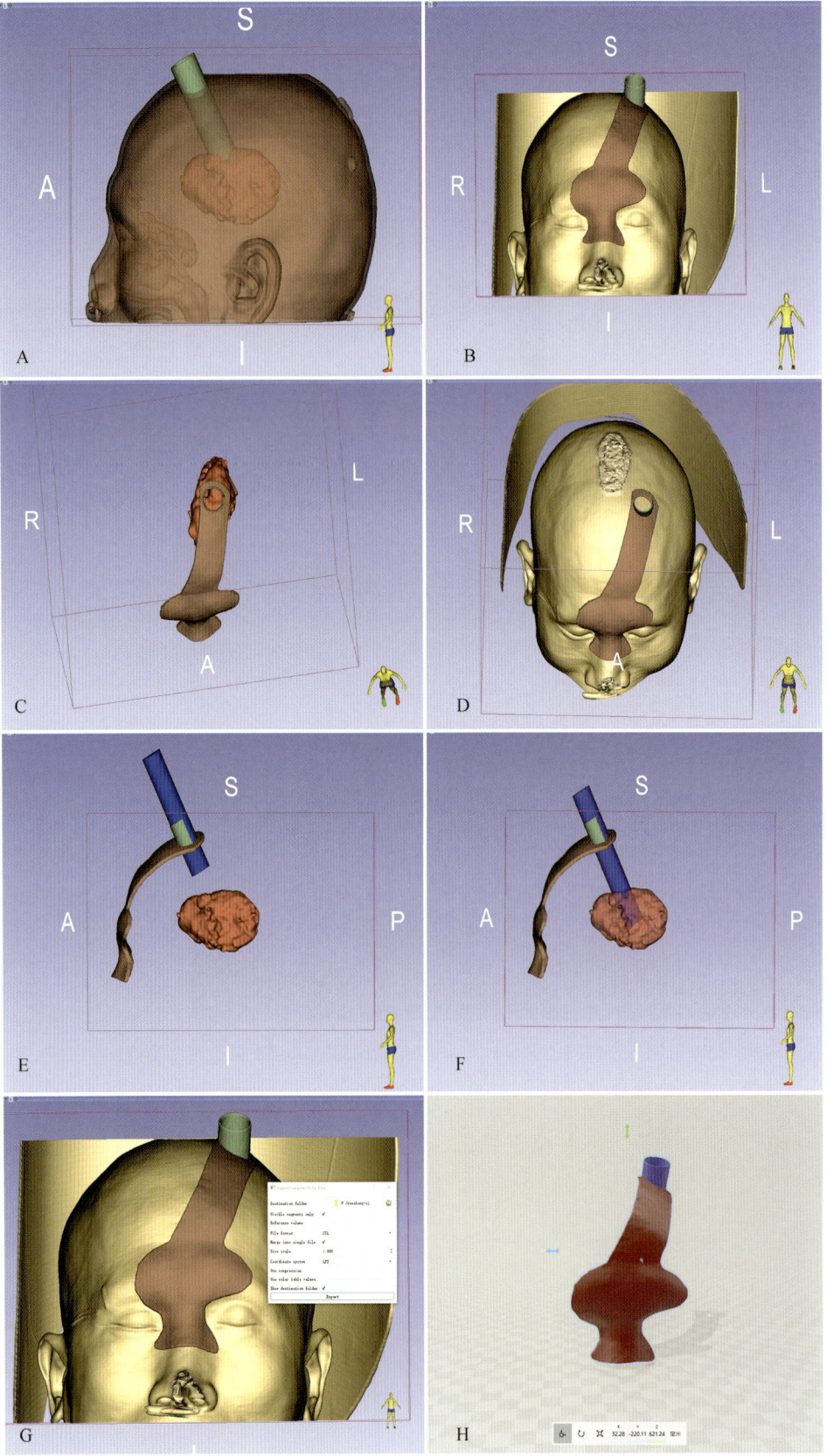

**图 4-6-3** 个性化 3D 打印导板设计。**A.** 重建与患者本人一致的模型，但是比原比例厚 3 cm；绿色的圆柱体是穿刺路径，用来裁剪做穿刺的托，红色的是血肿模型。**B.** 经裁剪后保留鼻根、眉弓及延伸至绿色圆柱体穿刺路径的部分皮肤模型，紧贴在患者头颅（1∶1 重建头颅模型）。**C.** 从上面观，重建的皮肤、穿刺路径模型和血肿模型的关系。**D.** 将圆柱体模型剪裁为半弧形托，用来放置穿刺导芯。**E** 和 **F.** 模拟血肿穿刺。绿色为处理后的半弧形托，蓝色圆柱体模拟穿刺导芯。**G.** 将处理好的模型导出为后缀名为".stl"的 3D 打印格式。**H.** 用 Windows 内置的 3D 查看器应用程序察看即将打印的 3D 模型

第四章 脑出血神经内镜手术的定位和辅助方法 87

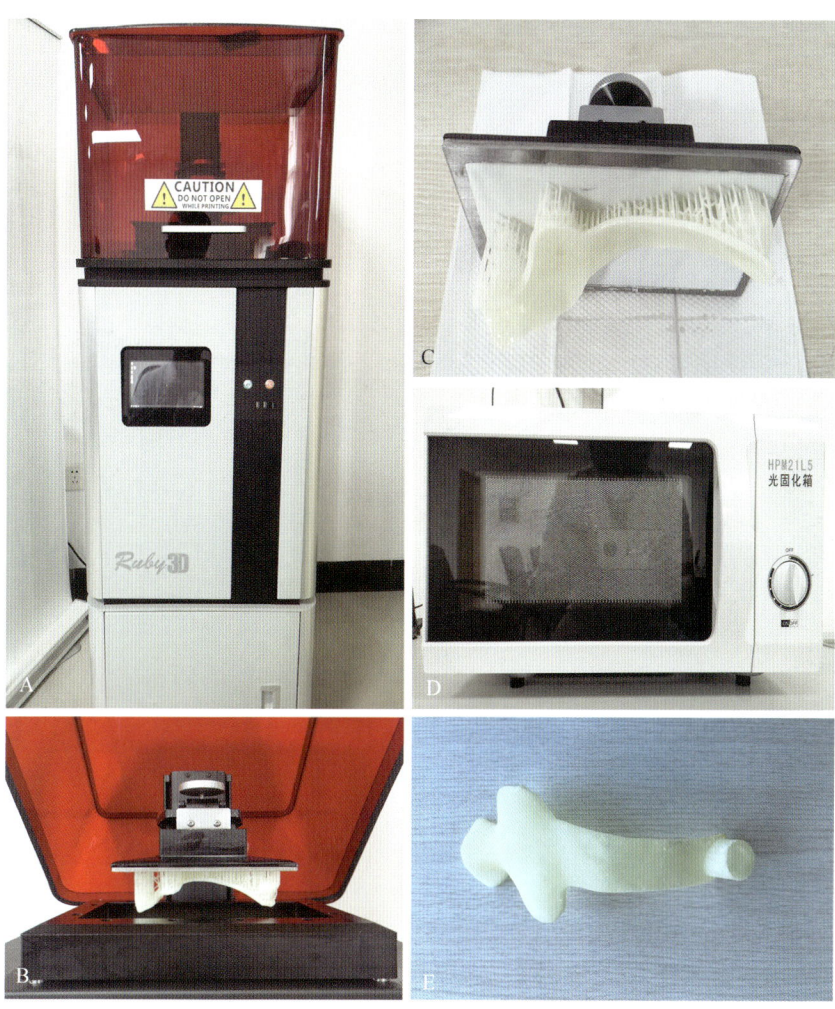

图 4-6-4 3D打印导板。**A.** Ruby330打印机。**B ～ E.** 打印完成并经过处理的3D导板

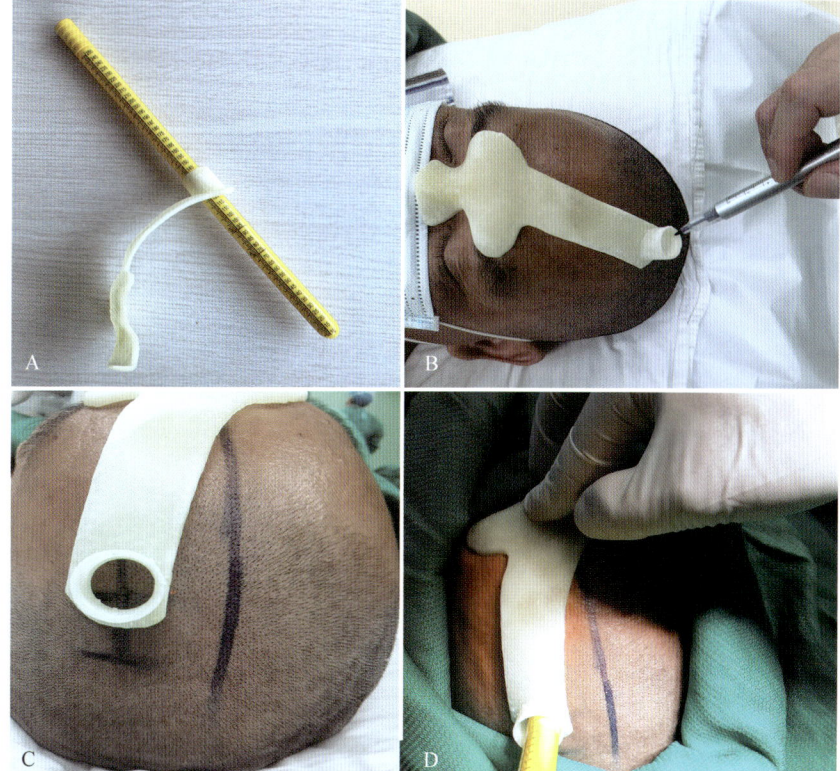

图 4-6-5 手术流程。**A.** 穿刺导芯模拟通过空心圆柱体。**B ～ D.** 术前指导画线及模拟手术穿刺

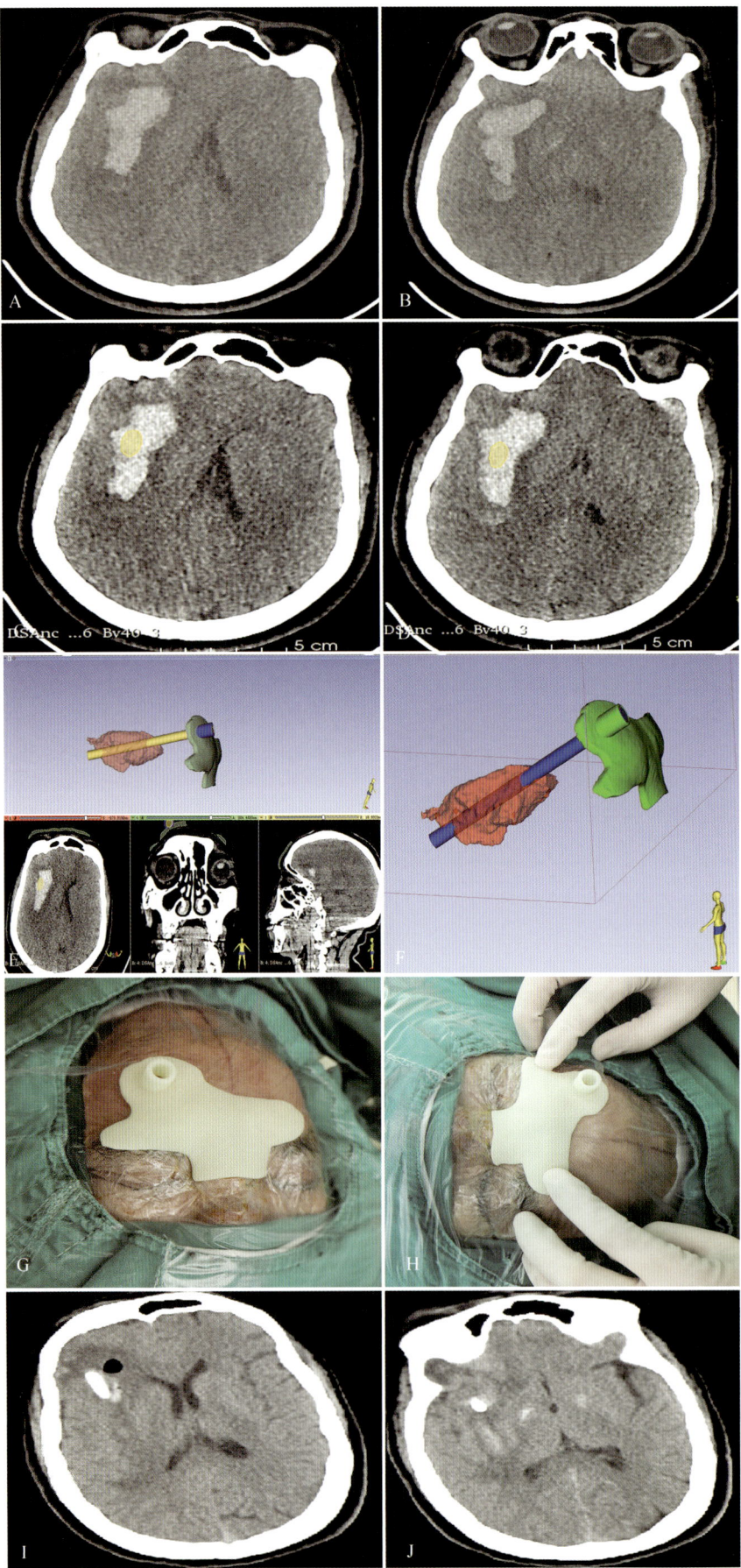

图 4-6-6　3D 打印导板辅助血肿穿刺。A 和 B. 术前 CT，血肿呈长条形，形状欠规则。C～F. 穿刺路径及 3D 导板的设计（步骤同图 4-6-3）。G 和 H. 3D 导板在术中的应用。I 和 J. 术中抽出暗红色血性液体 12 ml，术后 2 次尿激酶注入后复查 CT，引流管到达术前预定位置（C 和 D 图中的黄色部分），血肿已基本清除，复查后拔出引流管

## 参考文献

[1] Khan FA, Narasimhan K, Swathi CSV, et al. 3D Printing technology in customized drug delivery system: current state of the art, prospective and the challenges. Curr Pharm Des, 2018, 24（42）: 5049-5061.

[2] Berman B. 3D printing: The new industrial revolution. Bus Horizons, 2012, 55（3）: 155-162.

[3] Khajavi SH, Partanen J, Holmström J. Additive manufacturing in the spare parts supply chain. Computers in Industry, 2014, 65（1）: 50-63.

[4] Martin-Noguerol T, Paulano-Godino F, Riascos RF, et al. Hybrid computed tomography and magnetic resonance imaging 3D printed models for neurosurgery planning. Ann Transl Med, 2019, 7（22）: 684.

[5] 赵元立, 王亮, 赵雅慧, 叶迅. 3D打印技术在神经外科应用及发展前景. 中国微侵袭神经外科杂志, 2020, 25（3）: 97-100.

[6] Chan S, Conti F, Salisbury K, et al. Virtual reality simulation in neurosurgery: technologies and evolution. Neurosurgery, 2013, 72（Suppl 1）: 154-164.

[7] Cohen AR, Lohani S, Manjila S, et al. Virtual reality simulation: Basic concepts and use in endoscopic neurosurgery training. Childs Nerv Syst, 2013, 29: 1235-1244.

[8] 孙其凯, 李珍珠, 曹智洁, 等. 3D打印模型引导下经颞部穿刺引流术治疗颅内血肿. 中国临床神经外科杂志, 2016, 21（10）: 586-588.

[9] 相建, 杜洪澎, 李珍珠, 等. 3D打印引导下脑干出血微创穿刺外引流术1例报告. 中华神经外科疾病研究杂志, 2017, 16（2）: 177-178.

[10] Peng YL, Xie ZY, Chen SA, et al. Evaluation of the effects of personalized 3D-printed jig plate-assisted puncture in trigeminal balloon compression. British Journal of Neurosurgery, 2024, 38（2）: 457-463.

[11] 杨彦龙, 常涛, 郭少春, 等. 神经内镜下治疗幕上高血压脑出血. 中华神经外科杂志, 2017, 33（7）: 733-736.

[12] 杜洪澎, 李珍珠, 李泽福, 等. 3D打印导板技术在脑出血微创穿刺引流术中的应用. 中华神经医学杂志, 2016, 15（7）: 674-677.

[13] 周翔, 吴俊, 黎琴, 等. 3D-slicer辅导3D-打印导板技术在脑出血穿刺术中的应用. 当代医学, 2021, 27（11）: 13-16.

# 第五章

# 颅内血肿的神经内镜手术治疗

第一节 基底节区脑出血的神经内镜手术治疗 / 92
（陈晓雷 李晓东）

第二节 丘脑出血的神经内镜手术治疗 / 96
（张华平 葛新）

第三节 幕上脑室内出血的神经内镜手术治疗 / 104
（罗明 程龙海）

第四节 皮质下出血的神经内镜治疗 / 112
（张家墅）

第五节 自发性小脑出血的神经内镜手术治疗 / 114
（杨彦龙 步啸 谢国强）

第六节 高血压脑出血早期脑疝的神经内镜治疗 / 120
（张家墅）

# 第一节

# 基底节区脑出血的神经内镜手术治疗

## 一、概述

高血压脑出血传统的外科治疗方法包括：①开颅血肿清除术：开颅手术可以在直视下清除血肿并止血，必要时可同时行外减压，适用于颅压高、已发生脑疝的病例。但手术创伤大，尤其是对于身体状况差的老年患者，术后并发症较多，死亡率高。虽然目前手术显微镜已被普遍应用，但对于深部血肿仍然存在视野死角，边缘血肿难以清除。②血肿抽吸术：此方法操作简便、创伤小、并发症少，但抽吸血肿是在非直视下进行的，血肿清除量有限，对于活动性出血亦无法处理。

近年来，随着神经内镜临床应用的普及，内镜下血肿清除术已在部分医院开展，取得了较好的疗效。与传统开颅手术相比，神经内镜手术创伤小，手术时间短，术中对周边脑组织的二次损伤较小。而和血肿抽吸术相比，内镜手术具有清除血肿速度快、内镜直视下止血彻底可靠的优点。

## 二、手术器械

内镜光源和摄像系统主机同常规神经内镜手术。内镜镜头使用0°和30°硬质观察镜，直径2～4 mm均可（图5-1-1），可附带一冲洗鞘。

其他器械包括：①带有内芯、管壁透明的内镜导引器（Endoscopic Port，图5-1-2），工作长度9～10 cm，外径17 mm，内径16 mm；②细长的吸引器；③标本钳等。

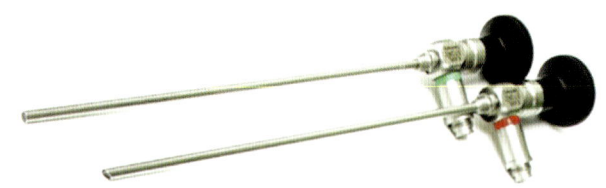

图 5-1-1　0°和30°硬质观察镜，直径 4 mm

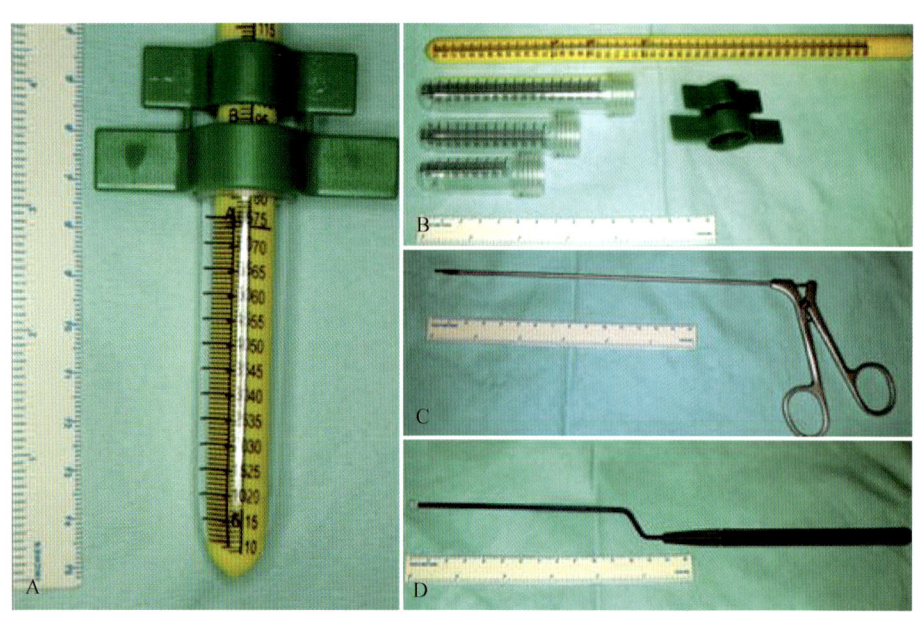

图 5-1-2　内镜导引器及相关器械

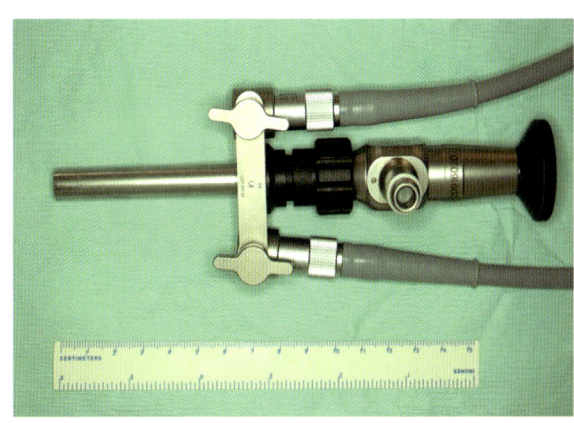
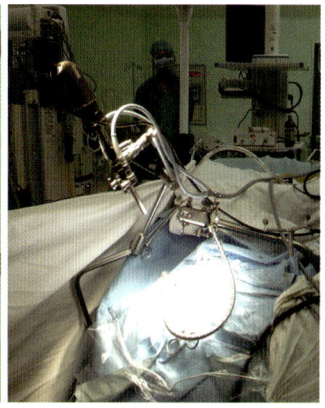

图 5-1-3　VITOM 外视镜

在内镜脑出血清除术中，使用恰当的内镜导引器至关重要。内镜导引器可以扩张脑组织，为内镜手术清除血肿提供手术通道和操作空间，同时，可以在手术过程中，支撑手术通道周围的脑组织，以防脑组织塌陷，阻挡手术通路。

内镜导引器应具备以下特点：①有透明管壁，以便在手术中可以即时观察到通道周边的脑组织情况。其截面外形常呈圆形或椭圆形，内有穿刺导芯，可以避免在穿刺脑组织的过程中过多地损伤脑组织。②分两步或多步将脑组织扩张至工作直径，以求降低对脑组织的损伤，减少周边脑组织挫伤的概率；③需具备不同的工作长度规格，以便能适应不同手术入路。最长工作长度应大于 9～10 cm；④导引器系统应能够稳定附加导航注册架，以便能很方便地转化为导航器械；⑤应设计有稳定的握持系统，并兼容于标准神经外科的脑压板固定系统，以便在术中可以用标准神经外科自动牵拉系统来固定工作鞘，有较好的稳定性和通用性。

常规内镜手术时，常常是单手操作器械，即左手持内镜、右手持器械。这种操作方式可以满足大部分手术的需求，但是对于经验不多的术者，或是术中情况较复杂、止血较困难的手术来说，就存在较大困难。因此，最理想的方式，还是双手操作器械，以支架固定内镜，这种操作方式与传统显微神经外科操作非常相似，符合大多数神经外科医师的操作习惯。具体实现办法包括：

（1）使用支持臂固定外视镜：部分外视镜（Exoscope），如 VITOM（Karl Storz 公司），可以使用支持臂固定于导引器外。这样，就可以使用双手操作器械，而且由于镜头位于导引器外，不会占用导引器内本已很狭小的工作空间（图 5-1-3）。

（2）使用支持臂固定内镜：使用支持臂固定内镜镜头，以便于双手使用器械进行止血等操作。该方法很容易通过在原有的内镜设备基础上升级而实现，成本较低。缺点是内镜镜头位于导引器内，会占用一部分导引器内的工作空间（图 5-1-4）。

## 三、手术流程

（1）采用气管插管全身麻醉。

（2）手术入路的确定：可以使用导航或立体定向或者其他各种简易方法确定置入内镜的手术通道的方向和角度。基本手术入路分为 A、B、C 三种入路。手术切口均为直切口，长约 4 cm（图 5-1-5）。入路的目标点均为血肿腔底部稍偏后位

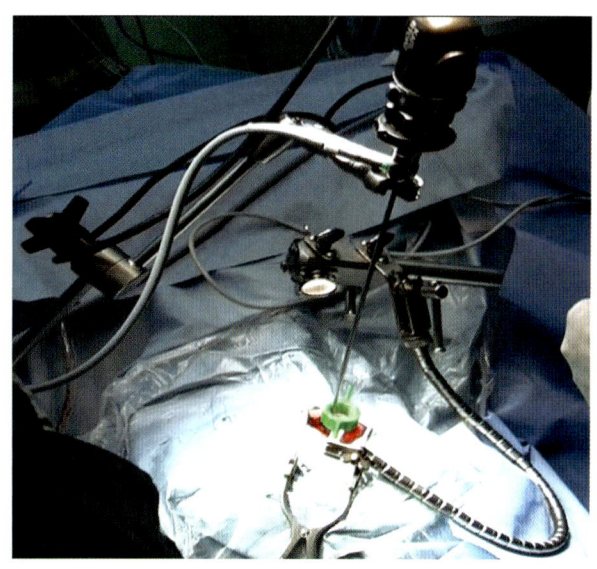

图 5-1-4　使用机械支持臂固定内镜

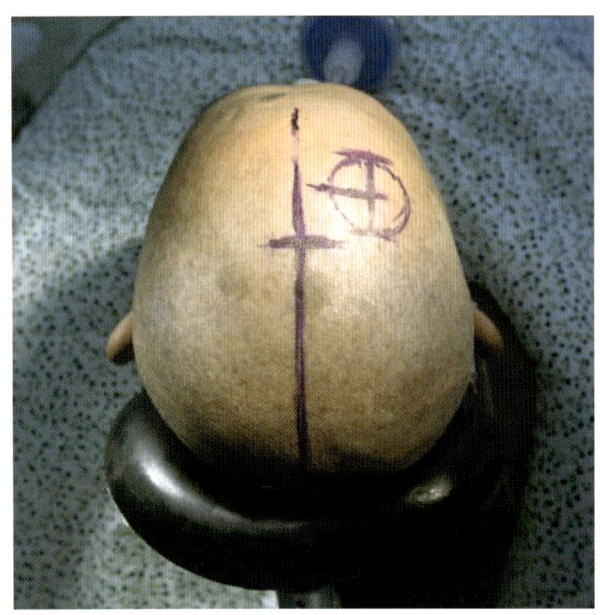

图 5-1-5　右额手术切口

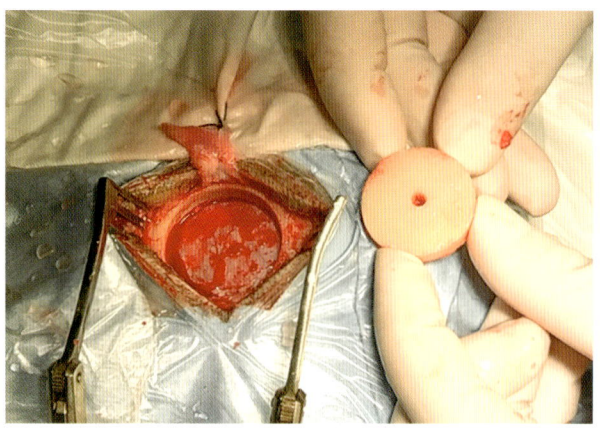

图 5-1-7　切开头皮，环钻成圆形小骨瓣（直径 2.3 cm）

置。A 入路进入点为冠状缝前 2～3 cm，中线旁开 3～4 cm，适合处理基底节区血肿；C 入路进入点为顶结节附近，适合处理丘脑血肿；B 入路根据就近原则选择进入点，适合处理皮质下的浅表小血肿（图 5-1-6）。

（3）手术切口确定后，逐层切开头皮和骨膜，并以乳突牵开器牵开。钻骨孔一个，以铣刀做直径约 2.3 cm 的小游离骨瓣（图 5-1-7），也可用直径 2.3 cm 的环钻开颅。开颅后，将硬膜悬吊后切开，在皮质表面选择无血管区用穿刺导芯内芯穿刺血肿腔。穿刺成功后取出内芯，在穿刺导芯尾部以注射器抽吸，如可抽吸出陈旧性血液，则认为穿刺到位。抽出 5 ml 左右血肿后，沿穿刺导芯的外围，缓慢置入透明工作鞘，将脑组织分两步扩张。根据使用的工作鞘的规格，当工作鞘尾部到达穿刺导芯上的相应刻度时，工作鞘头部与穿刺导芯的锥形头一致。此时，撤出穿刺导芯，将工作鞘尾部的蝶形固定翼以自动牵开器固定（图 5-1-8）。

（4）置入内镜和吸引器，在内镜直视下逐步吸除凝血块（视频 5-1-1）。吸除血肿时自血肿底部中心开始，逐步向四周进行。血肿腔周边的血块质地较韧，不易吸出，此时不可过度用力牵拉，可以用吸引器轻柔吸住血块，并将之转动，以便先将血块周围较稀软的血肿和损伤脑组织吸除，待血块转动近一圈后，用取瘤钳轻柔取出。清除血肿过程中，创面大多数的出血点均为小渗血，多数可用止血纱及脑棉轻压数分钟止血，而较大的活动性出血点，可用双极电凝烧灼止血，或用吸引器吸住出血点后，用单极电凝经吸引器头传导止血。血肿大部吸除后，用 37℃林格液冲洗血肿腔。对于附着在血肿腔壁的血块，不必勉强吸除，以免引起新的出血。检查无活动性出血后，撤出内镜，必要时可放置血肿腔引流管 1 根，以便术后引流和注射尿激酶。

（5）撤出工作鞘，皮质隧道创面覆盖止血纱。严密缝合硬膜，骨瓣复位，以两孔钛连接片（2～3 条）和钛钉（4～6 枚）固定（图 5-1-9）。逐层缝合伤口。手术结束。

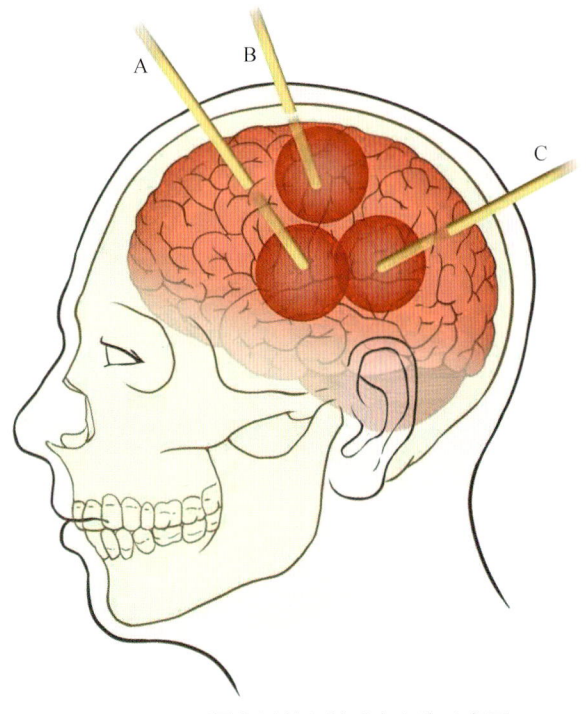

图 5-1-6　不同位置的血肿手术入路示意图

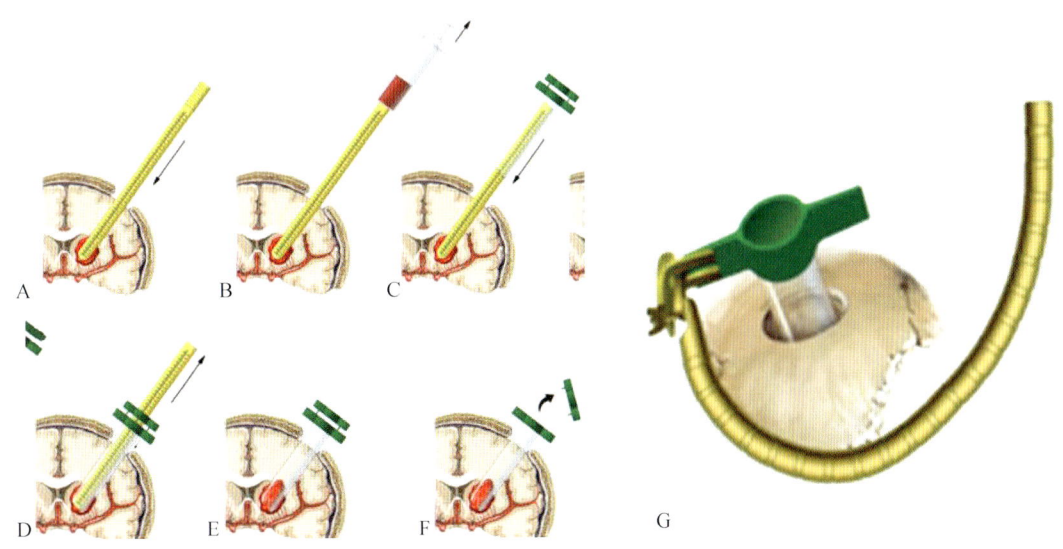

图 5-1-8　工作鞘操作流程示意图

视频 5-1-1　基底节区脑出血内镜血肿清除手术

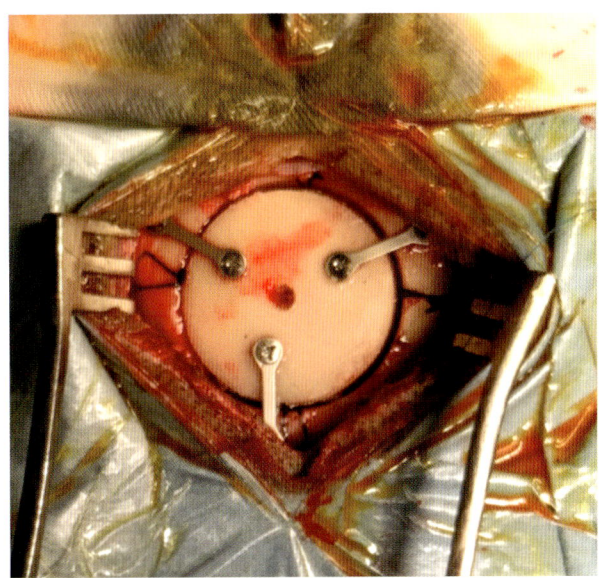

图 5-1-9　骨瓣复位固定

## 四、术后常规处理

同常规开颅血肿清除手术，术后 1 天复查头颅 CT，检查脑内血肿残留情况。对于残存血肿，可从引流管注入尿激酶 2 万～4 万单位 / 次，夹闭引流管 1 h 后开放，以促进残留血肿排出。血肿引流干净后，尽早拔除引流管。针对术前血肿较大，有明显颅内高压和脑疝倾向的病例，可进行颅内压监测，以便能在颅压过高时，及时进行去骨瓣减压。

除监测和管理颅内压外，术后血压的管理至关重要。因硝酸甘油有增高颅内压的可能性，所以建议使用乌拉地尔调控血压。对于既往有高血压病史的患者，建议收缩压调控至 120～140 mmHg 即可。

脑出血患者围术期处理详见本书第六章。

# 第二节 丘脑出血的神经内镜手术治疗

## 一、概述

### （一）丘脑的解剖和功能

丘脑又称为背侧丘脑，是间脑中最大的卵圆形灰质核团，左右各一，位于第三脑室的两侧，借中间块（灰质团块）相连，占整个间脑体积的4/5，整体大小约为1.5 cm×1.5 cm×3.0 cm。丘脑的前端是呈凸状的丘脑前结节，后端是呈膨大状的丘脑枕，向上连接双侧大脑半球，向下连接中脑。丘脑内侧是第三脑室，前方有内囊膝部，紧邻室间孔，外侧方是内囊后肢，后方是侧脑室三角区。

丘脑是感觉的高级中枢，是最重要的感觉传导接替站。来自全身各种感觉（嗅觉除外）的传导通路，均在丘脑内更换神经元后，投射到大脑皮质。在丘脑内只对感觉进行粗略的分析与综合。丘脑与下丘脑、纹状体之间有纤维互相联系，三者成为许多复杂的非条件反射的皮质下中枢。

正常情况下，丘脑功能是通过以下几个核团实现的。①外侧膝状体核：此核接收来自上丘视网膜的视觉感觉信息，并将其传到枕叶的视觉皮质。②内侧膝状体核：接收来自下丘的听觉感觉信息，并将其投射到颞叶的初级听觉皮质。③丘脑的腹后核：丘脑腹后外侧核接收脊髓丘脑束的信息并进行下一步处理，脊髓丘脑束是痛觉、温度觉和粗触觉的感觉通路，起源于脊髓；腹后内侧核接收来自三叉神经关于面部的感觉信息。④丘脑腹中间核（又称腹外侧核）与病理性震颤有关。

### （二）丘脑损伤后的临床表现

丘脑损伤后的临床表现主要有意识及睡眠障碍、体温调节障碍、对侧肢体偏瘫和感觉障碍、循环和呼吸紊乱、内分泌代谢功能紊乱、消化系统障碍等。

### （三）与手术相关的丘脑分区

丘脑的分区和血供：丘脑根据供血动脉的不同，可以分为4区[1]（图5-2-1），分别是丘脑前区、内侧区、外侧区和后区，分别由丘脑结节动脉、旁正中动脉、下外侧动脉和脉络膜后动脉供血。

#### 1. 丘脑结节动脉

丘脑结节动脉（tuberothalamic artery）起源于后交通动脉，受损后会出现波动性意识水平改变、定向力障碍、记忆和学习能力受损、人格改变、淡漠、意志力缺乏、执行功能障碍、失算、失用、面部表情障碍等。右侧受损可出现一侧空间忽视，左侧受损时出现语言障碍。

#### 2. 旁正中动脉

旁正中动脉（paramedian artery）又称为丘脑穿动脉，起源于大脑后动脉P1段，受损后出现意识

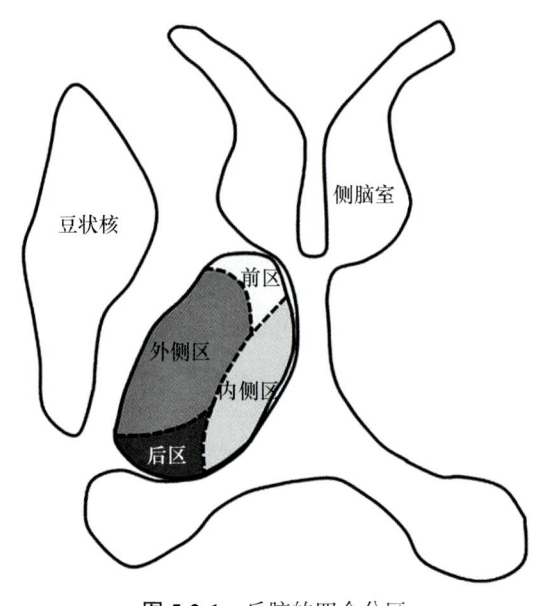

图5-2-1　丘脑的四个分区

水平降低、记忆和学习能力下降、虚构、时间定向力减退、人格和社会行为异常（如攻击行为、激越和淡漠）。左侧受损可出现失语，右侧受损可出现空间能力下降。

### 3. 下外侧动脉

下外侧动脉（inferolateral artery）又名丘脑膝状动脉，起源于大脑后动脉P2段，供应腹后内侧核、腹后外侧核、内侧膝状体核。该动脉有纤细的小分支，经常发生高血压动脉硬化性病理损伤，因而容易发生血管破裂出血，导致对侧偏身感觉缺失、偏瘫、偏侧共济失调和丘脑痛。在丘脑的四个分区中，外侧区是最常见的受损部位。

### 4. 脉络膜后动脉

脉络膜后动脉（posterior choroidal artery）起源于大脑后动脉P2段，供应内、外侧膝状体核，受损后出现视野缺损、对侧不同程度的感觉障碍、偏瘫，以及失语、记忆力下降、肌张力异常、震颤等。

## （四）丘脑出血的流行病学资料

根据欧洲卒中协会制订的指南[2]，原发性高血压脑出血的常见部位依次为基底节区、丘脑、脑叶、小脑和脑桥。国内有流行病学调查结果与欧洲指南相似。丘脑出血的发生率位于第二位，仅低于基底节区脑出血，且丘脑出血危害大，很容易导致急性脑积水，使病情迅速恶化，因此预后非常差[2-3, 7]。有文献报道对脑深部血肿，丘脑出血预后不良的血肿临界体积为8 ml，基底节区脑出血的血肿临界体积为18 ml，超过临界体积的患者死亡率和致残率均明显增加，这提示丘脑出血体积大于8 ml就可以考虑手术干预[4]。丘脑出血的内镜手术可以降低患者的死亡率和脑积水的发生率[5, 8]，远期功能恢复率与保守治疗相比还有待于进一步的临床研究证实。

## （五）丘脑出血的手术指征和禁忌证

### 1. 手术指征

丘脑出血的手术指征为：丘脑血肿的体积大于20 ml，或者存在急性脑积水[6-7]。

### 2. 手术禁忌证

（1）丘脑局限性出血在10 ml以下，患者意识清楚，无需手术。

（2）丘脑血肿向视丘下部或者大脑脚扩展，患者深昏迷，去脑强直或者处于脑疝晚期。

（3）合并严重的基础疾病，如肾衰竭需要透析治疗、严重心脏疾病、凝血功能严重障碍等。

## 二、丘脑出血——额中回入路

额中回入路适用于丘脑前区脑出血和部分丘脑内侧区脑出血破入脑室的患者。根据进入血肿腔的路径不同，有以下两种手术方式。①直接穿刺基底节前部：部分丘脑出血形成血肿后，向前上方突入基底节前部，可以按照基底节区脑出血进行穿刺至血肿，依循血肿形成的自然通道进入第三脑室，然后在内镜直视下清除丘脑前区或者内侧区及第三脑室内血肿并止血[5, 8]，必要时可以行第三脑室底造瘘。有文献报道切开脉络裂进入第三脑室清除第三脑室内血肿[9]。②直接穿刺侧脑室额角，进入侧脑室，经同侧室间孔进入第三脑室，找到第三脑室侧壁丘脑出血的破入点，吸出丘脑内血肿和脑室系统血凝块；脑室置管外引流，辅助注射纤维蛋白溶解酶清除剩余的脑室内血凝块（脑室内血肿清除请参见本章第三节）。

### 1. 仪器与设备

（1）神经内镜设备：0°直径4 mm、长度18 cm硬质观察镜或蝶窦镜。显示器清晰度高，带录像功能。

（2）神经导航：有利于精准设计手术切口长短和骨窗大小，特别是顶结节入路时帮助更大。

（3）内镜工作鞘：一次性使用内镜导引器（VDY20115，欣创通，北京格威德医疗科技有限公司，中国）。

（4）关键手术器械：①双极电凝器，操作杆长度需大于12 cm。②吸引器，内径2 mm、3 mm。③枪状取瘤镊，操作杆长度大于12 cm，头端直径2～3 mm。④枪状剪刀，操作杆长度大于12 cm，头端弯曲30°或者45°。

### 2. 额中回入路手术流程

（1）采用气管插管全身麻醉。

（2）体位：仰卧位，上半身抬高30°，头部居中。

（3）切口和骨瓣：直线切口，长度为4～6cm。骨瓣中心位于冠状缝前1～2cm，中线旁开2～3cm。

（4）手术室布局：术者和助手站在患者脑出血一侧的头顶侧，内镜监视器位于患者脚部患侧的对侧，器械护士站在术者右侧。

（5）血肿的体表投影：根据前文介绍的徒手定位法（第四章第一节），可以将丘脑的体表投影标记在头皮上。对于侧脑室内血肿，根据血肿与丘脑的位置关系，也可以将其前、后界和上、下界标记出来（图5-2-2）。或者用简易导航设备或商用导航设备描记血肿体表投影[8]。

（6）丘脑前部血肿的穿刺：徒手穿刺可以采用如下方法，穿刺方向与矢状面平行，对准双侧外耳道假想连线的中点，先用脑穿刺针试探性穿刺血肿，注射器回抽到暗黑色血凝块，表示进入血肿腔，记下穿刺方向和深度，然后用与脑穿刺针相同的方向导入内镜导引器内芯，穿刺成功后，导入导引器外芯，建立手术通道。智能手机辅助设备方法请参照相关文献[5]及本书相关章节。

（7）置入内镜和吸引器，一般先从血肿顶部开始清除，即从侧脑室内血肿开始，逐步向下方抵达第三脑室内。直视下追踪暗黑色血凝块而调整移动导引器的方向。血肿清除的过程和方法参照本章第一节。血肿大部分吸除后，用37℃林格液冲洗血肿腔。检查无活动性出血后，撤出内镜，放置血肿腔引流管1根，以便术后引流和注射尿激酶。

（8）撤出工作鞘，皮质隧道创面覆盖止血纱。严密缝合硬膜，骨瓣复位，以钛条（2条）和钛钉（4枚）固定，逐层缝合伤口，手术结束。

## 三、丘脑出血——顶结节入路

顶结节入路根据丘脑出血部位和形成血肿的范围，又可以分为2种切口，骨窗位置略有不同。①顶结节-顶间沟入路：适用于丘脑外侧区血肿。分开顶间沟，直接抵达丘脑外侧区。图5-2-3为顶间沟入路的头皮切线。②顶结节后方-三角区入路：适用于丘脑后区和部分内侧区血肿。与顶间沟入路相比，骨窗更靠后2～3.5cm，方便导引器进入侧脑室体部。切口线见图5-2-4。导引器头端先进入同侧侧脑室三角区，依次清除三角区、颞角、侧脑室体部、枕角血肿。检查丘脑后部有无活动性出血点，可以直视下止血。清除血肿后留置引流管，一般放置在侧脑室体部，以便术后引流和注射尿激酶。丘脑后

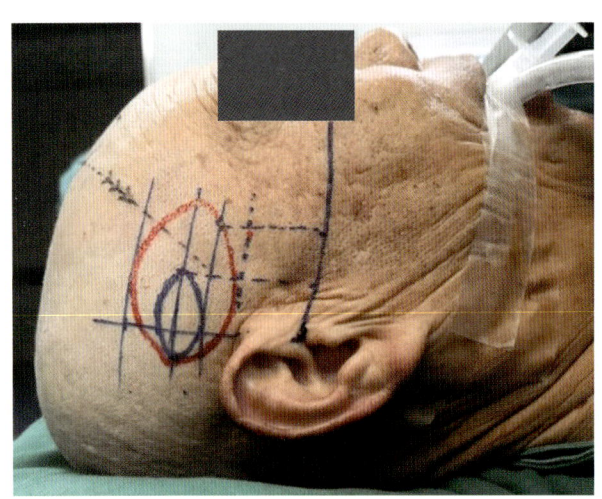

图5-2-2 丘脑出血破入侧脑室额角：蓝色椭圆形为丘脑体表投影，红色实线标记血肿体表投影

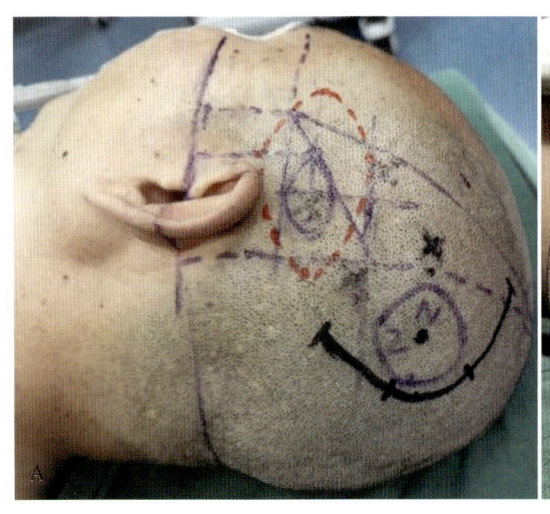
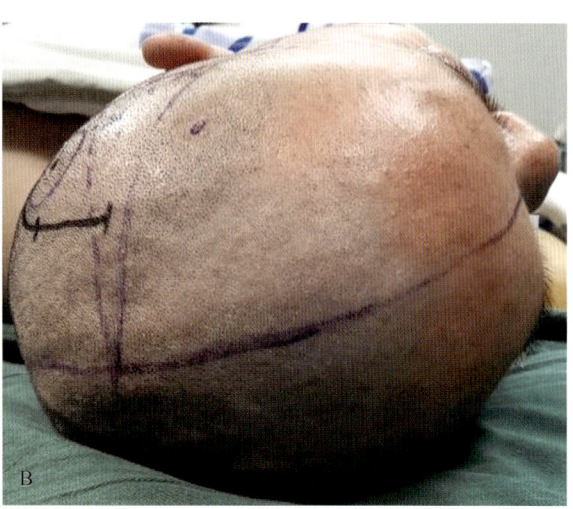

图5-2-3 A.顶间沟入路侧方视角；B.顶间沟入路顶部视角

区出血的神经内镜手术操作见本节"典型病例"。

### 1. 仪器与设备

参见上文额中回入路。

### 2. 顶结节入路手术流程

（1）体位：仰卧位，上半身抬高30°，患侧肩部垫高，头偏向对侧。

（2）切口和骨瓣：弧形切口，长度依据血肿位置而定。丘脑外侧区血肿，骨瓣中心位于顶结节颞肌附着的顶点（图5-2-3）；丘脑后区以及部分内侧区血肿，骨瓣中心位于顶结节颞肌附着顶点的后方2～3.5 cm（图5-2-4）。

（3）手术室布局：术者站在患者脑出血侧的侧方，助手位于患者头顶部，内镜监视器位于术者对侧，器械护士站在术者对侧靠下的位置，在内镜监视器同侧（图5-2-5）。

（4）血肿的体表投影：根据前文介绍的徒手定位法，可以将丘脑的体表投影标记在头皮上，对于侧脑室内血肿，根据血肿与丘脑的位置关系，可以将其前、后界和上、下界标记出来（见图5-2-3 A）。也可以用导航设备描记血肿体表投影。

（5）顶结节-顶间沟入路的穿刺和血肿清除：

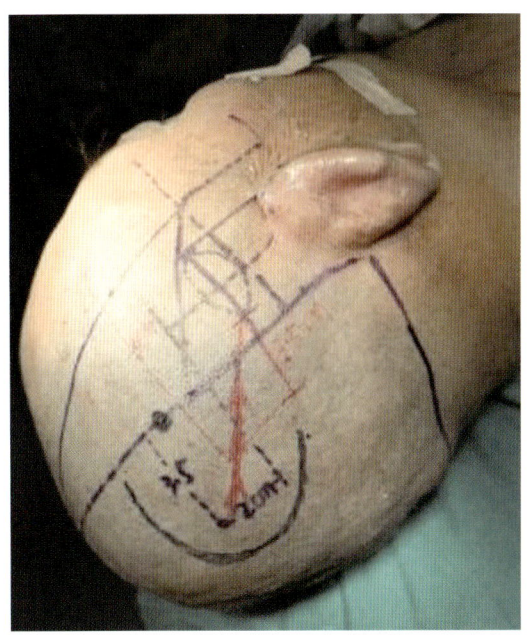

图5-2-4 顶结节后方入路切口线

穿刺方向与矢状面平行，对准双侧外耳道假想连线的中点，与额中回入路穿刺时类似。先用脑穿刺针试探性穿刺血肿，注射器回抽到暗黑色血凝块，表示进入血肿腔，记下穿刺方向和深度，然后用与脑穿刺针相同的方向导入内镜导引器内芯，穿刺成功后，导入导引器外芯，建立手术通道，血肿清除方法同基底节区血肿。

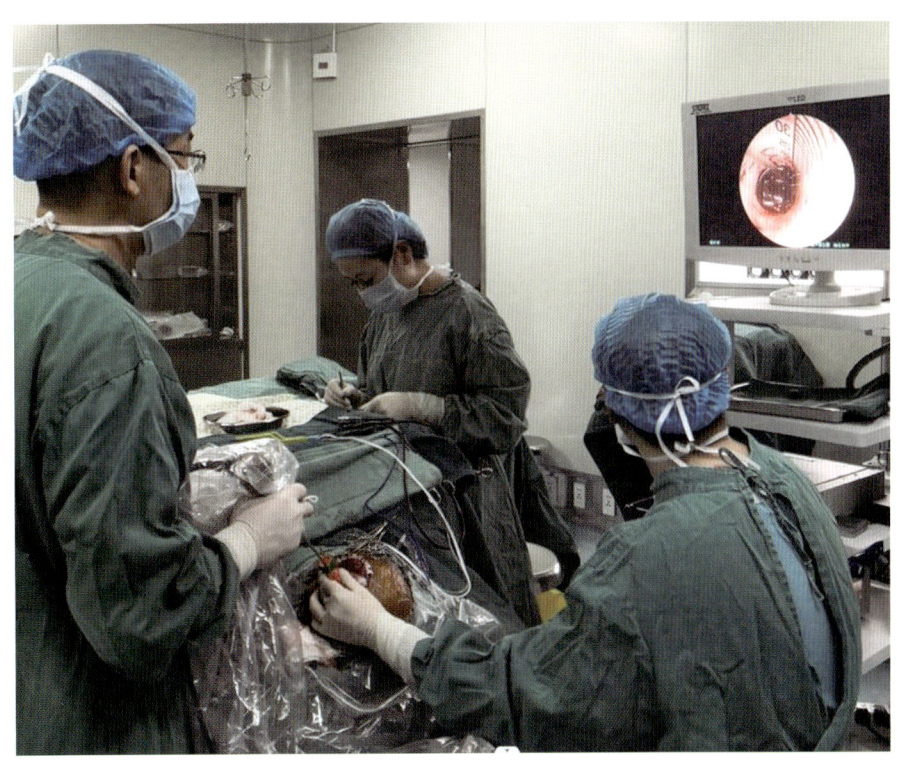

图5-2-5 手术人员和设备的位置关系

(6) 顶结节后方-三角区入路的穿刺和血肿清除：穿刺方法与顶间沟入路类似，穿刺的路径略长。导引器外芯进入血肿腔后，直视下清除术野内血凝块，首先寻找丘脑血肿，如果能找到出血点，可以直视下电凝止血。如果发现光滑的侧脑室壁和粉（紫）红色颗粒状脉络膜组织，提示导引器头端进入了侧脑室三角区，轻柔清除脑室血肿后，根据脑室的解剖关系，依次调整导引器方向为前下、前上和后方，分别进入侧脑室颞角、侧脑室体部和枕角。一边用直径为 2 mm 的吸引器吸引血凝块，一边间断地冲水，既可以防止脑室系统塌陷，导致脑内自然空间缩小，又有利于血肿与脑室壁分离，请注意保护术野内脉络丛组织和侧脑室壁。如果骨窗位置足够靠后上方，导引器可以自三角区进入侧脑室体部，内镜头端能够伸入侧脑室的室间孔位置，吸引器能够吸出侧脑室额角内血凝块，甚至也可以清除部分对侧侧脑室额角和第三脑室内的血凝块，当然，需要注意勿损伤脑室壁，如果有导航设备辅助，手术入路路径会更加精准，脑通道足够长，血肿清除的效果会更好。如果侧脑室内血凝块体积大，也可以行透明隔造瘘，进入对侧侧脑室体部，清除对侧侧脑室内血凝块，打通脑脊液循环通路。

(7) 脑室内血肿吸除后，用 37℃林格液冲洗血肿腔。注意保护侧脑室壁以及脑室内血管。检查无活动性出血后，撤出内镜，在侧脑室体部放置一根引流管，以便术后引流和注射尿激酶。注意关颅过程中引流管勿移动过多，以免引流管头端移出脑室，影响脑室内残留血凝块以及血性液体的引流效果。

(8) 撤出工作鞘，皮质隧道创面覆盖止血纱。严密缝合硬膜，骨瓣复位，以钛条（2条）和钛钉（4枚）固定。逐层缝合伤口。手术结束。

**3. 顶结节入路以及顶结节后方入路手术的注意要点**

(1) 对于优势半球丘脑出血患者，切口设计时尽量远离外侧裂末端，以免破坏语言的传导束（弓状束），骨窗要在颞肌附着的范围之外。

(2) 如果导引器长度足够，骨窗位置尽量靠上，减少对视束的损伤，导致术后视野缺损。

(3) 大量血肿聚集在侧脑室三角区并向三角区周边脑室扩散的出血，骨窗需要更靠后，骨窗中心点与侧脑室体部层面在一条直线上，方便导引器进入侧脑室体部。

## 四、典型病例

这里介绍一例丘脑后区出血破入脑室的患者。

### （一）病史资料

患者，男，60 岁。主诉：突发右侧肢体乏力伴失语 2 h 入院。既往史：高血压病史多年，最高收缩压超过 200 mmHg。入院时体格检查：血压 183/103 mmHg，嗜睡，运动性失语，双眼向左侧凝视，右侧中枢性偏瘫，右侧肢体肌力 0 级，右侧巴宾斯基征阳性，脑膜刺激征阳性。入院时头颅 CT 提示：左侧丘脑出血破入脑室（图 5-2-6）。9 h 后，

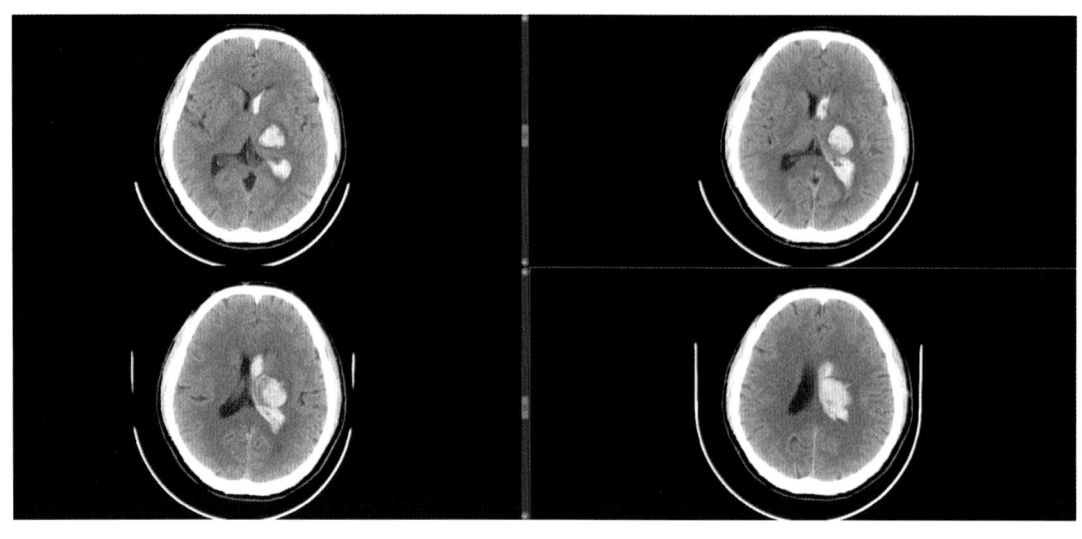

图 5-2-6　入院时头颅 CT 示丘脑出血破入同侧侧脑室

患者陷入浅昏迷，复查头颅CT提示左侧丘脑出血增加，同侧侧脑室三角区、颞角以及侧脑室体部脑室铸型（图5-2-7）。

## （二）治疗经过

取仰卧位，头偏向右侧，左侧肩部垫高。取顶结节后方入路（图5-2-8）。

### 1. 手术计划

术前用3D Slicer软件重建头颅和血肿的三维模型，并将其融合，用Rendering模块将头颅模型的透明度降低以显示颅内红色的丘脑及脑室内血凝块。依据位置不同，用数字1、2、3、4将血凝块分别标识，与左侧丘脑、颞角、侧脑室体部和枕角一一对应（图5-2-9）。

### 2. 手术过程（视频5-2-1）

首先清除左侧丘脑血肿并止血，往后稍稍退回导引器进入三角区，可以看到脉络丛组织，然后将导引器移向前下方，吸除颞角内血肿，可以看到颞角光滑的侧脑室壁，并可见清亮的脑脊液流出。再次退回导引器到三角区，然后向前上方寻找侧脑室体部暗黑色血凝块，循着血凝块，缓慢深入导引器，一边冲水，将侧脑室扩张以便于

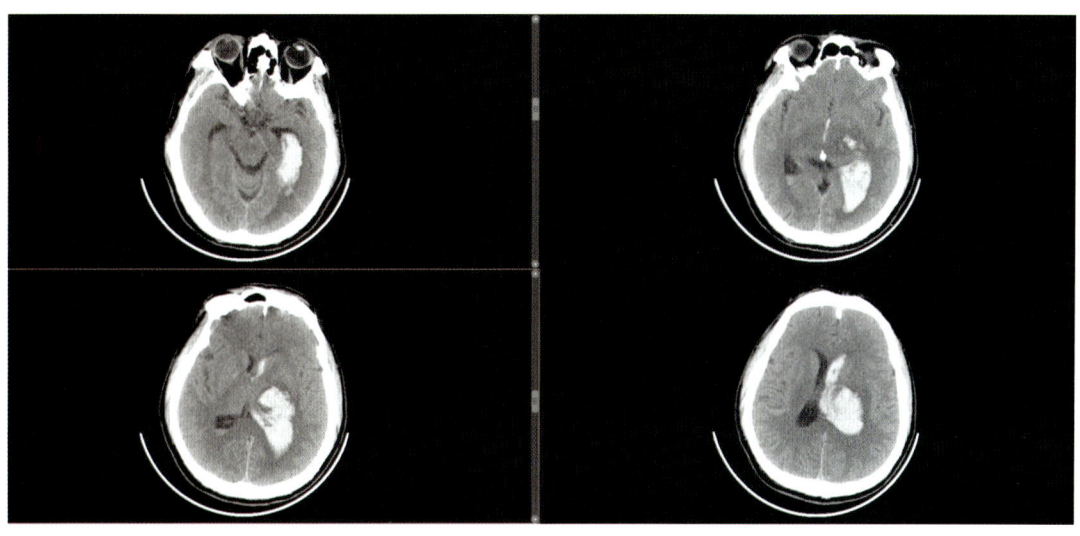

图 5-2-7　9 h后，头颅CT提示丘脑出血增加，脑室系统铸型

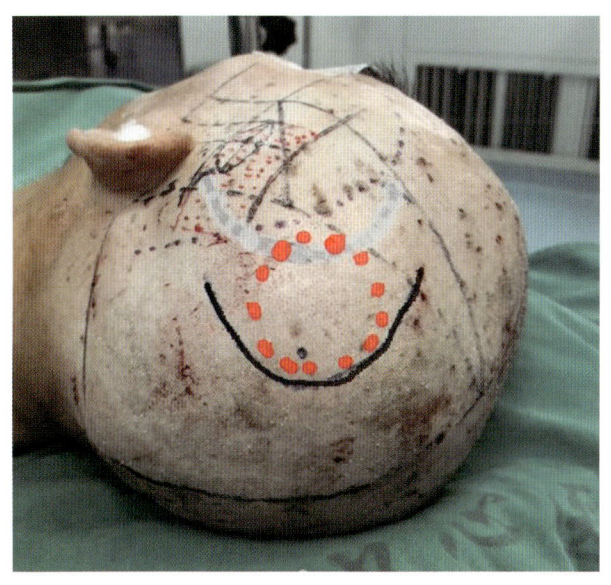

图 5-2-8　丘脑血肿切口和骨窗位置（骨窗后上缘：侧脑室顶部层面和乳突沟纵垂线交点后方3.5 cm，上方2 cm）

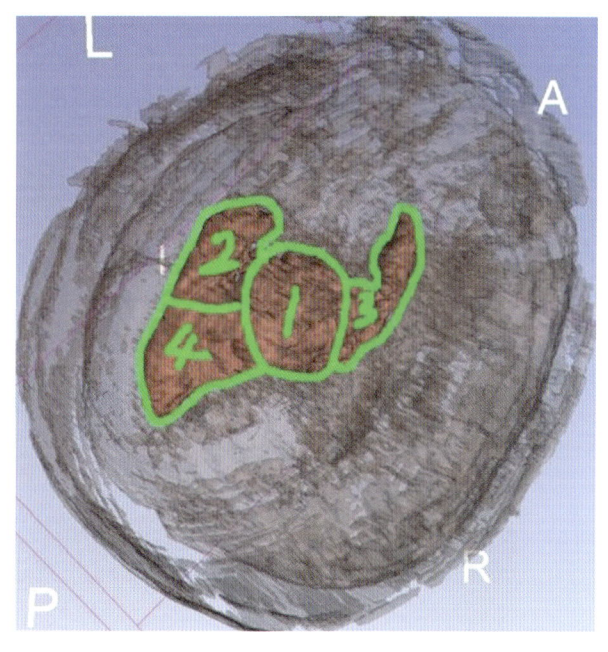

图 5-2-9　丘脑后区及侧脑室内血肿分区

视频 5-2-1　丘脑出血神经内镜血肿清除视频

导引器向侧脑室体部前进,勿损伤侧脑室壁,用 2 mm 吸引器轻轻吸引血凝块,在生理盐水冲洗和吸引器的作用下,侧脑室内血凝块很容易被清除。再次退回至三角区,然后向后下方调整导引器,同样的方法清除枕角内血凝块。血肿清除后,丘脑出血部位用止血纱布贴敷,脑室内不放置止血材料,在侧脑室体部放置一根引流管,撤出导引器,缝合硬脑膜,还纳骨瓣,分层缝合帽状腱膜层和皮肤。

术后 6 h 及术后 12 天复查头颅 CT 结果见图 5-2-10 和图 5-2-11。

### 3. 术后常规处理

术后 CT 复查、血压和血糖管理、尿激酶注射等处理措施同常规开颅血肿清除手术。建议术后动态复查头颅 CT,了解脑室大小情况以及残留血肿引流和吸收情况,必要时放腰大池引流,加快脑室系统血性脑脊液的廓清,减少脑积水的发生率。注意外引流管的放置时间,脑室引流管最好不超过 1 周,腰大池引流管不超过 2 周。

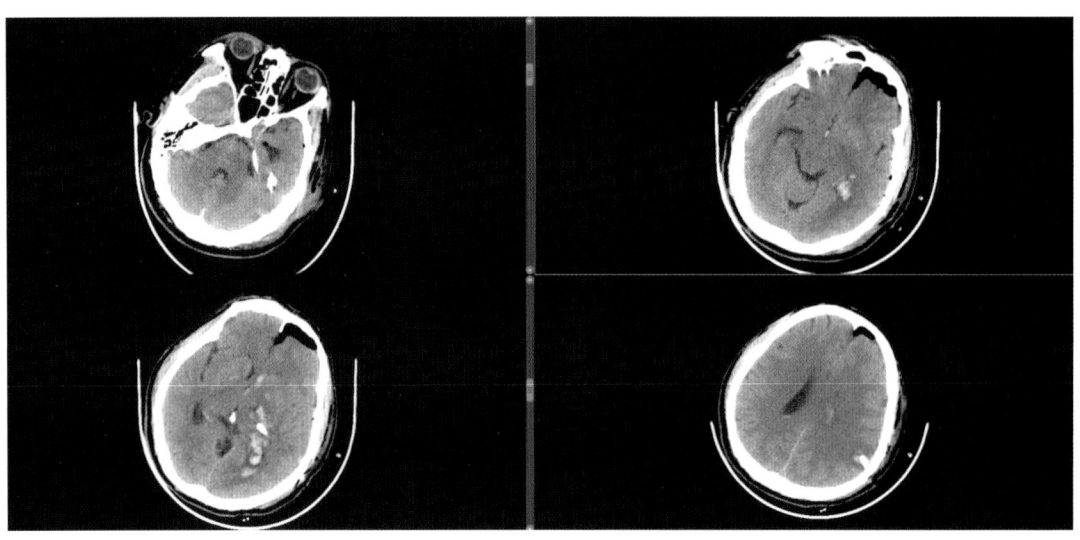

图 5-2-10　术后 6 h 复查头颅 CT

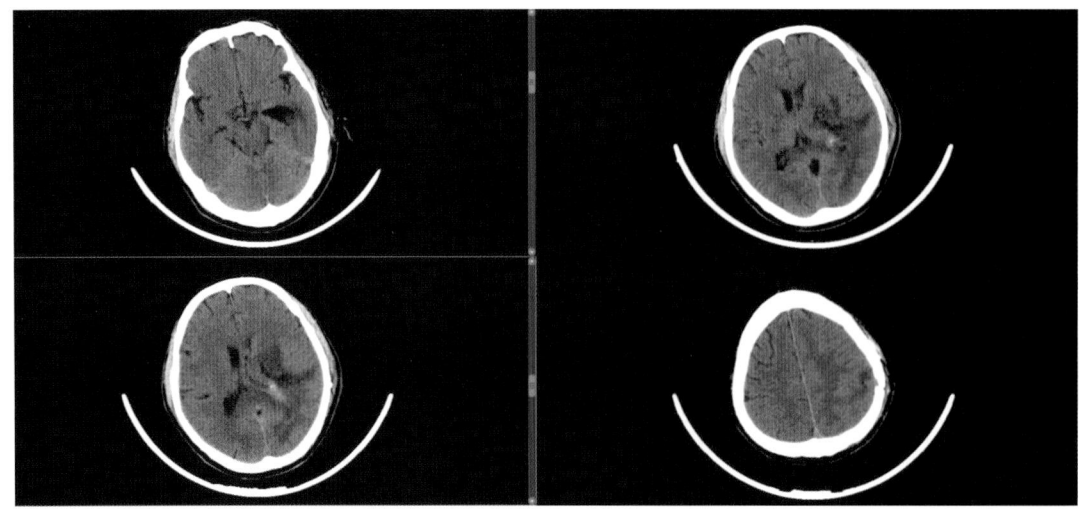

图 5-2-11　术后 12 天,头部 CT 提示血肿基本消失,未见脑积水

## 参考文献

[1] Shinichiro T, Takuji Y, Yasuaki N, et al. Novel anatomic classifification of spontaneous thalamic hemorrhage classifified by vascular territory of thalamus. World Neurosurg, 2017, 104: 452-458.

[2] Steiner T, Al-Shahi Salman R, Beer R, et al. European Stroke Organisation (ESO) guidelines for the management of spontaneous intracerebral hemorrhage. Int J Stroke, 2014, 9 (7): 840-855.

[3] Wenzhi Wang, Bin Jiang, HaixinSun, et al. Prevalence, incidence and mortality of stroke in China. Circulation, 2017, 135: 759-771.

[4] Leasure AC, Sheth KN, Comeau M, et al. Identification and validation of hematoma volume cutoffs in spontaneous, supratentorial deep intracerebral hemorrhage. Stroke, 2019, 50: 2044-2049.

[5] 葛新, 陈晓雷, 孙吉庆, 等. 简易导航下神经内镜经kocher点额中回入路微创手术治疗丘脑出血破入脑室. 中国神经精神疾病杂志, 2017, 43 (3): 176-179.

[6] Kuo LT, Chen CM, Li CH, et al. Early endoscope-assisted hematoma evacuation in patients with supratentorial intracerebral hemorrhage: case selection, surgical technique, and long-term results. Neurosurgical focus, 2011, 30 (4): E.DOI: 10.3171/2011.2.FOCUS10313.

[7] 陈晓雷, 徐兴华, 张家墅. 高血压脑出血外科手术治疗. 中国现代神经疾病杂志, 2018, 18 (12): 845-849.

[8] Xin Ge, Xinhua Xu, Xinguang Yu, et al. Smartphone-assisted endoscopic surgery via Kocher's pointfor intraventricular hemorrhage caused by thalamichemorrhage: A comparison with external ventricular drainage. Experimental and Therapeutic Medicine, 2019, 18: 1870-1876.

[9] Huaiyu Sun, Yue Wang, Shihai Yu, et al. Endoscopic-assisted translateral ventricular transchoroidal fissure approach for evacuation of medial-type thalamic hemorrhage: case series. World Neurosurg, 2020, 143: 183-189.

# 第三节

# 幕上脑室内出血的神经内镜手术治疗

## 一、概述

脑室出血（intraventricular hemorrhage，IVH）是一种严重的脑血管意外，占全部脑卒中的10%～15%，包括原发性脑室出血和继发性脑室出血，合并脑室铸型者病情危重，死亡率可达50%～90%[1]。多因素Logistic回归分析表明，与脑室出血术后死亡独立相关的危险因素包括术后中枢性高热、术前并发梗阻性脑积水（$p < 0.01$）、术后引流时间≥7天、术后并发肺部感染、高龄、低GCS评分、弥漫性脑室出血及高血压病史（$p < 0.05$）[2]。针对这些患者，首要治疗目标为尽快清除脑室内积血、迅速降低颅内压、消除血肿压迫和神经损害、解除非交通性脑积水，挽救生命，改善预后。脑室外引流（external ventricular drainage，EVD）配合引流管注入尿激酶溶血是一种安全有效的治疗方法[3]，但对于严重大量出血的患者，由于其存在引流时间长、中枢性发热及颅内感染发生率高等不足，效果不甚理想。自从20世纪80年代Auer采用神经内镜技术清除脑室血肿以来[4]，越来越多的医疗单位采用神经内镜微创手术取得了不错的效果[5]。与EVD相比，神经内镜技术具有以下优点[5]：①可以快速清除血肿，减轻压力对下丘脑和脑干等关键结构的影响，以及由凝块分解产物引起的神经毒性作用[6]；②缓解急性阻塞性脑积水，迅速降低颅内压，改善脑灌注；③直视下血肿清除，可以处理活动性出血，避免副损伤[7]，可减少脑积水和脑室-腹腔（ventricular-peritoneal，VP）分流率[8-9]；④脑室有相对固定的无血管区和解剖结构，因此存在相对固定的手术安全通道，更适合基于穿刺通道或工作鞘的神经内镜手术；⑤对于继发性脑室出血，神经内镜手术可以清除脑实质内的血肿并止血；⑥引流导管可在直视下放置，避开脉络丛，提高放置精度，减少并发症。

由于脑室出血绝大部分发生在侧脑室和第三脑室，而侧脑室与第三脑室可以通过一次内镜手术予以清除[5]，故本节将结合脑室出血的自身特点，介绍神经内镜手术治疗幕上脑室出血的策略与方法。

脑室出血有其自身特点，不同于脑实质出血，因此内镜手术治疗也有所不同。内镜需要观察和操作的空间，对于脑实质出血，血肿形态相对规则局限，需要依靠内镜套筒的支撑人为创造空间；而对于脑室来说，血肿形态不规则，位置不局限，可波及多个脑室，脑室壁即为血肿壁。脑室有相对固定的观察角度和操作空间，脑室壁有重要的神经结构，不能随意损伤，发生脑室出血时，这些神经结构可能会破坏、扩张、压缩甚至移位，给脑室出血手术带来了很大的困难和不确定性。因此，在开展脑室出血手术之前，我们必须重新学习脑室壁的解剖结构，并根据这些解剖特点选择合适的手术入路和方法。

## 二、侧脑室和第三脑室的解剖

侧脑室和第三脑室位于幕上颅腔中央的深部位置，完全由神经结构包裹，脑室壁含有重要的运动、感觉传导通路和自主神经、内分泌中枢。侧脑室和第三脑室关系密切，许多构成侧脑室壁的结构也见于第三脑室，侧脑室和第三脑室都与深静脉系统密切相关，许多动脉同时供应侧脑室和第三脑室各壁。

在解剖学上，侧脑室可以认为是围绕间脑（包括丘脑）的C形囊状结构。它分为五部分，分别是额角、体部、三角区、颞角、枕角，各部分在选择手术入路时有重大区别。侧脑室和第三脑室通过室间孔连通。室间孔是解剖上的一个瓶颈，它与透明隔、胼胝体、尾状核、丘脑和穹窿毗邻（图 5-3-1）。

## 三、内镜脑室血肿清除术准备工作

### （一）仪器与设备

**1. 神经内镜**（图 5-3-2）

（1）内镜摄像系统。

（2）0°直径 4 mm、长度 18 cm 硬质观察镜或蝶窦镜。

（3）如有条件，可配备 Storz 0°手术镜鞘（型号 28164SAL，Karl Storz 公司，德国），前端整合了直径 2 mm、长度 2 cm 的直吸引器（非必需，可用普通吸引器捆绑代替）。

**2. 神经导航**

脑室穿刺位置相对固定，导航并非必需，但对于脑室较小、合并脑实质血肿、脑室明显移位等情况，可使用导航定位，本中心使用美国 Compass 电磁导航。

**3. 内镜工作通道**

一次性使用内镜导引器（VDY20115，欣创通，

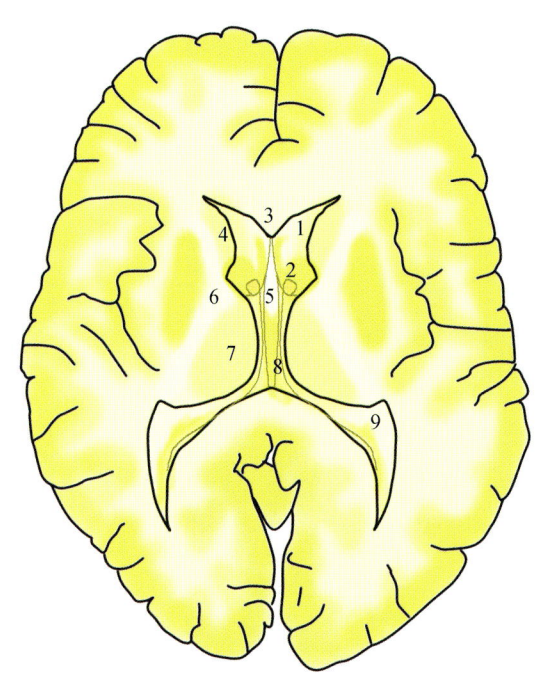

**图 5-3-1** 侧脑室及其毗邻的解剖结构
图中标注：1. 脑室额角；2. 室间孔；3. 胼胝体膝部；4. 尾状核头；5. 穹窿；6. 内囊；7. 丘脑；8. 脑室体部；9. 脑室三角区

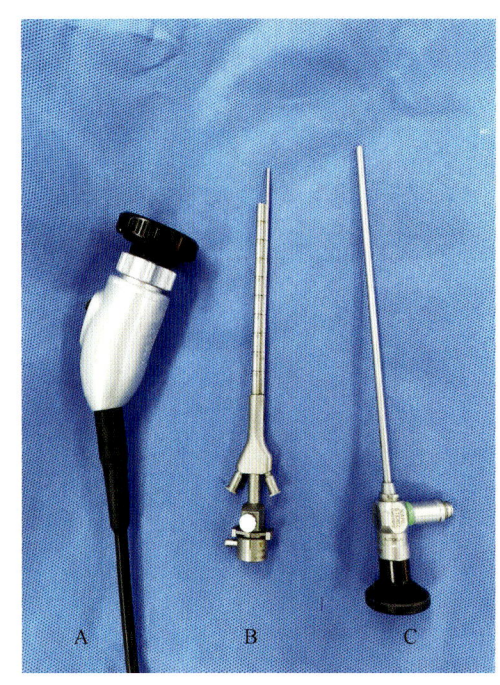

**图 5-3-2** 手术用神经内镜。**A.** 内镜摄像系统；**B.** 整合了吸引器头的专用镜鞘；**C.** 0°直径 4 mm、长度 18 cm 硬质观察镜

北京格威德医疗科技有限公司，中国）。

**4. 相关手术器械**

（1）双极电凝器：操作杆长度需大于 12 cm。

（2）吸引器：内径 2 mm、3 mm、5 mm，工作长度需大于 12 cm。

（3）枪状取瘤钳：操作杆长度大于 12 cm，头端直径 2～3 mm。

（4）软轴撑开器：用于固定内镜导引器。

### （二）其他准备工作

参见本章第一节"基底节区脑出血的神经内镜手术治疗"相关内容。

## 四、内镜脑室血肿清除术的手术流程

### （一）手术入路选择

脑室手术常用的手术入路包括：额角入路、三角区入路、颞角入路、枕角入路、经胼胝体穹窿间入路等，每种入路都有相关的并发症[10]。针对脑室出血部位不同，常选择额角入路及三角区入路（图 5-3-3）。额角入路（图 5-3-4）的优点是在清除侧脑室血肿后可以通过室间孔清除第三脑室内血肿，必

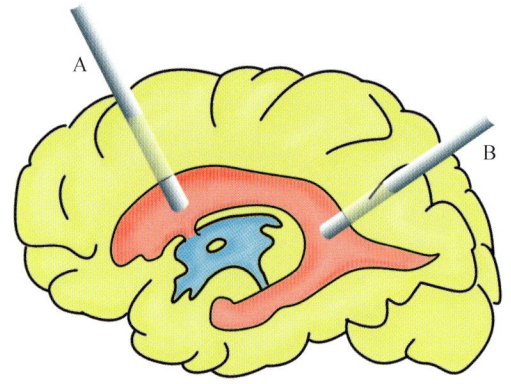

图 5-3-3　内镜脑室血肿清除术的手术入路选择。**A.** 额角入路；**B.** 三角区入路

要时可以进行内镜下第三脑室造瘘（endoscopic third ventriculostomy，ETV）[11-12]；而三角区入路（图 5-3-5）更针对血肿偏后（尤其是丘脑后外侧血肿破入脑室）的患者，可同时处理丘脑血肿和脑室内血肿。

### （二）经额角入路脑室血肿清除术手术流程

#### 1. 麻醉与体位

（1）麻醉：全麻插管。

（2）体位：仰卧位，上半身抬高 15°～20°。

（3）手术切口：以中线旁 3 cm、冠状缝前 1～2 cm 为中心，做一纵行直切口，长度 4～5 cm（图 5-3-6）。

#### 2. 手术过程

（1）切开头皮约 5 cm，用铣刀或环钻做一个 3 cm 的骨窗，剪开硬膜，在导航指引下，将导引器置入脑室额角，并用软轴撑开器固定（穿刺方法同前文所述）。若无神经导航，可采用前文介绍的各种定位方法定位。对于术前出血量巨大、颅内压高的患者，插入导引器的过程可能进一步增加颅内压，甚至有引起脑疝的风险。此时可先用脑室引流管穿刺脑室，释放 10～15 ml 血性脑脊液适当减压后再穿刺置入导引器。

（2）取 0° 硬质观察镜进入导引器，内镜上配备 Storz 0° 手术镜鞘（型号 28164SAL），或捆绑内径 2 mm 的吸引器，前端超出镜头 1～2 cm。左手持镜，右手持吸引器。在内镜直视下，利用吸引器清除血肿。需要止血时，右手持双极电凝进行操作；也可以采用助手持镜或另一器械的方式辅助术者操

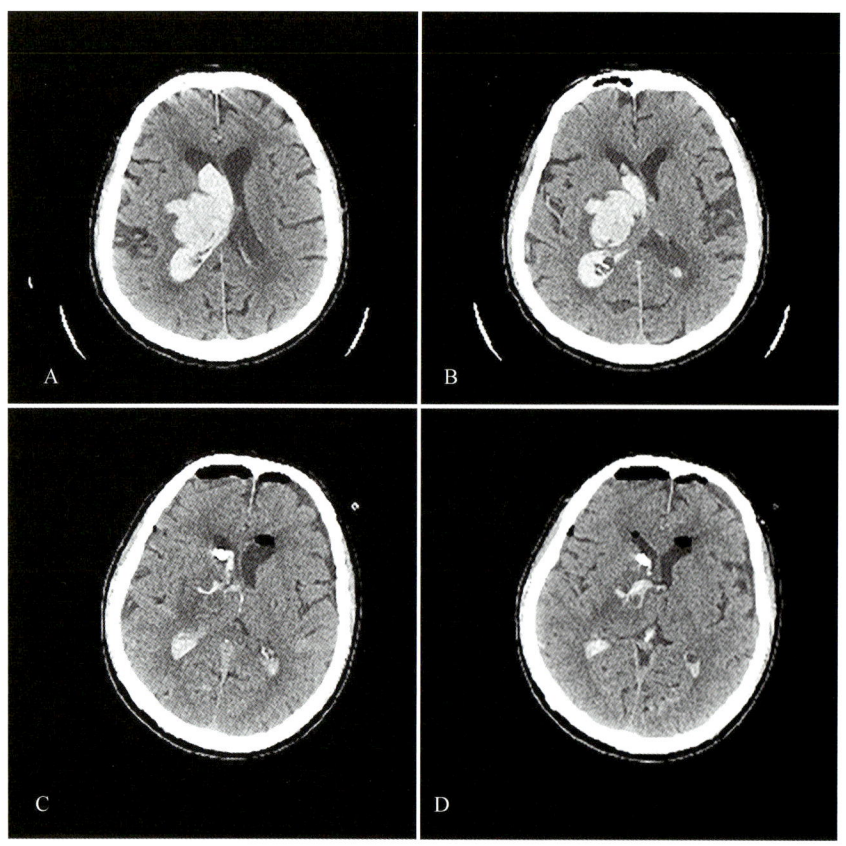

图 5-3-4　经额角入路脑室血肿清除术的手术前后 CT 对比。**A** 和 **B.** 术前 CT 影像；**C** 和 **D.** 术后 6 h 影像

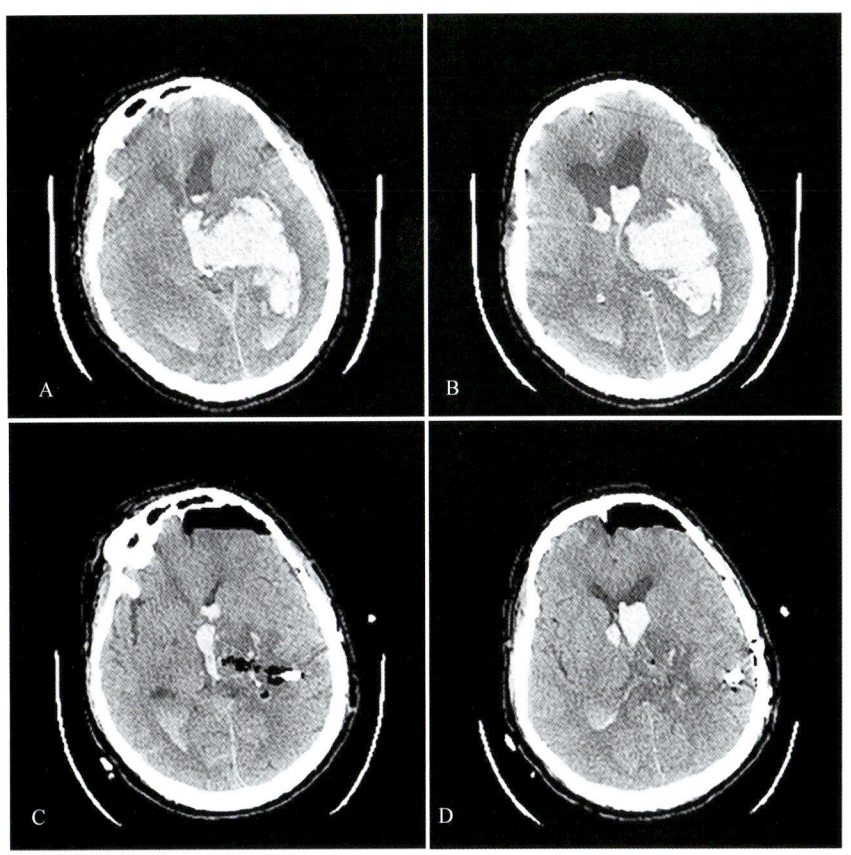

图 5-3-5　经三角区入路脑室血肿清除术的手术前后CT对比。**A**和**B.** 术前CT影像；**C**和**D.** 术后6h影像

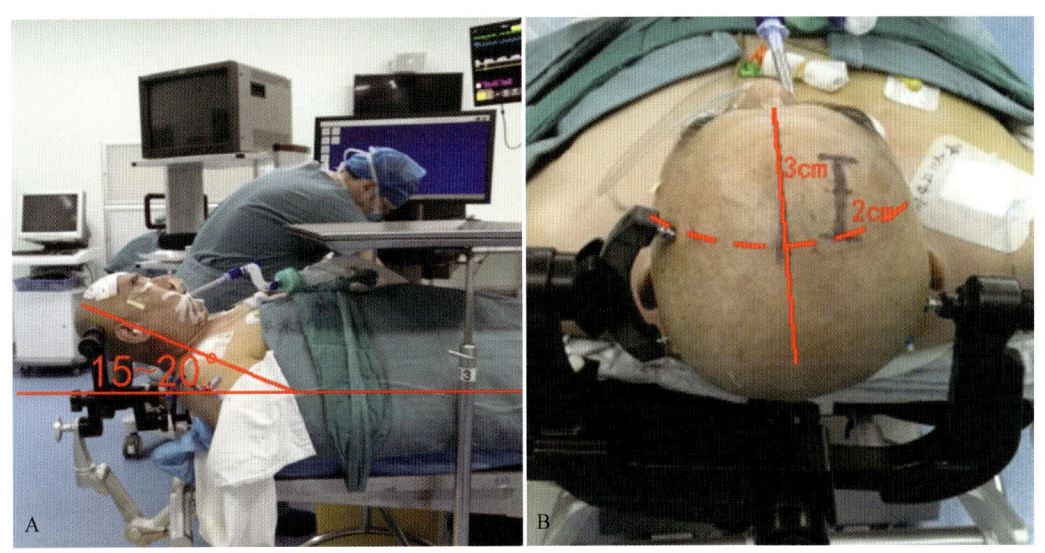

图 5-3-6　经额角入路脑室血肿清除术的体位与切口。**A.** 手术体位；**B.** 手术切口

作（图5-3-7）。

（3）脑室额角与体部血肿清除：通常情况下，镜下会首先观察到脑室额角与体部，该部分血肿往往和脑室壁没有紧密粘连，用吸引器轻柔吸出即可。清除部分血肿后，通过辨认脑室壁结构，进一步确定导引器位置。通过透明导引器壁，可以观察周边脑室壁结构和残余血肿位置，移动导引器，逐步清除周边血肿。清除脑室额角和体部血肿后，可以观察到室间孔和第三脑室。

（4）室间孔与第三脑室血肿清除：清除脑室额角与体部血肿后，室间孔得以显露，可以通过室间孔清除第三脑室内血肿。部分患者由于脑实质血肿

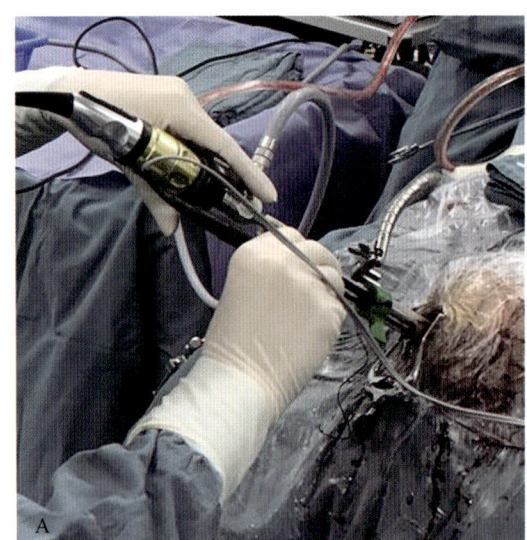 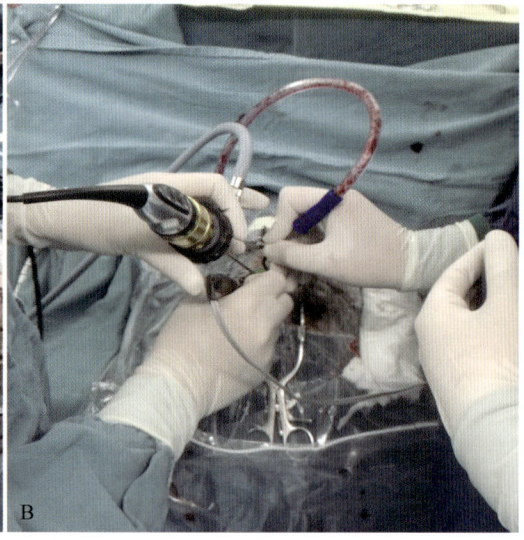

图 5-3-7 内镜手术过程中的止血操作。A. 左手持镜捆绑吸引器，右手持双极电凝止血；B. 助手持器械辅助术者

压迫等原因导致室间孔不可见，此时不要强行牵拉寻找，以免损伤丘脑和内囊膝部，待进一步清除血肿后再实施该步骤。

清除第三脑室血肿时，尤其是尝试清除第三脑室后部的血肿时，需要注意保护室间孔下方的脉络丛和丘纹静脉，透明隔静脉必要时可以电凝切断，并进一步打开脉络裂，扩大室间孔，更充分显露第三脑室。此时，可以更方便地清除第三脑室后部及中脑导水管上方的血肿。吸除中脑导水管血肿后，可见脑脊液自下方流出，此时脑脊液梗阻解除。

清除第三脑室血肿后，如果未能解除梗阻，可以尝试进行内镜下第三脑室造瘘（ETV）。首先观察第三脑室底形态，由于该类患者往往术前并未完善MRI检查以了解基底池结构，因此对于第三脑室底结构不清晰的患者，不要冒险进行造瘘。笔者习惯使用3F球囊造瘘管进行造瘘，造瘘成功后可见瘘口有脑脊液自下而上流出。

（5）侧脑室三角区：沿脉络丛继续向后可以进入侧脑室三角区（房部），这里是额角入路可以到达的最远处，清除该处血肿需要依靠导引器良好的支撑。三角区往往积血很多，清除时很容易误吸到脉络丛导致牵拉出血，应注意用棉片保护脉络丛，并使用双极电凝烧灼出血的脉络丛。此入路虽无法到达侧脑室颞角，但由于患者采用仰卧位，当清除三角区血肿后，颞角血肿失去支撑，再通过反复冲洗可以落入三角区后被吸出。

（6）透明隔造瘘：逐渐回退导引器，重新进入侧脑室体部，将导引器对准透明隔，选择无血管区进行造瘘，双极电凝烧灼后撑开瘘口，进一步移动导引器对准瘘口，通过瘘口，可以吸出对侧脑室内血肿。

（7）放置脑室外引流管：使用温盐水反复冲洗脑室，检查有无活动性出血，放置脑室外引流后，退出导引器，观察穿刺道有无出血，创面覆盖止血纱或明胶海绵。硬膜下腔注水，缝合硬膜，还纳骨瓣，缝合头皮，固定引流管，手术结束（图5-3-8）。

### （三）经三角区入路脑室血肿清除术手术流程

侧脑室三角区位于大脑深部，许多重要结构或与之关系紧密，或位于手术入路的必经之处，如内囊后部纤维、视辐射、基底节、优势半球的角回和缘上回等重要功能区，以及脉络丛动脉和脑深静脉系统等血管结构。侧脑室三角区入路有很多种，其中经顶叶入路，或称上顶枕叶入路，是目前针对侧脑室三角区病变应用最广泛的手术入路，一般选择切开顶上小叶进入侧脑室三角区。切开皮质的位置足够高、足够外侧，可达到避免损伤视辐射的效果[13]。

#### 1. 麻醉与体位

（1）麻醉：全麻插管。

（2）体位：采用侧卧位，患侧朝上；或仰卧位头向穿刺对侧侧偏45°。

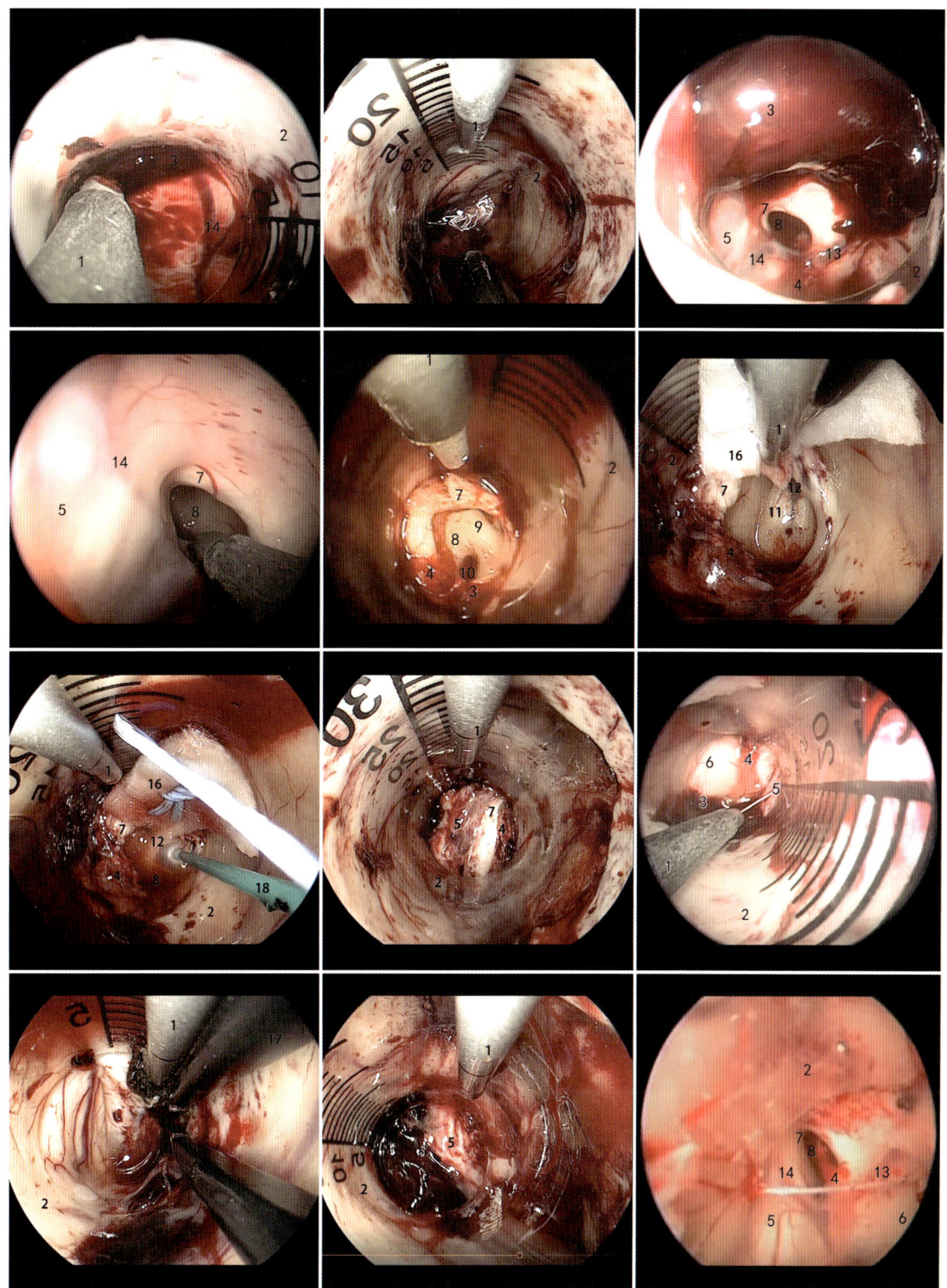

**图 5-3-8** 经额角入路内镜脑室血肿清除术手术过程

图中标注:1.吸引器;2.内镜导引器;3.血肿;4.脉络丛;5.透明隔;6.丘脑;7.穹窿;8.室间孔;9.中间块;10.中脑导水管;11.乳头体;12.第三脑室底;13.丘纹静脉;14.透明隔前静脉;15.对侧脑室壁;16.棉片;17.双极电凝;18.球囊造瘘管

(3) 手术切口:取枕外粗隆上 6 cm 与穿刺侧耳上缘上 3 cm 连线,旁开中线 6 cm 为穿刺点,做 5 cm 长直切口或 7 cm 长弧形切口(图 5-3-9)。

## 2. 手术过程

依 CT 定位或导航定位改良的侧脑室三角区入

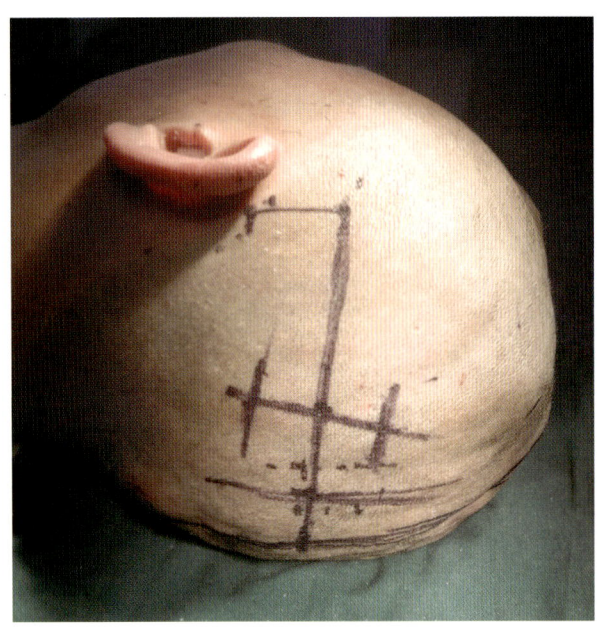

图 5-3-9　经三角区入路脑室血肿清除术的手术切口

路，直形或弧形切开皮瓣，磨钻钻孔，铣刀铣开一约 3 cm 骨孔，弧形切开硬脑膜，电凝沿着脑沟灼烧穿刺点，在导航下穿刺侧脑室，置入导引器。脑室内操作方法同额角入路手术。注意避免导引器来回更换，以免对脑组织造成损伤；注意调整导引器方向时要轻柔，幅度要小，避免牵拉损伤脑组织。

选择此入路手术的患者多合并丘脑出血，针对丘脑血肿亦可自血肿在脑室的破口进入血肿腔，清除血肿。具体操作参考本章第二节"丘脑出血的神经内镜手术治疗"。

## 五、内镜脑室血肿清除术的围术期管理

### 1. 术前准备

（1）术前需详细询问病史，完善常规检查，有条件的患者尽可能完成 CTA 或 MRA、DSA 等检查，明确病因；针对动脉瘤、动静脉畸形（AVM）等血管病导致的脑室出血应先行开颅或介入手术治疗病因，再酌情开展内镜脑室血肿清除术。对于抗凝、抗血小板药物导致的脑室出血尽量不要选择内镜手术。

（2）通常情况下，原发性脑室出血后脑室系统扩张，脑室穿刺位置和方向固定。在继发性脑室出血患者中，由于受到脑内血肿推挤，脑室位置可能发生变化，因此脑室穿刺可能需要导航或其他定位方式辅助，详见本书相关内容。

（3）其他术前准备见本书相关内容。

### 2. 术中注意事项

（1）手术开始前注意：三方核对患者基本信息、出血部位等。

（2）术中注意和麻醉医师沟通患者术中血压控制，收缩压控制在 120 ～ 140 mmHg，避免术中、术后患者出现梗死或再出血。

### 3. 术后管理

（1）一般管理：应立即安全返回卒中单元或神经重症监护病房。持续镇静、镇痛 6 ～ 8 h 并复查颅脑 CT。同时逐步停用镇静、镇痛药物，给予生命监测、心电监护、氧气吸入、控制血压、降低颅内压、保护胃黏膜、维持电解质平衡等对症治疗。若消化道尚无特殊情况，尽早（24 ～ 48 h 内）给予鼻饲流质饮食。

（2）脑室外引流管理：①术中放置脑室外引流管建议采用皮下隧道技术，术后观察皮肤伤口有无渗液，定期消毒换药。②留置脑室外引流管应严格固定引流高度，一般为引流管出口平外耳门上方 15 cm。根据患者具体情况可稍作调整，调整高度后应严密观察引流情况，操作、外出时应暂时关闭引流管。③观察引流情况，有无活动性出血，有无堵管，如出现短时间内引流量突然增多或管内有新鲜出血应立即观察生命体征、神志、瞳孔、颅内压并及时复查头部 CT。定时记录引流量，杜绝过度引流。④建议使用具有防逆流装置的脑室外引流装置，如需要脑室内注药时，应严格无菌操作。⑤术后 3 天内评估脑积水风险，尽早拔除引流管，如超过 1 周仍存在脑积水风险无法拔管，建议改行对侧脑室外引流。

（3）体温、血压、血糖管理及并发症预防：详见本书有关"高血压脑出血神经内镜治疗围术期监测和管理"内容。

（4）肢体偏瘫及语言功能恢复：术后 72 h 后可行肢体康复及功能训练；对于昏迷患者 2 周后每日可隔 1 h 行呼喊、刺痛或耳戴耳塞熟悉音乐促醒；超过 3 周，脑水肿好转，无脑积水所致神志不能恢复者，可及早高压氧介入辅助促醒。

## 参考文献

[1] Mendelow AD, Gregson BA, Rowan EN, et al. Early surgery versus initial conservative treatment in patients with spontaneous supratentorial lobar intracerebral haematomas (STICH II): a randomised trial. Lancet, 2013, 382 (9890): 397-408.

[2] 张燕飞, 庄仲伟, 张巍峰, 等. 脑室出血术后死亡的危险因素分析. 中华急诊医学杂志, 2012, 21 (05): 527-530.

[3] Gaberel T, Magheru C, Parienti JJ, et al. Intraventricular fibrinolysis versus external ventricular drainage alone in intraventricular hemorrhage: a meta-analysis. Stroke, 2011, 42 (10): 2776-2781.

[4] Auer LM. Ultrasound stereotaxic endoscopy in neurosurgery. Acta Neurochirurgica Supplementum, 1992, 54: 34.

[5] Song P, Duan FL, Cai Q, et al. Endoscopic surgery versus external ventricular drainage surgery for severe intraventricular hemorrhage. Curr Med Sci, 2018, 38 (5): 880-887.

[6] Hori T, Okada Y, Maruyama T, et al. Endoscope-controlled removal of intrameatal vestibular schwannomas. Minim Invasive Neurosurg, 2006, 49 (1): 25-29.

[7] 张亚卓, 邸虓. 内镜神经外科学. 2版. 北京: 人民卫生出版社, 2017: 551-553.

[8] Basaldella L, Marton E, Fiorindi A, et al. External ventricular drainage alone versus endoscopic surgery for severe intraventricular hemorrhage: a comparative retrospective analysis on outcome and shunt dependency. Neurosurg Focus, 2012, 32 (4): E4.

[9] Xu X, Chen X, Li F, et al. Effectiveness of endoscopic surgery for supratentorial hypertensive intracerebral hemorrhage: a comparison with craniotomy. J Neurosurg, 2018, 128 (2): 553-559.

[10] 张亚卓. 脑室外科学. 北京: 人民卫生出版社, 2011: 114-120.

[11] Oertel JM, Mondorf Y, Baldauf J, et al. Endoscopic third ventriculostomy for obstructive hydrocephalus due to intracranial hemorrhage with intraventricular extension. J Neurosurg, 2009, 111 (6): 1119-1126.

[12] Barbagallo GM, Platania N, Schonauer C. Long-term resolution of acute, obstructive, triventricular hydrocephalus by endoscopic removal of a third ventricular hematoma without third ventriculostomy. Case report and review of the literature. J Neurosurg, 2005, 102 (5): 930-934.

[13] 孙崇璟, 谢涛, 张晓彪. 侧脑室三角区病变的手术方法. 中国神经精神疾病杂志, 2014 (1): 55-58.

# 第四节

# 皮质下出血的神经内镜治疗

## 一、概述

皮质下出血（脑叶出血）并非高血压脑出血的常见部位，但时有发生。高血压性小动脉硬化和脑动静脉畸形（AVM）分别为高龄和年轻患者皮质下出血的常见病因。因此，单纯皮质下出血患者，术前务必完善 CTA 或 MRA 检查，排除 AVM 等。一旦发现 AVM 伴出血，切忌仓促行内镜手术，因为内镜下止血方法和手段有限，除非血管畸形已行血管内治疗且栓塞确实，可考虑内镜下清除血肿。术中清除大部分血肿达到减压目的即可，切忌过度骚扰血肿壁，造成畸形血管破裂出血。神经内镜治疗皮质下出血与脑深部出血方法大同小异，关键是准确定位血肿体表投影，同时选择合适的皮质入口和方向，现将其手术流程简要介绍如下。

## 二、手术流程

手术器械同基底节区脑出血，根据出血部位常选择仰卧位，对于枕叶或小脑出血可选择侧卧或俯卧位，根据血肿部位头旋转不同角度。

### 1. 血肿定位

术前精准确定皮质下出血的体表投影是手术成功的首要前提。可选择多种方法，包括传统徒手解剖标志定位法、无框架或有框架立体定向定位法、智能手机、角度仪等简易增强现实定位法等。传统徒手解剖标志定位法请参见本书第四章第一节内容。在临床实践中，笔者常采用简易增强现实定位法，因为急诊手术往往时间紧、可利用资源有限且定位误差在 5～10 mm 即可满足临床需求。体表描记血肿范围后，结合血肿形状特点设计手术切口。

### 2. 确定进入方向

血肿体表投影确定后，原则上选择血肿距离皮质最表浅的位置穿刺进入，同时要兼顾血肿形状，优先选择血肿长轴方向进入，这样有利于内镜下血肿清除。因此，综合穿刺点和方向后设计手术切口，一般根据血肿大小选择 4～7 cm 直切口，2～4 cm 直径的骨瓣。术中推荐使用角度仪、手机陀螺仪或导航等辅助手段，保证穿刺方向沿血肿长轴进入血肿腔中心位置，保证手术通道可以通过最小摆动角度清除整个血肿。详细手术流程及细节见基底节区脑出血一节。

需要说明的是，与基底节区等深部出血相比，皮质下出血并非内镜手术最佳适应证，因为血肿位置越表浅，内镜需要摆动的角度越大，因此与微创显微手术相比优势不如深部出血那样明显，特别对于脑血管淀粉样变性出血等皮质血管活动性出血较多的病例来说，微创显微手术有时比内镜可能更有优势。因此，对于不同病因和不同临床特点的皮质下出血病例，需要更加周全地进行术前评估，个性化选择最科学有效的手术方式，保证最佳手术效果。

## 三、典型病例

患者，女，60 岁，因头痛、头晕伴右侧肢体乏力 14 h 入院。患者既往高血压病史 5 年，间断口服降压药物（具体药物及剂量不详）。查体：神志模糊，频繁躁动，不能遵嘱完成动作，双侧瞳孔等大正圆，直径约 2 mm，对光反射灵敏，右侧肢体偏瘫，左侧可见自主活动。利用智能手机简易增强现实技术定位血肿位置和穿刺方向后，内镜下清除血肿，术后 1 天转出监护室，术后 9 天出院。图 5-4-1 显示术前和术后 1 天头颅 CT。

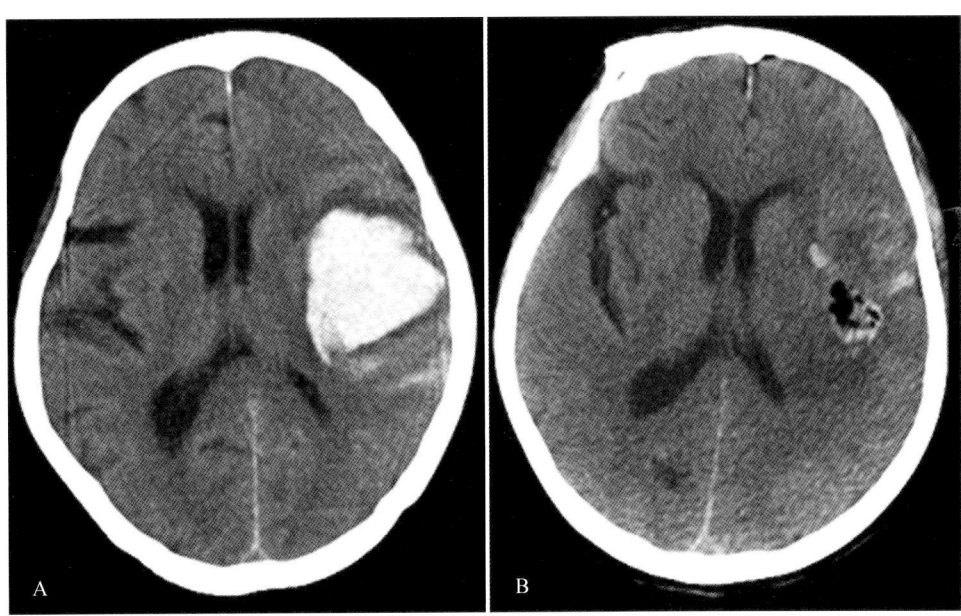

图 5-4-1　术前（A）和术后（B）头颅 CT 影像

# 第五节

# 自发性小脑出血的神经内镜手术治疗

## 一、概述

自发性小脑出血是指非外伤引起的小脑实质出血，动脉高血压是自发性小脑出血的主要原因，其他病因有动静脉畸形、动脉瘤、凝血功能障碍等。自发性小脑出血是临床常见的脑血管病之一，占脑出血的5%～10%，死亡率高达20%～75%，较幕上脑出血的死亡率更高[1-2]。内科治疗以控制血压、卧床、镇静、预防并发症为主。重症患者需要严密观察体温、脉搏、呼吸、血压等生命体征，注意瞳孔和意识变化。注意保持患者呼吸道通畅，及时清理呼吸道分泌物、吸氧，动脉血氧饱和度维持在90%以上。加强护理，保持肢体功能位。对于神经功能进行性恶化、脑干受压、脑脊液循环障碍引起的急性脑积水或血肿体积大于10 ml的重症患者，手术治疗在一定程度上可降低致死率及促进神经功能恢复。随着内镜设备的发展、手术理念的更新、围术期管理水平的提高，神经内镜在小脑血肿清除术中的临床应用受到越来越多的关注。

## 二、小脑出血的临床表现、诊断要点、手术适应证与禁忌证[3]

### 1. 临床表现

突然发病，轻型患者起病时神志清楚，伴有眩晕、呕吐、共济失调、眼球震颤或构音障碍等，早期无明显肢体活动障碍，当血肿逐渐增加或破入第四脑室，可引起急性梗阻性脑积水，严重时可出现昏迷、呼吸障碍，甚至出现枕骨大孔疝，引发呼吸循环衰竭而死亡。

### 2. 诊断要点

（1）病史：有高血压病史。

（2）症状与体征：突然起病，出现颅后窝压迫或脑积水症状，重症可表现为呼吸循环障碍。

（3）影像学检查：头颅CT检查可明确诊断。急性血肿在CT的表现为小脑高密度影，并能够提示血肿是否破入脑室及脑干受压情况，以及是否有脑积水。

（4）鉴别诊断：CTA、MRI、MRA及DSA可以进一步查明出血原因，与动脉瘤、血管畸形、海绵状血管瘤及肿瘤卒中等鉴别。

### 3. 手术适应证与禁忌证[4-5]

（1）适应证：①年龄在14岁以上；②发病24～72 h内；③GCS评分8～12分，伴有神经功能恶化。④头颅CT显示小脑出血血肿直径≥3 cm或血肿量≥10 ml伴有脑干受压。

（2）禁忌证：①由脑动静脉畸形、动脉瘤、脑肿瘤、脑梗死等引起的继发性小脑出血；②凝血功能严重异常；③严重的肝、肾功能障碍；④脑疝形成，生命体征极不稳定，处于濒死状态或者确认为脑死亡者。

## 三、术前准备与手术器械[5-6]

### 1. 一般准备

血压管理，根据《中国脑出血诊治指南》推荐，血压控制在140/90 mmHg以下；维持呼吸道通畅，伴有呼吸困难或衰竭者给予气管插管或者呼吸机辅助呼吸；快速建立静脉通道，维持循环稳定，导尿并记录尿量；给予止血、抑酸等治疗；根据胃内容物行胃肠减压；常规急查血常规、血型、出凝血时间、感染性疾病筛查（HIV、梅毒、丙型肝炎等）、肝肾功能、血糖、电解质、床边心电图；常规头部备皮、签署手术知情同意书等。

### 2. 术前定位

首先标记双侧横窦位置以及上起枕外粗隆下至第二颈椎棘突的中线位置，金属标志物（电极片）贴于横窦线上，再根据血肿大小必要时标记第二点（贴血肿外侧缘），然后行头部 CT 定位复查（注意复查时头部正位，避免颈部弯曲）。

简易定位方法（图 5-5-1）：取听眦线（OM 线）乳突后至中线线段的中点，垂直于 OM 线做切口线，中点上、下方各 2～2.5 cm。

### 3. 手术器械

（1）直径 4 mm 的 0° 硬质观察镜（Karl Storz, Germany）（图 5-5-2）。

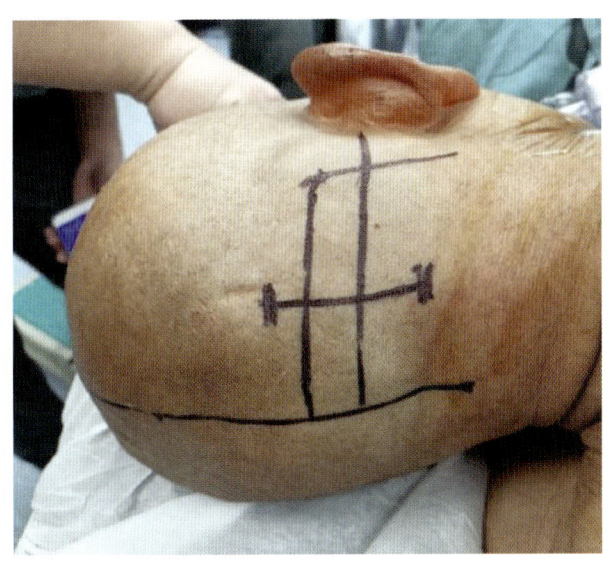

图 5-5-1　简易定位方法

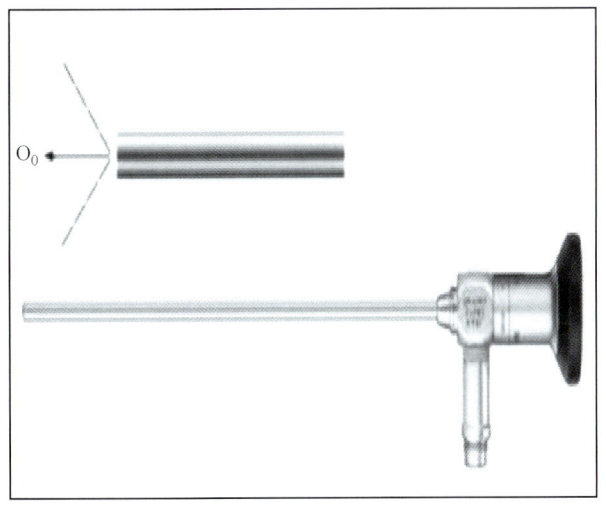

图 5-5-2　有良好照明的 0° 硬质观察镜

（2）根据血肿大小，可选择直径合适的内镜导引扩张器（图 5-5-3 A），根据术前测量长度标记穿刺深度（图 5-5-3 B）。

（3）单极电凝吸引器（图 5-5-3 C）或普通双极电凝。

## 四、内镜小脑血肿清除术的手术流程与手术技巧 [5-6]

### 1. 手术流程

（1）全身麻醉后常规行脑室额角或枕角穿刺外引流术。

（2）手术体位取侧俯卧位，血肿侧位于上方，采用旁正中或根据血肿体表投影设计头皮切口，长 3～4 cm。骨窗钻孔时注意横窦、乙状窦等重要结构。显露枕骨鳞部，靠近横窦边缘处钻孔 1 枚，铣刀铣开大小为 2 cm×2 cm 骨窗，悬吊硬脑膜。"十"字状剪开硬脑膜后，于血肿最大层面或血肿中心距小脑皮质最近处植入内镜导引器，撤除导引器内芯后建立工作通道，通道由助手扶握或由蛇形牵开器固定。术者左手持直径 4 mm 的 0° 硬质观察镜提供术区照明，右手持吸引器。首先清除深部血肿，随后缓慢退出导引器，清除浅部血肿。对第四脑室内血肿通过精确调控吸引器予以清除，对术区活动性出血采用单极电凝或普通双极电凝。观察血肿腔数分钟确认无活动性出血后放置引流管，缝合硬脑膜并还纳骨瓣，缝合切口

### 2. 手术技巧与注意事项

（1）术中应当严格在血肿腔内操作，避免盲目吸引，过度牵拉，避免吸血肿周围的水肿脑组织，以免引起难以控制的出血。

（2）遵循内镜手术由深到浅清除血肿的原则，术中内镜导引器逐渐往外退出，脑组织搏动将周围残存血肿挤压到导引器远端，吸引器予以吸除。

（3）术中较韧的血肿用吸引器头从不同角度操作使其松动后再吸除。

（4）破入第四脑室内的血肿用吸引器吸除，幕上脑室引流管注入生理盐水将破入第三脑室、第四脑室的残留血肿冲出来予以清除。清除第四脑室内血肿时对吸引器压力的精确调节至关重要，避免吸力太大损伤脑干结构。

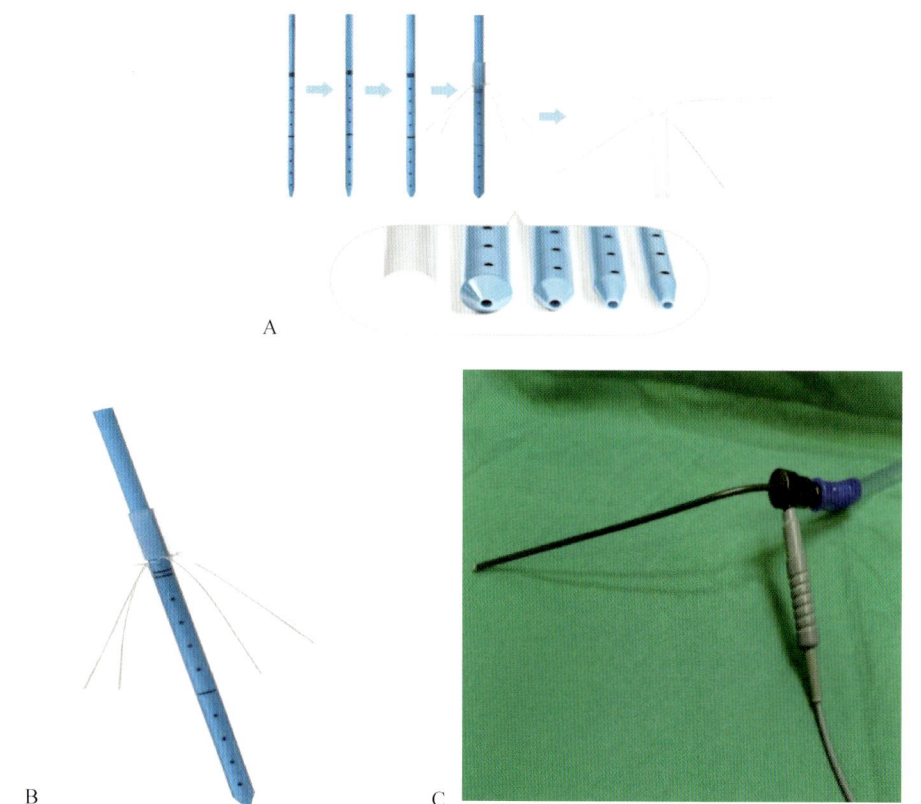

图 5-5-3　A. 选择直径合适的内镜导引器；B. 穿刺之前测量深度并标记；C. 单极电凝吸引器

## 五、术后并发症的预防及处理[7]

### 1. 再出血

术中注意采取止血措施：活动性出血以电凝为主，少量渗血给予脑棉片压迫止血，术中反复冲洗即可达到很好的止血效果。

### 2. 术后小脑水肿加重

原因考虑为反复穿刺或者因定位不准确，术中需要大幅度移动通道，过度牵拉小脑组织而损伤粗大的引流静脉，导致术后小脑水肿的发生。故术中定位穿刺的准确性非常重要。在清除第四脑室的血肿后充分释放脑脊液可减轻术后脑水肿的发生，有条件的单位根据术后颅内压情况调整脑脊液外引流的量。处理：强化目标血压管理，床头抬高30°，保持静脉回流通畅。所有患者接受严格的气道管理（气管插管或机械通气），维持 $PaCO_2$ 35～40 mmHg 和指脉氧饱和度 > 95%；气道保护情况下镇静、镇痛治疗，维持等容状态的液体量。术后血压管理依据颅内压及脑灌注压进行调节，控制颅内压 ≤ 15 mmHg，维持目标脑灌注压 50～70 mmHg。

### 3. 肺部感染

昏迷患者术后排痰不畅，肺部感染发生率高。早期行气管切开，有利于排痰；同时，降低气道阻力，减少通气死腔，增加了肺泡的有效气体交换。电动排痰及早期的肺部理疗更有利于预防和治疗肺部感染。如果出现肺部感染，应根据药敏试验结果选择合适的抗生素。

### 4. 下肢静脉血栓形成

早期使用梯度压力治疗仪可降低下肢静脉血栓形成的风险。

### 5. 应激性溃疡引起的上消化道出血

这种情况不常见，术后可使用抑酸剂预防，24 h 不能进食的患者给予鼻饲饮食。

### 6. 颅内感染

颅内感染为术后严重的并发症之一，分析原因可能为术中的无菌操作不规范、术后脑膜缝合不够严密、发生脑脊液漏等。如果发生颅内感染，可根据药敏结果合理使用敏感抗生素。在内镜使用方面，不建议使用一次性无菌套代替对内镜光源线的消毒。

## 六、手术优缺点与经验教训[8-9]

### 1. 优点

（1）神经内镜治疗小脑出血的优点是快速到达血肿腔，较常规手术简化了手术步骤，缩短了手术时间。对脑组织创伤小，术后恢复快。术中局部照明好，视野清晰。镜下近距离观察，解剖结构易于辨认，易于对第四脑室的血肿缓慢仔细地清除，进而解除梗阻性脑积水，减轻幕上脑室扩张引起的颅高压症状。术后并发症少，具有微创、省时、直视、创面小、骨窗小、术中失血量少的特点。

（2）手术硬脑膜剪开小，术后硬脑膜便于缝合，降低脑脊液漏及颅内感染的风险。

### 2. 缺点

（1）对手术操作者的技术要求较高，器械要求较高，术中体位需用头架固定，适应证具有局限性。

（2）内镜手术视野小，操作空间有限，应对手术意外能力差，特别是术中有较多出血或者渗血难以控制时。

### 3. 经验教训[10]

（1）入路选择：根据血肿体表投影，最好选择血肿距离脑表面最近、血肿长轴最大的路径。

（2）术中显露横窦（不是必需），因横窦位置固定，便于术中定位血肿，但也要注意保护横窦，如果出血可用明胶海绵压迫止血。

（3）血肿清除干净，在第四脑室内操作一定要轻柔，避免引起第四脑室底损伤，造成不必要的医源性损伤，影响患者的预后效果。

（4）对于不典型的小脑出血，需完善CTA或DSA等血管造影检查，如术中遇到动静脉畸形、动脉瘤破裂出血等情况，随时更改手术方式为开颅显微镜下手术。

## 七、典型病例

### 1. 简要病史及术前影像学检查

患者，男性，77岁，突发意识不清5 h入院。既往有高血压病史，未规律服用降压药。查体：意识呈浅昏迷状，GCS评分6分（M3V2E1），血压190/104 mmHg，呼吸22次/分，双侧瞳孔等大等圆，直径约为2.0 mm，对光反射迟钝。影像学检查：右侧小脑出血，最大层面3.2 cm×2.5 cm，血肿量约10 ml（图5-5-4）。

### 2. 手术要点（图5-5-5）

（1）体位采用侧俯卧位（公园椅卧位），出血侧在上，肩部可适当后拉。

（2）先行同侧脑室枕角穿刺，小脑血肿清除前暂不予释放脑脊液，避免反向脑疝。

（3）内镜下清除小脑内血肿。

（4）脑室冲洗，镜下观察脑脊液流出道是否通畅及冲洗液性状。

### 3. 术后影像学检查

术后复查CT（图5-5-6）显示小脑血肿清除满

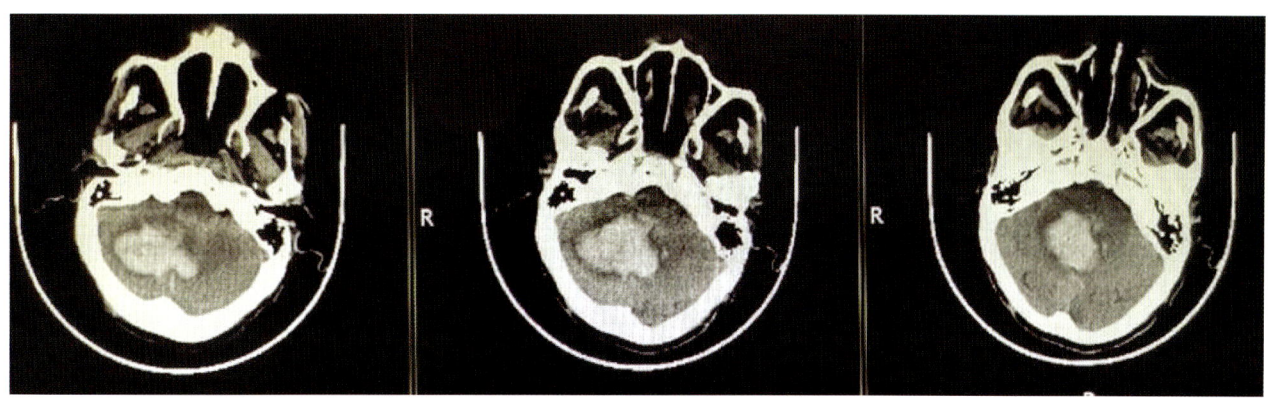

图 5-5-4　患者入院时头颅CT提示右侧小脑出血，CTA未见明显异常

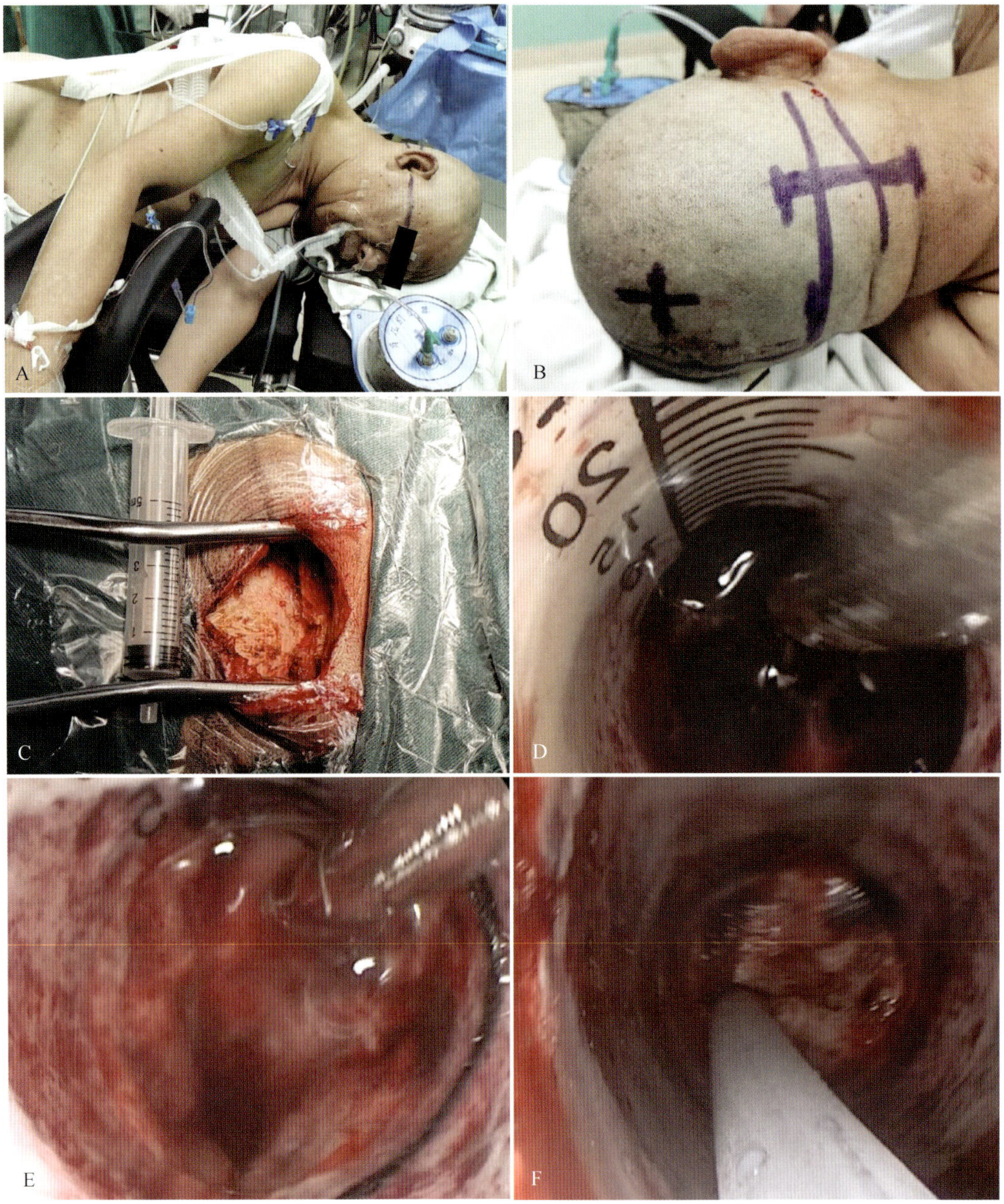

图 5-5-5　A.患者体位为公园椅卧位；B.先行同侧脑室枕角穿刺；C.暴露枕骨鳞部；D.内镜下清除小脑血肿；E.内镜下观察侧脑室端冲洗液；F.内镜下血肿腔内置引流管

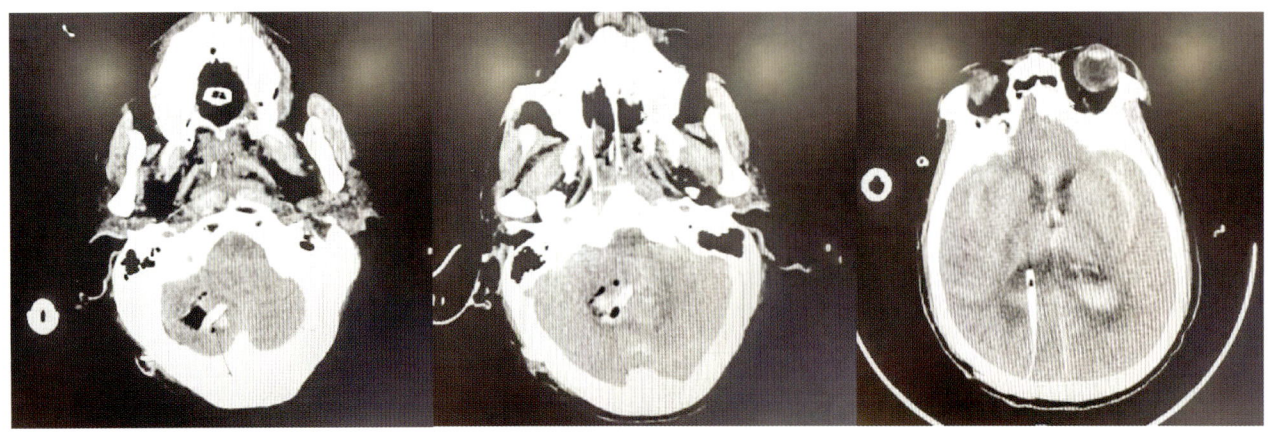

图 5-5-6　术后复查小脑血肿清除满意，侧脑室穿刺位置良好

意，第三脑室及中脑导水管未见明显血肿影，于术后24 h拔除侧脑室引流管，术后48 h拔除血肿腔引流管。

### 4. 术后神经系统查体

患者术后16天出院，出院时意识清楚、言语欠清晰，肢体活动正常。术后1个月、3个月随访，患者生活自理，GOS评分5分。

## 参考文献

[1] Morgenstern LB, Hemphill JC 3rd, Anderson C, et al. Guidelines for the management of spontaneous intracerebral hemorrhage: a guideline for healthcare professionals from the American Heart Association/American Stroke Association. Stroke, 2010, 41（9）: 2108-2129.

[2] Greenberg SM, Ziai WC, Cordonnier C, et al. 2022 Guideline for the management of patients with spontaneous intracerebral hemorrhage: A guideline from the American Heart Association/American Stroke Association. Stroke, 2022, 53（7）: e282-e361.

[3] 中华医学会神经病学分会，中华医学会神经病学分会脑血管病学组．中国脑出血诊治指南（2014）．中华神经科杂志, 2015, 48（6）: 435-444.

[4] 连立飞，朱遂强．《中国脑出血诊治指南（2019）》更新中关键问题的思考．中华神经科杂志, 2019, 52（12）: 985-988.

[5] 杨彦龙，常涛，高立，等．神经内镜辅助与枕下开颅血肿清除术治疗高血压小脑出血疗效比较．中国神经精神疾病杂志, 2017, 43（8）: 453-457.

[6] 徐兴华，陈晓雷，刘磊，等．高血压脑出血神经内镜手术与传统开颅手术疗效比较．解放军医学院学报, 2015, 36（4）: 309-312.

[7] 赵顺忠，杨彦龙，杨阳．自发性小脑出血术后远期预后影响因素分析．中国现代神经疾病杂志, 2022, 22（10）: 871-878.

[8] 任光辉，李晓良．高血压性小脑出血破入脑室41例的手术分析．中国临床神经外科杂志, 2012, 2: 118-119.

[9] 吴春富，陆华，蒋云召，等．神经内镜辅助手术治疗高血压小脑出血11例．中国临床神经外科杂志, 2009, 14（9）: 557-558.

[10] 高峰，励勇，王新东，等．自发性小脑出血开颅手术68例治疗分析．浙江创伤外科, 2012, 17（5）: 663-664.

# 第六节

# 高血压脑出血早期脑疝的神经内镜治疗

## 一、概述

高血压脑出血脑疝患者的传统外科治疗方法主要为开颅血肿清除术和去骨瓣减压术。但是开颅手术有其缺点：①开颅手术时间较长，创伤较大，尤其对于身体状况差的老年患者，术后并发症较多，死亡率高。②开颅手术对于深部血肿仍然存在视野死角，血肿边缘可能残留。③去骨瓣减压术，后期发生脑积水和减压窗脑组织软化的可能性较高，需要再次手术进行分流及颅骨修补术，患者经济负担较大。

近年来，随着神经内镜技术的发展，内镜下血肿清除术取得了较好的疗效。与传统开颅手术相比，神经内镜手术创伤小、时间短，对于部分早期脑疝的患者，采用内镜手术可以快速清除部分血肿，达到快速减压的目的。内镜下清除血肿后，根据术中脑组织塌陷和患者瞳孔情况，再决定是否进行去骨瓣减压术。

## 二、手术器械

有关手术器械内容参见本章第一节的描述。

## 三、手术流程

### 1. 气管插管全身麻醉

### 2. 手术入路的确定

根据具体情况选择使用第四章中提供的不同定位方法，确定置入内镜的手术通道的方向和角度。基本手术入路分为A、B两种。手术切口均为直切口，长约4 cm。入路的目标点均为血肿腔底部稍偏后位置。A入路为冠状缝前发际内，内镜导引器置入的中心点原则上位于冠状缝前2 cm，中线旁开3～4 cm（图5-6-1）。首先经过内镜清除颅内血肿，然后观察患者瞳孔恢复情况，如果瞳孔恢复正常大小且脑组织塌陷和搏动良好，可结束手术；如果瞳孔无明显变化且脑组织膨隆、张力高，可进一步向同侧顶结节至耳前延长原切口，形成标准问号形额颞入路切口，并继而行去骨瓣减压术。B入路为就近原则选择进入点（图5-6-2），首先经过内镜清除颅内血肿，然后观察患者瞳孔恢复情况，如果瞳孔恢复正常大小且脑组织塌陷和搏动良好，可结束手术；如果瞳孔无明显变化且脑组织膨隆、张力高，可进一步延长切口，行去骨瓣减压术。

### 3. 内镜下清除血肿

具体内镜下血肿清除步骤同本章第一节内描述。

### 4. 去骨瓣减压术

按照术前设计切口，切开皮肤、皮下、肌肉、

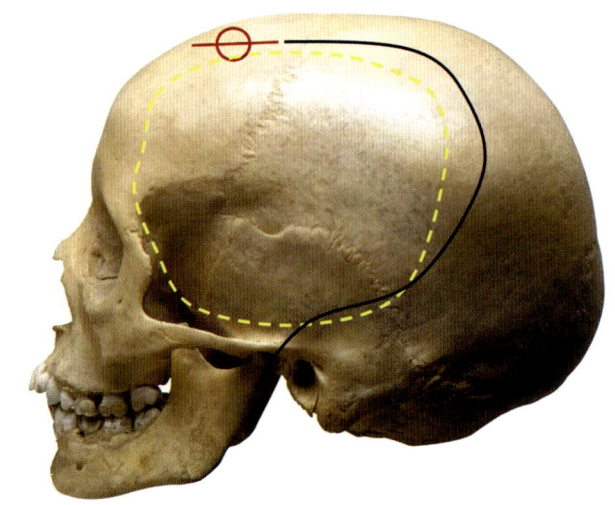

图5-6-1　A入路的切口设计：⊖为内镜钻孔位置及切口；▬▬▬为需要去骨瓣减压时的皮肤切口；▬ ▬ ▬为去骨瓣减压骨窗范围

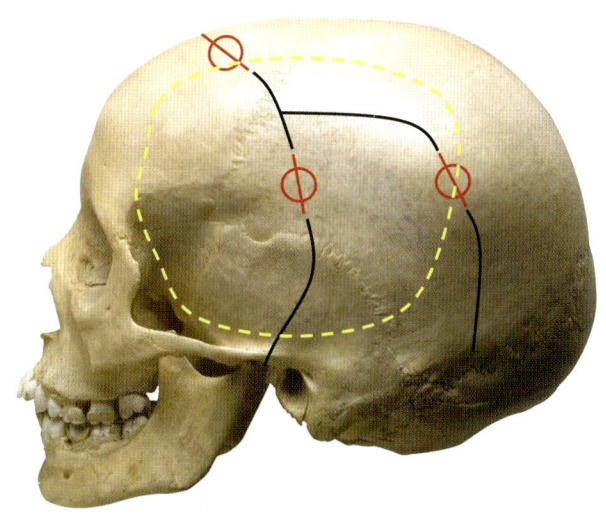

图 5-6-2　B 入路的切口设计：⊖ 为内镜钻孔位置及切口；▬▬▬ 为需要去骨瓣减压时的皮肤切口；┄┄┄ 为去骨瓣减压骨窗范围

显露颅骨，按照大骨瓣减压的范围钻孔 3～5 枚，铣刀骨瓣成形，大小约 10 cm×14 cm；骨窗边缘打孔后悬吊硬膜，然后放射状剪开硬膜；根据各医院具体情况，决定是否进行硬脑膜减张缝合；根据各医院具体情况，放置颅内压监测探头。放置硬膜外引流管，缝合肌肉，为了更充分减压，可仅缝合颞肌，不缝合肌肉的筋膜层，然后缝合皮下、皮肤各层。

## 四、术后常规处理

同常规开颅血肿清除手术，术后 1 天复查头颅 CT，检查脑内血肿残留情况。术后根据颅内压监测数值，调整甘露醇、呋塞米、高渗盐的用量。

除监测和管理颅内压外，术后血压的管理至关重要。尽量使用静脉降压药如乌拉地尔、尼卡地平等调控血压，但有时单一降压药难以控制的难治性高血压患者，可联合使用 2～3 种降压药，如联合硝普钠、硝酸甘油等将血压控制在正常范围内，使用硝酸甘油要注意监测颅内压。对于既往有高血压病史的患者，建议收缩压控制在 120～140 mmHg 即可。

脑出血患者围术期处理详见本书第六章。

## 五、典型病例

患者，男，50 岁，因"左侧肢体无力 9 h，意识不清 1 h"入院，急诊 CT 提示右侧基底节区大面积出血（图 5-6-3）。患者神志昏迷，双侧瞳孔等大，直径 2.0 mm，左侧对光反射灵敏，右侧对光反射迟钝。患者呈深大呼吸，氧饱和度低，给予气管插管后迅速完善急诊术前准备。0.5 h 后患者经绿色通道进入手术室。术前查体：神志深昏迷，双侧瞳孔不等大，左侧 2.0 mm，对光反射灵敏；右侧 5.0 mm，对光反射迟钝。考虑患者脑疝时间不长（约 0.5 h），给予急诊内镜下血肿清除术（备去骨瓣减压术），术中快速清除血肿后退出内镜，发现脑组织搏动良好，较术前明显塌陷。同时查右侧瞳孔回缩至 3 mm，遂缝合硬脑膜关颅，未去除骨瓣。术后复查头颅 CT，显示血肿清除满意（图 5-6-4），患者术后恢复顺利，未发生脑疝后脑梗死或脑肿胀。

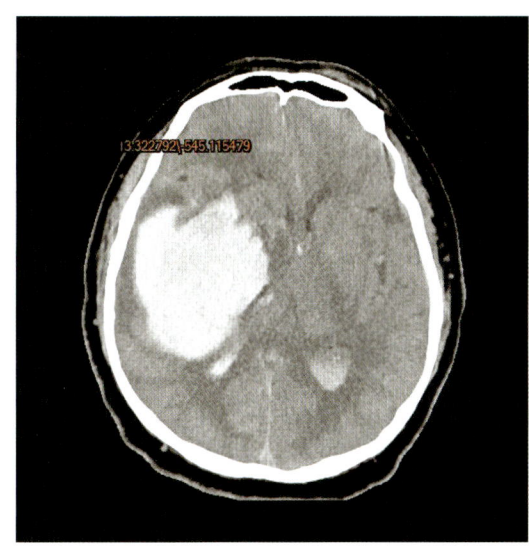 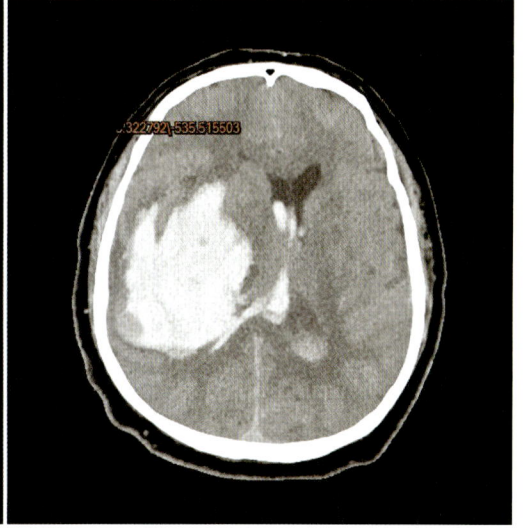

图 5-6-3　术前头颅 CT，显示右侧基底节区大面积出血并破入脑室，颞部和顶结节附近距离血肿最近；中线结构向左侧偏移

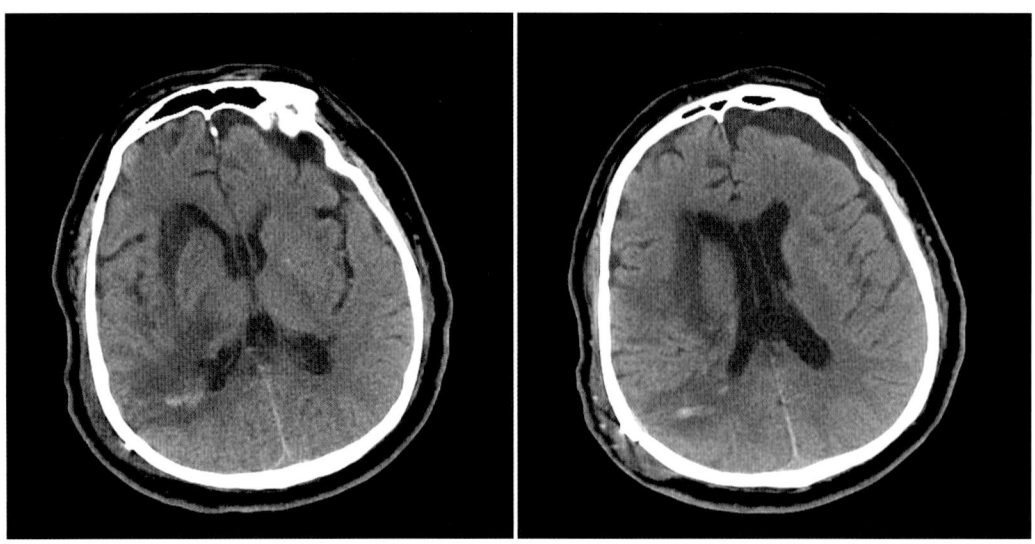

图 5-6-4　术后复查头颅 CT，显示血肿近全清除，枕角附近少量血肿，中线结构居中，左侧额颞部少量硬膜下积液

## 六、讨论

对于脑疝的高血压脑出血患者采用内镜下血肿清除术同时保留骨瓣的方法，还没有得到广泛认同；但已经有一些中心针对早期脑疝（＜30 min）的脑出血患者进行了研究。张源等在 2018 年的研究报道中，将患者分为：内镜下血肿清除同时保留骨瓣及显微镜下血肿清除＋去骨瓣减压两组。经研究表明，手术时间内镜组短于开颅组，术中出血量内镜组少于开颅组。血肿残留率内镜组低于开颅组，但差异无统计学意义。两组患者术后 3 个月 GOS 评分差异无统计学意义[1]。由此可见对于早期脑疝的患者，行内镜下血肿清除同时保留骨瓣是可行的，并没有因为保留骨瓣造成不良的预后。2021 年熊振坤等也将患者分为：内镜下血肿清除同时保留骨瓣及显微镜下血肿清除＋去骨瓣减压两组。研究发现，两组术后再出血发生率和血肿清除率相比较，差异均无统计学意义；内镜组手术时间、平均住院时间均短于开颅组，术中失血量少于开颅组，而且内镜组预后显著优于对照组[2]。黄坚等将脑疝患者分为：开颅血肿清除＋去骨瓣减压组和术前微创穿刺术治疗＋开颅血肿清除＋去骨瓣减压组，研究发现术前微创穿刺术治疗＋开颅血肿清除＋去骨瓣减压组患者的预后优于开颅血肿清除＋去骨瓣减压组，这说明采用快速清除血肿减压的方法，利于患者恢复[3]。尽管如此，对于高血压脑出血早期脑疝患者来说，内镜清除血肿与传统清除血肿后去骨瓣减压比较，临床效果如何仍需要进一步研究证实。另一个重要问题是所谓脑疝早期的具体界定，是单侧瞳孔扩大＜30 min 或是＜1 h，这些问题需要进一步研究。

## 参考文献

[1] 张源，王文浩，林洪，等. 内镜手术治疗高血压脑出血合并脑疝患者的疗效和安全性探讨. 中国内镜杂志，2018，24（09）：68-73.

[2] 熊振坤，梁锐，郑立群，等. 神经内镜手术治疗高血压脑出血早期脑疝患者的效果分析. 中国医学创新，2021，18（24）：146-149.

[3] 黄坚，杜春生，吴彬冰. 高血压脑出血合并脑疝患者行开颅减压术前联合微创穿刺术的临床价值. 中国医药科学，2020，10（07）：23-27.

# 第六章

# 高血压脑出血神经内镜治疗围术期监测和管理

(葛新)

随着神经内镜微创手术治疗脑出血在国内各级医院的广泛开展，越来越多的患者在微创手术中获益，取得良好的手术治疗效果。但是脑出血术后面临的治疗及护理问题仍需要妥善解决，否则将会严重影响患者预后，抵消微创手术的获益。本章围绕高血压脑出血患者神经内镜治疗围术期的监测进行阐述，以期为读者提供实用建议和参考。

根据中国神经外科重症管理专家共识，脑出血神经内镜微创手术后的患者早期病情仍不稳定，建议术后在神经外科重症监护病房（NICU）进行监护[1]，除了一般的生命体征监测和神经功能监测外，还应该进行相关化验检查以评估机体内环境。在后续的监测和治疗中，还包括生命体征管理、颅内压或脑灌注压的管理、镇痛及镇静治疗、全气道管理、血糖控制、消化系统管理和营养支持、癫痫防治、静脉血栓防治及术后器官功能监测等[2-3]。

## 一、术前评估

高血压脑出血的术前综合评估详见本书第二章第四节，此处不再赘述。

## 二、术后初次评估

建议术后立即进行血气分析、血常规、凝血系列以及血生化检查[4]。

### 1. 血气分析及二氧化碳分压的控制

术后血气分析评估十分重要，麻醉中有可能因为分钟通气量不足导致二氧化碳潴留，进而导致脑血管扩张、颅内压增加。术后呼吸机参数的调整、潮气量及分钟通气量的设定也要以血气分析指标为依据。潮气量的设定以理想体重为依据，而不是患者的实际体重。标准通气时，潮气量为理想体重下 8～10 ml/kg，分钟通气量为 100～120 ml/kg。出现肺损伤，甚至急性呼吸窘迫综合征（acute respiratory distress syndrome，ARDS）的患者应采用小潮气量肺保护通气策略，为理想体重下 6 ml/kg。

理想体重（男）＝ 50 +（身高 - 152.4）× 0.91
理想体重（女）＝ 45.5 +（身高 - 152.4）× 0.91

举例1：身高 1.73 米的男性患者，理想体重 ＝ 50 +（173 - 152.4）× 0.91 ＝ 50 + 18.8 ＝ 68.8（kg）。标准通气时潮气量 550～688 ml、分钟通气量 6.88～8.26 L 都是合理的。

举例2：身高 1.63 米的女性患者，理想体重 ＝ 45.5 +（163 - 152.4）× 0.91 ＝ 45.5 + 9.6 ＝ 55.2（kg）。标准通气时潮气量 442～552 ml，分钟通气量 5.52～6.62 L 都是合理的。

使用呼吸机人工通气时，按照触发模式，可以选择压力控制模式或容量控制模式。

（1）压力控制模式：该模式是以患者的吸气压力高低控制患者的吸入潮气量，更加符合生理情况，产生人机对抗的概率低。但是压力控制的缺点也很明显，当患者病情不断变化时，患者的潮气量不恒定，可能会出现通气不足或通气过度，因此应调定好分钟通气量报警限值。同时，使用压力控制模式更加考验术后重症监护护士的管理能力，及时发现患者病情变化、调整呼吸机参数是患者术后管理的关键。如果患者潮气量始终不恒定、波动范围较大，应积极寻找原因，并进行呼吸机参数调整。

（2）容量控制模式：该模式是以呼吸机在一定时间内完成目标容量进行通气，不考虑患者气道阻力的高低。该模式相较于压力控制模式发生人机对抗的概率高，这是它的缺点。但是该模式的优点同样明显，就是呼吸机给予的潮气量恒定，完成供气稳定，不易发生通气不足和通气过度。使用容量控制模式，应调定好气道峰压报警限值，通常设定在 35 cm$H_2O$，以免发生压力性损伤。

如果按照节律和通气模式，呼吸机常用的模式有辅助-控制模式、同步间歇指令通气模式、压力支持-持续气道正压模式等。

（1）辅助-控制（assist-control，A-C）模式：这是目前术后最常使用的通气模式。在患者没有自主呼吸的情况下，呼吸机完全按照设定参数通气。当患者出现自主呼吸时，呼吸机切换为辅助模式。举例：呼吸机设定潮气量560 ml，呼吸次数为14次/分，吸气时间1 s。当患者无自主呼吸时，呼吸机按照上述参数给予通气，患者分钟通气量为560 ml×14＝7.84 L。当患者自主呼吸逐渐恢复，呼吸次数达到16次/分时，呼吸机将会按照潮气量560 ml、吸气时间1 s进行16次/分供气，患者分钟通气量为560 ml×16＝8.96 L。

（2）同步间歇指令通气（synchronized intermittent mandatory ventilation，SIMV）模式：该模式也很常用，在患者没有自主呼吸的情况下，该模式等同于A-C模式。但是当患者出现自主呼吸时，该模式与A-C模式完全不同，它的主要区别是该模式允许患者在非触发窗自主呼吸。因此该模式在设定潮气量、吸气时间和呼吸次数的基础上，还需要多设定一个参数——压力支持（press support，PS）。在非触发窗中患者只要能够通过吸气努力打开吸气阀，呼吸机将会按照PS的设定完成一次压力控制下的自主呼吸。理论上，该模式允许患者在机器辅助的同时触发自主呼吸，有利于自主呼吸的锻炼。但实际上，受到触发窗和非触发窗的限定，时有人机对抗的情况发生。治疗过程中，应实时调整参数指标，若患者病情好转，及时转成压力支持-持续气道正压模式更好。

（3）压力支持-持续气道正压（pressure support ventilation-continuous positive airway pressure，PSV-CPAP）模式：该模式为自主呼吸模式，以压力支持设定完成供气。该模式是最符合患者生理呼吸的模式，也是脱机前模式。当患者自主呼吸稳定，应及时切换为该模式。

呼吸机参数的调节是重症患者管理的重要内容，二氧化碳有脑血管扩张作用，一旦二氧化碳潴留将会导致脑血管扩张，颅内压增加。因此，血气分析一旦发现二氧化碳分压＞45 mmHg，应调整呼吸机参数，加大分钟通气量，建议将二氧化碳分压维持在30～40 mmHg之间。

2. 氧分压的控制

充足的血氧分压是脑组织细胞正常活动和代谢的基础。通常呼吸机氧浓度的设置多为45%～60%，一旦发现氧分压低于80 mmHg，应上调呼吸机氧浓度。为了避免超氧损伤，当氧分压较高时应下调呼吸机氧浓度，建议使其控制在130 mmHg以下。

3. 酸碱平衡的控制

多数无基础疾病的脑出血患者术后酸碱平衡相对稳定。呼吸性酸碱紊乱可通过呼吸机参数的设定进行调整。代谢性酸中毒多见于有基础疾病的患者，例如老年患者或肾功能不全患者。肾功能不全患者多为常年酸中毒状态，不可轻易补碱，应计算阴离子间隙综合判断，可请肾内科会诊，商讨解决方案。其余代谢性酸中毒患者的处理应综合判断，对实际碳酸氢根和碱剩余指标均应进行判断分析，不可矫枉过正。不建议实际碳酸氢根＞18 mmol/L、碱剩余在－6～－3 mmol/L的情况下补碱。如果指标低于上述参数，碳酸氢钠的补充量也需要注意，宁酸勿碱的原则仍需遵守。

4. 血常规检测管理

足够的血红蛋白（Hb）是运输氧的基础，应以外科输血为基本原则，保持Hb＞80 g/L。血小板异常通常在术前均已经进行过判断，术后仍遵循外科手术后基本管理原则，当血小板＜5×10⁹时应关注血小板变化，可进行血栓弹力图和血小板功能检测。若血小板＜2×10⁹应给予输注血小板治疗。

5. 血生化检测管理

反映肝功能的谷丙转氨酶（ALT）指标有明显异常时可以考虑应用一种保肝药治疗，通常保肝药不应给予2种联合用药，以免加重肝负担。谷草转氨酶（AST）明显异常时应加测心肌酶谱和肌钙蛋白I，避免遗漏心内科继发性疾病。

肌酐是术后应当高度关注的指标，肾损伤按照发病原因分为肾前性、肾性、肾后性。

（1）肾前性损伤多为血容量不足所致，术中出血较多导致血压偏低为主要因素，应结合Hb检测结果，给予输血、输液治疗。肾前性损伤多在治疗后很快好转。

（2）肾性损伤在排除既往慢性肾功能不全病史后，多为药物所致，甘露醇为最主要的肾损伤药物。排除肾前性因素，若术前肌酐正常而术后出现异常，应慎重考虑甘露醇的应用，避免药物性肾损害。

（3）肾后性损伤多为既往泌尿系统疾病所致，在脑出血患者术后出现率很低，但仍有医源性肾后性损伤可能，主要是导尿后管道持续夹闭、忘记开放所致。因此需要加强护理管理，避免这种情况发生。

离子平衡对脑出血患者术后十分重要。神经外科手术后患者常见的离子平衡紊乱为高钠低钾。

（1）高钠血症：随着高渗盐水在临床工作中的广泛应用，术后早期高钠血症时有发生。理论上认为血钠在 145～150 mmol/L 之间有利于脑细胞的脱水状态，因此离子的监测十分重要。当患者术后即出现高血钠，超过 155 mmol/L 时应予以重视，必要时停用脱水治疗。超过 160 mmol/L 时应给予补水治疗，以胃肠道补充为主，静脉补充葡萄糖水应控制好速度和量，避免加重脑水肿。在颅内压监测下，高钠血症的补充葡萄糖水治疗相对更安全。治疗中后期高钠血症的纠正仍需兼顾颅内压的变化，参考血浆渗透压指标。出现难治性高钠血症而无法纠正时，可以考虑进行床旁持续肾替代治疗（continuous renal replacement therapy，CRRT）。

（2）低钾血症：利尿后钾离子的丢失是低钾血症的主要原因。神经外科通常每天静脉补钾 1.5～4.5 g，胃肠道补充是补钾治疗的重要组成部分。一旦出现明显低钾（< 3.0 mmol/L）时，可以考虑经过中心静脉补充 1.5% 的高浓度钾，以微量泵泵入方式补充，速度需精细调节。使用葡萄糖水加胰岛素治疗也是导致低钾血症的原因，血钾应维持在 4.0 mmol/L 为宜。

（3）低钠血症：脑出血术后早期出现低钠血症的概率较低。但是在脑水肿消退后，低钠血症的发生率明显升高。脑出血患者出现抗利尿激素分泌异常综合征的患者很少，主要是脑性耗盐综合征。在脑出血治疗后期患者皮肤弹性降低，没有应用利尿剂的情况下尿量 > 3000 ml，应警惕脑性耗盐综合征的发生。24 h 尿钠测定是主要的诊断依据，治疗上经口和静脉补充。当血钠为 130～135 mmol/L 时，以经口补充为主，可每天补充 6 g。当血钠为 125～130 mmol/L 时，经口补充的同时可以考虑应用高渗盐水治疗，使用 3% 的高渗盐水治疗应注意输液速度，避免由于血钠升高过快导致脑桥脱髓鞘综合征。目前国内使用的高渗盐水多为自行配置，浓度一般为 1.5%～2.5%，相对比较安全。

（4）高钾血症：脑出血患者高钾血症多是慢性肾功能不全的患者，可以应用葡萄糖酸钙静注降低血钾，或者应用降钾树脂口服治疗。不推荐使用碳酸氢钠降钾治疗，以免出现酸碱平衡紊乱。不推荐使用葡萄糖水加胰岛素治疗降低血钾，有加重脑水肿、升高颅内压的风险。必要时 CRRT 治疗是快速解决高钾血症的有效方法。

## 三、术后监测

### 1. 体温监测及控制

发热是指病理性的体温升高，是机体在致热原的影响下导致下丘脑体温调节中枢的调定点上移引起，是最常见的临床症状。发热是疾病进展过程中非常重要的临床表现，可见于多种感染和非感染性疾病。神经外科疾病导致的发热主要是微生物感染导致的感染性发热和外源性致热原刺激体温调节中枢导致的中枢性发热。

发热是导致脑出血患者致残率与致死率增加的独立危险因素，可导致神经功能预后不良。大面积脑出血、脑室出血、丘脑出血或脑干出血患者早期由于血液的刺激，很早就出现中枢性发热。在脑损伤和昏迷导致保护性反射减弱或消失、长时间使用呼吸机正压通气等多种因素的综合作用下，脑出血患者发病数天后可因院内获得性感染等原因而引起发热。因此，早期识别发热和控制体温至关重要。

中枢神经受到血液刺激导致的发热是无菌性炎症，炎症指标如白细胞、中性粒细胞、C 反应蛋白（CRP）、降钙素原（PCT）、IL-6 等升高一般不明显，尤其是 PCT 和 IL-6，变化不大或表现为基线平稳而无较大波动。感染性发热患者应积极留取痰液、肺泡灌洗液和尿液，行血液培养寻找感染原，炎症指标 CRP、PCT 和 IL-6 的明显增高有一定的指导意义。

目前常用的体温控制方法有如下几种[3]。

（1）物理降温：主要有酒精擦浴、普通冰块或冰袋外用、冰水灌肠、亚低温冰帽及冰毯治疗仪等，将体温控制在目标范围内（推荐为 36～37℃），减少发热带来的能量损耗，平稳控制颅内压。控温的同时应注意冰帽、冰毯带来的并发症，尤其是体温过低时。当体温控制过低后，自然复温过程中若观察不到位会导致脑血管由收缩状态转为扩张，造成颅内压波动而影响患者预后。

（2）药物降温：主要是非甾体抗炎药，包括吲哚美辛、对乙酰氨基酚和布洛芬等。非甾体抗炎药可以阻断前列腺素E的合成，下调体温调定点。目前也有静脉用非甾体抗炎药可供选择，如赖氨匹林。

（3）高级降温措施：包括血管内降温、体表降温。①目前有专门使用的血管内降温监测设备，可以帮助患者进行降温。② CRRT机在血液滤过治疗过程中可以调节体温，也可以算是一种血管内降温措施，是治疗中枢性高热的一种方法。③体表降温是应用包裹式降温设备进行的降温措施，主要应用于亚低温治疗，治疗效果好且控温稳定，缺点是价格昂贵。

**2. 心率监测及管理**

正常情况下，脉搏与心率是一致的，正常范围为60～100次/分。心房颤动时脉搏短绌，出现心率大于脉搏。脑出血患者在术后进行生命体征监测时，更应关注这些指标的变化。术后返回病房后全麻未醒状态下的心率应做好记录，其后患者心率的变化趋势应实时监测。当监测心率上升超过入科基线心率的20%时，应当分析原因，避免遗漏病情变化。

影响术后心率的常见原因有以下几种情况。

（1）发热：体温升高后机体代谢增加，氧耗增加，为了将更多的氧和物质输送到组织器官，心率会代偿性增快。通常情况下，此类心率增快会随着体温的下降而减慢。

（2）血容量不足：术中出血较多可导致血容量不足，使得心率增快。应结合患者的化验指标分析血红蛋白数值，并结合当时颅内压和血压数值进行调整。贫血时应输血，保持Hb > 80 g/L。判断血容量不足可以采用多种手段，最简单的方法为直腿抬高试验，也可以应用超声检查下腔静脉宽度。不推荐对脑出血患者术后进行补液实验，可能造成颅内压波动。补液时应遵守原则，按照晶体：胶体 = 2:1进行，避免输注葡萄糖水加重脑水肿。补液过程中应监测心率变化，补液有效时心率逐渐减慢。若补液后心率反而增快，应分析该处置是否合理。

（3）容量负荷过重：由于颅高压患者在手术减压后会出现血压骤降，麻醉医生为了维持患者血压和脑灌注压，可能会输注大量液体而导致容量负荷过重。液体超负荷通常会导致心率和血压的升高，出现类似于心力衰竭的临床表现，术后应准确计算患者术中液体出入量以进行判断分析，可进行脑钠肽（BNP）监测帮助判断。超声检查也是一种无创且简便的方式，推荐使用。

（4）颅内压增高：颅内压增高后机体为了保证脑灌注压，会代偿性地提高血压，而机体提升血压的方法主要是增加心率。因此，颅内压增高早期心率多表现为增快，这是机体的一种代偿机制。此时在正确处置颅高压后，心率即可下降。而心率减慢多是因颅内压急剧增高使得脑血管自我调节功能完全丧失时才会出现。当患者出现库欣三主征（血压升高、心动过缓、呼吸深慢或不规则）时，已处于病危濒死状态，应立即降颅压治疗。

（5）心律失常：分为缓慢型心律失常和快速型心律失常。

①缓慢型心律失常：最常见为窦性心动过缓，多数患者在入院检查时即可发现。若患者心率 < 50次/分，需要排除颅内高压导致的脑疝状态。其余常见的缓慢型心律失常，例如窦房传导阻滞、房室传导阻滞、窦性停搏等相对复杂，建议请心内科专科医生诊治，这里不进行赘述。

②快速型心律失常：术后最常见的快速型心律失常是心房颤动，其余快速型心律失常相对复杂，建议请心内科专科医生诊治，这里不进行赘述。心房颤动的诊断依靠心电图检查和听诊查体，第一心音强弱不等、心率绝对不规则、脉搏短绌基本可以明确诊断。心房颤动的患者可以选用西地兰或者胺碘酮治疗，有关西地兰的适应证和并发症问题建议请心内科医生会诊后使用。胺碘酮在应用前须明确血钾指标，应力争使血钾 > 4.0 mmol/L，否则有可能诱发其他心律失常。胺碘酮用法为静脉注射负荷剂量150 mg（或3～5 mg/kg），10 min注入，10～15 min后可重复，随后1～1.5 mg/min静脉滴注6 h，以后根据病情逐渐减量到0.5 mg/min。24 h总量一般不超过1.2 g，最大剂量可达2.2 g。

**3. 血压监测及管理**

脑出血患者在应激、疼痛、颅高压等各种因素的影响下，多会出现血压明显升高。多项研究证实血压升高与血肿扩大和预后不良相关。近期发表的多项随机对照临床试验，为早期强化降压提供了证据。目前多项研究支持在发病后 6 h 内将收缩压降至 140 mmHg 以下，并维持至少 24 h 的降压策略[2]。因此，为了尽可能减少血肿扩大，应在早期积极给予静脉降压药处理，使患者血压下降至目标范围。

（1）收缩压＞ 160 mmHg 的住院患者，推荐应用静脉降压药将血压控制在 140 mmHg 以下，同时应保证平均动脉压＞ 80 mmHg 以保证充足的脑血流灌注。

（2）术后 24 h 应将血压控制在 140 mmHg 以下，以防止再次出血。如果有颅内压监护，可以根据颅内压监护指标调整血压管理方案，保证脑灌注压（cerebral perfusion pressure，CPP）＞ 50 mmHg，目前推荐 CPP 维持在 60 ～ 70 mmHg[2]。

（3）术后 24 h 复查头颅 CT 后确定无新发出血，血压管理可适当放松。有高血压病史的患者可以根据其基础血压值个体化制订血压管理目标。老年患者（年龄＞ 75 岁）控制在基础血压值左右，非老年患者仍采取血压控制在 140 mmHg 以下的血压管理方案。

（4）可以鼻饲或者口服药物时应给予口服降压药，由于口服降压药血药浓度建立的时间较长，仍推荐使用一段时间静脉降压药，最长可达 7 天。血压管理到位后逐渐停用静脉降压药，最终达到口服降压药控制血压。

（5）鼻饲口服降压药应注意，缓释片和控释片有特殊包衣，碾碎后鼻饲效果不佳，甚至有可能导致血压急剧下降。例如 20 mg 的硝苯地平缓释片，碾碎后鼻饲相当于一次性给予 20 mg 硝苯地平，可能导致血压波动。

**静脉降压药**种类繁多，可根据各医院具体情况进行个体化选择。当前常用的静脉降压药主要包括钙通道阻滞剂（如尼卡地平）、α 肾上腺素受体阻滞剂（如乌拉地尔）、硝酸甘油、硝普钠、利尿剂等，各药物的禁忌证、不良反应和注意事项也存在差异。常用静脉降压药如下文所述。

（1）尼卡地平：一种二氢吡啶类钙通道阻滞剂，主要抑制钙离子内流、松弛血管平滑肌、扩张血管，从而达到降压作用。该药最主要的特点是快速降压且相对平稳。静脉推注药物后很快起效，1 h 后血药浓度达峰，持续 3 h 药效明显下降，是目前国内临床应用的最主要的快速降压药。1 ～ 2 mg 静脉推注可用于麻醉和术后监护的短时间降压管理。持续给药可使用 30 mg 加生理盐水配至 50 ml 后泵入，3 ～ 5 ml/h 起始，根据目标血压进行剂量调节。该药的主要不良反应是心动过速和面色潮红，血压降低过快可导致低血压并影响脑血流灌注，因此静脉推注剂量不宜过大。

（2）乌拉地尔：一种高选择性的 α 肾上腺素受体阻滞剂，通过阻断突触后膜 $α_1$ 受体，起到扩张血管和降低外周阻力的作用；还可以兴奋中枢 5-羟色胺 1A（$5-HT_{1A}$）受体，具有独特的中枢、外周双重降压作用机制。该药在降压的同时并不出现反射性交感神经兴奋性增加或心率加快，不影响颅内压，可有效控制大部分高血压急症和围术期高血压，是一线静脉降压药。该药起效略慢，需要首先给予静脉推注 12.5 ～ 25 mg，继而持续调整泵入剂量直至达到满意血压。

（3）硝普钠：属于硝酸酯类药物，其机制是通过释放一氧化氮，舒张血管内皮细胞从而起到降压作用。临床上对动、静脉均有扩张作用，扩张静脉的作用大于动脉，可以降低心脏的前、后负荷。该药起效快、药效强，在临床上是治疗高血压急症的一线用药。临床应用时注意避光，以免造成氰化物中毒，同时应用时间不宜超过 1 周。该药需使用葡萄糖水作为溶质配制。在国外很少以此药作为一线降压用药，并认为它可能会影响颅内压，但在我国硝普钠仍是早期控制血压最常用的药物。通常将 50 mg 硝普钠加入 50 ml 葡萄糖水后持续泵入治疗，不可推注，避免血压降低过快。

（4）静脉用硝酸甘油和 β 肾上腺素受体阻滞剂拉贝洛尔虽然也是可以选择的静脉降压药，但是这两种药物快速降压的效果差，临床应用少，在此不做赘述。

**口服降压药**可以大体分为 ABCDE 这 5 类，对于导致高血压脑出血的患者多需要联合用药控制血压。常用口服降压药如下文所述。

（1）A 类：即血管紧张素转换酶抑制剂（**ACEI**）和血管紧张素 II 受体拮抗剂（**ARB**）。ACEI 可以延缓和逆转心室重构，阻止心肌肥厚进一步发展，改善血管内皮功能和心脏功能，减少心律失常发生。其主要不良反应为组胺释放导致的刺激性呛咳，代表药物为卡托普利、贝那普利、依那普利等。ARB 是与 ACEI 作用原理相近的降压药，ACEI 是部分阻断血管紧张素Ⅱ的形成,而ARB是完全阻断血管紧张素Ⅱ的形成。ARB可以防治左心室肥厚,对已肥厚的左心室可能使其逆转,对动脉硬化的血管有一定重塑作用;能够减少蛋白尿,对肾也有除降低血压之外的保护作用,最重要的是可以避免刺激性呛咳。该药的代表药物是氯沙坦、缬沙坦、厄贝沙坦等[5]。

(2)B类:即β肾上腺素受体阻滞剂,其能选择性地与β肾上腺素受体结合,从而拮抗神经递质和儿茶酚胺对β受体的激动作用。该药可使心率下降、心肌收缩力下降,从而心排血量下降,血压下降[6]。目前常用的该类药物有美托洛尔和比索洛尔。比索洛尔是选择性$\beta_1$受体阻滞剂,相对于美托洛尔来说更加安全。

(3)C类:即钙通道阻滞剂(CCB),主要通过阻滞平滑肌细胞膜的钙离子通道,从而松弛周围动脉平滑肌,使外周血管阻力下降而发挥降血压作用。代表药物有短效硝苯地平、苯磺酸氨氯地平、非洛地平等。缓释片和控释片需要口服,不可碾碎鼻饲。目前在治疗早期鼻饲时,主要使用短效硝苯地平[7]。

(4)D类:即利尿剂(Diuretic),主要通过利尿降低血容量的方式达到降血压作用。目前常用的药物有呋塞米、氢氯噻嗪和螺内酯等。由于不是治疗高血压的主流用药,当其他类药物联合用药效果不佳时才使用,因与ARB类药物有协同作用,有成品药物如厄贝沙坦氢氯噻嗪片。使用氢氯噻嗪时应注意其低钠和阳痿等副作用[8]。

(5)E类:即其他类,例如盐酸特拉唑嗪、可乐定、中药罗布麻等。近年来临床应用已经很少,不推荐作为常规药物使用。

A类更适合年轻患者使用,C类更适合老年患者使用,B类需要在心内科医生指导下使用以避免出现并发症,D类通常不会作为降压药单独应用。目前联合用药控制顽固性高血压多采用A+C、A+D、B+C、C+D等,甚至可以采用3种药物联合治疗。应根据患者具体病情合理使用,减少药物不良反应和并发症。

### 4.呼吸监测

正常人呼吸为12~20次/分,全麻未醒患者术后呼吸减慢多考虑为麻醉影响所致,应使用呼吸机保证患者通气,前文已经介绍过呼吸机相关内容,此处不再赘述。当患者出现呼吸过速时,应积极寻找原因予以纠正。

(1)外源性刺激:手术创伤导致的疼痛和管道插入引起的刺激可能影响患者呼吸,因此术后应给予良好的镇痛治疗,可以使用的药物包括非阿片类和阿片类镇痛药。阿片类镇痛药应注意治疗时间,避免长时间使用后期产生药物依赖,还应该注意药物导致的呼吸抑制。

(2)发热:血液及其破碎分解产物刺激中枢导致的中枢性发热和微生物入侵导致的感染性发热均可引起呼吸增快,机体通过该方式散发热量。降温治疗可以处理这种情况,体温下降后呼吸次数将会随着下降。

(3)颅内压增高:机体为了代偿颅高压可以通过排出二氧化碳的方式收缩脑血管,因此呼吸过速很大程度上反映患者的颅高压状态。术后患者无颅内压监护的情况下,一旦发生持续呼吸过速,应复查头颅CT排除再次出血。药物治疗上以降低颅内压治疗为主,包括甘露醇、呋塞米、白蛋白、甘油果糖和高渗盐。

### 5.颅内压和脑灌注压的监测及管理

颅内压(intracranial pressure,ICP)是指颅腔内容物所产生的压力。静息状态下,成人正常颅内压为5~15 mmHg,平卧位时颅内压持续超过15 mmHg可以诊断为颅内压增高。颅内压增高可分为轻度、中度和重度:轻度=15~20 mmHg,中度=21~40 mmHg,重度>40 mmHg。持续颅内压<5 mmHg被称为低颅内压。

颅内压和脑灌注压(CPP)目标:CPP正常范围为50~130 mmHg。当CPP>130 mmHg时,脑血管可进入不可逆的扩张状态,导致再次出血发生。当CPP<50 mmHg时,脑血管可出现不可逆性收缩,导致灌注不足,脑组织明显缺血。因此ICP监测目标为15~20 mmHg,CPP监测目标为60~70 mmHg。当ICP>30 mmHg时应考虑立即处置,避免脑组织进一步受损。

颅内压增高可用的治疗手段包括:①抬高床头30°~45°;②应用脱水降颅压药物;③加强镇静、镇痛;④控制体温;⑤防止缺氧和高碳酸血症;⑥避免使用低渗液体;⑦必要时行脑室外引流术引流脑脊液；⑧亚低温治疗；⑨若颅高压仍不能控制，可行去骨瓣减压手术。

### 6. 镇静、镇痛评估和治疗

术后患者常有疼痛、焦虑和谵妄，影响睡眠导致睡眠障碍。因此，脑出血术后进行必要的镇静和镇痛是必要的。它可以消除或减轻刺激导致的不适感，降低交感神经兴奋度；改善患者睡眠状况；诱导治疗期间遗忘，减轻痛苦回忆；降低各器官代谢负荷，减少氧耗；减轻器官功能损害；维持机体内环境的稳定，帮助降低血压和颅内压。

**镇静、镇痛程度评估如下**[9]：

（1）疼痛评估常用数字评定量表（numeric rating scale，NRS），即"10分法"疼痛量表。评分＜4分代表无疼痛或轻度疼痛；评分＞6分代表重度疼痛，需要镇痛处置。插管患者不能表述，可通过表情评估法进行评估，但主观性太强，并不适用。

（2）镇静评分系统常用Richmond躁动-镇静量表（Richmond agitation and sedation scale，RASS）、Riker镇静-躁动量表（sedation-agitation scale，SAS）及脑电双频指数（bispectral index，BIS）等。要根据患者病情和术后处置情况制订镇静方案，镇静深度目标值为：浅镇静时，RASS评分1～2分，SAS评分3～4分；深镇静时，RASS评分3～4分，SAS评分2分；合并应用神经肌肉阻滞剂时，RASS评分5分，SAS评分1分。

（3）除非进行亚低温治疗或强力控温治疗，不然不推荐进行深度镇静治疗。谵妄是多种原因引起的一种意识混乱状态并伴有认知障碍。改善睡眠、恢复正常睡眠-觉醒周期可降低部分谵妄的发生。目前常用右美托咪定减少患者谵妄发生，但对于血容量不足、心率较慢的老年患者来说应注意其并发症。

**常用的镇静、镇痛药物如下：**

（1）镇痛药：包括阿片类药物、非甾体类药物和其他类别药物。阿片类药物常用的有芬太尼、瑞芬太尼、舒芬太尼、布托啡诺、吗啡、盐酸哌替啶、地佐辛和喷他佐辛等。瑞芬太尼半衰期短，代谢快，比较适合短时间应用。布托菲诺药效低于瑞芬太尼，但是长时间使用的成瘾性低。芬太尼和舒芬太尼适合长时间镇痛的患者。吗啡和盐酸哌替啶主要应用于亚低温冬眠治疗的患者。使用阿片类药物可能出现呼吸抑制，应严密观察患者呼吸次数。地佐辛和喷他佐辛呼吸抑制明显弱于上述阿片类药物，但镇痛效果也明显下降。地佐辛存在胃肠道反应并发症，一旦出现应及时停药并处置。非甾体类药物常用的是氟比洛芬酯和帕瑞昔布，效果弱于阿片类药物，但是无明显成瘾性，使用时应注意胃部出血等并发症。阿片类药物联合非甾体类镇痛剂，可以减少阿片类药物的剂量及不良反应，是很好的治疗策略。

（2）镇静药：丙泊酚、右美托咪定、苯二氮䓬类药物为镇静治疗的基本用药。丙泊酚是脂肪乳剂，起效快但是对血流动力学影响很大，有明显的呼吸抑制，使用中需严密监测生命体征。右美托咪定影响内源性交感神经系统儿茶酚胺的释放，可以导致心率和血压明显下降，尤其是血容量不足时；该药不可静脉推注，一旦出现心率明显下降，应停药并处置，可给予阿托品，必要时给予异丙肾上腺素。苯二氮䓬类药物主要是咪达唑仑和地西泮。咪达唑仑为水溶性药物，肌注、鼻腔黏膜和灌肠给药均能快速起效，对血流动力学的影响在所有镇静药中是最小的；然而，该药长时间给药后谵妄发生率高，应注意给药时间。

新型镇静、镇痛药物瑞马唑仑和艾司氯胺酮临床应用时间不长，相关应用参考文献少，此处不做描述。

### 7. 气道管理

脑出血术后的患者处于昏迷或全麻未醒状态，舌根后坠极易堵塞气道，口咽分泌物也可以渗漏入气道，加之气道廓清能力下降、分泌物不易排出等诸多原因，易导致卒中相关肺炎发生[10]。

气道管理包括人工气道的评估和撤除、人工气道的护理及并发症防治等。

（1）人工气道的评估和撤除：患者全麻手术后，是否能恢复良好的意识和咳痰能力是判断能否拔除气管插管的关键。因此，昏迷患者不可以过早地拔除人工气道。嗜睡-意识模糊状态的患者，至少需要有部分遵嘱动作，有良好的呛咳反射和咳痰能力才可考虑拔除，否则可能导致病情加重。此类患者拔管后出现舌根后坠可能会堵塞气道，可以使用口咽通气道辅助通气和护理，一旦病情变化应立即复查血气分析，必要时重新插管。

（2）人工气道的护理及并发症防治：目前气管

插管的护理讲究全气道管理，即给予患者鼻腔、口腔、咽腔、气道的整体化管理。

人工气道建立后，气道的气囊是护理重点。气囊压力过高可导致气管壁受压，严重时发生缺血、坏死和穿孔；气囊压力过低会出现漏气和误吸，出现呼吸机相关肺炎和院内获得性肺炎。应定期监测人工气道的气囊压力，将气囊压力控制在25～30 cmH$_2$O（1 cmH$_2$O = 0.098kPa）。气囊压力的监测多采用压力表测压，每天进行2～4次测压充气。目前最简便的方式是使用持续气囊压力监测仪，该设备可以持续监测气囊的压力变化，还可以进行定压管理，维持气囊压力在要求的范围内，是进行气囊压力管理的最佳工具。

气囊类型也影响气道的护理，目前气管插管使用的气囊类型有3种：①球形气囊，这是最早使用的形状，因受力不均及封闭不严逐渐被淘汰；②柱状气囊，对气道压力相对均匀，但仍有渗漏的问题；③锥形气囊，此类气囊受力均匀，对气道压力损伤小，渗漏率较前明显下降，是目前进行气道管理的最佳气囊类型。

人工气道建立后，机体鼻咽腔的主动加温、加湿功能丧失，由于气道喜湿厌燥，因此必须依靠外源性措施来弥补这种功能丧失。呼吸机本身带有加温、加湿功能，不做赘述。脱机后持续的气道湿化是很好的处理方式，可以将氧气输送入湿化罐后给患者吸氧，也可以采用持续的气道雾化。它们的缺点是不能加温，持续雾化有诱发支气管痉挛的风险。近些年广泛应用于临床的高流量吸氧是较好的方式，既可以加温也可以加湿，帮助患者弥补功能丧失。通过有效调整气道湿化状态，可以避免气道痰痂形成，同时应用药物辅助治疗，可以静脉注射盐酸氨溴索30 mg 3～4次/日，也可以应用异丙托溴铵和布地奈德等药物2～3次/日雾化吸入进行辅助治疗。

建立人工气道的患者，口鼻咽腔的分泌物和胃食管反流物可能沿着人工气道经过气囊渗漏入下呼吸道导致肺炎。因此，气管插管患者应进行全气道管理。在吸痰护理后，还应将口咽腔、鼻腔的分泌物清除。不可吸引口鼻咽腔后使用同一根吸痰管再次吸引气道，避免医源性感染。尽管进行了全气道管理，分泌物仍有可能通过气囊渗漏入气道，所以应用带有气囊上吸引功能的导管是比较好的选择，

可以采用持续气囊上吸引，也可以定时进行气囊上吸引。每天2次的"气流快速冲击法"是减少肺炎发生的有效手段。人工气道的管理策略还包括定时翻身叩背和使用辅助排痰装置。床旁使用纤维支气管镜进行气道管理是目前ICU管理非常重要的手段，它可以清除气道内痰液、痰栓、血块和反流物，还可以进行肺泡灌洗治疗和留取标本。肺泡灌洗液标本培养在检测病原菌的特异度、灵敏度方面均高于痰液培养。无法进行肺泡灌洗的患者，应术后每天留取痰液培养，连续3天，以寻找感染证据，必要时可行高通量测序（next-generation sequencing，NGS）帮助寻找致病微生物。术后24 h给予预防性应用抗生素，之后根据患者状态及病情变化选择应用抗生素。肺炎的综合治疗不再赘述。

（3）脑出血患者建议术后保留气管插管，术后逐渐恢复自主呼吸则可以改为普通吸氧或者高流量吸氧，待意识恢复、拔管相关评估满意可以拔除气管插管。如果患者意识恢复不满意，无法撤除人工气道，则应评估患者是否需要气管切开。对于预计1～2周内意识不能恢复、2周内无法拔管的患者最好早期进行气管切开。大量的研究已经证实，昏迷患者早期气管切开可以降低肺炎发生率，降低呼吸机治疗天数，降低总医疗费用，但不影响病死率。

如果患者准备拔除气管插管，应常规进行漏气实验，即抽空气囊观察漏气量，漏气量＞110 ml或大于潮气量的15%，则提示可以安全拔管。如仍无法良好判断，可以在喉镜直视下查看声带是否有水肿。对于插管超过72 h的患者，可以考虑拔管前30 min应用甲泼尼龙40 mg减轻水肿。

#### 8. 血糖管理

既往糖尿病血糖控制不佳、出血及手术应激、输液应用葡萄糖液等因素均可导致术后血糖水平异常。高血糖可以导致切口感染和延迟愈合、全身和肺部感染不易控制等严重并发症。低血糖可导致脑缺血和脑水肿，低血糖的危害甚至超过高血糖。因此术后应当严密监测患者血糖水平，避免出现高血糖或低血糖。多项研究和指南证实，ICU治疗早期将血糖水平控制在7.8～10.0 mmol/L可使患者明显获益[1, 11]。5%葡萄糖是等渗液体，脑出血术后应用有可能导致脑水肿，因此血糖水平超过

10 mmol/L 时可给予泵入胰岛素治疗，不使用含糖液体输注。持续给予肠内营养的患者，推荐使用持续泵入胰岛素控制血糖，开始每 1～2 h 监测血糖一次，血糖稳定后逐渐过渡到每 4～6 h 监测一次。鼻饲混合匀浆膳食的患者可给予皮下短效胰岛素治疗，既往糖尿病患者睡前应给予长效胰岛素，例如甘精胰岛素。使用皮下胰岛素应监测空腹及三餐后 2 h 血糖，及时进行调整。血糖 3.0～3.8 mmol/L 时，可给予 10% 葡萄糖口服或注射治疗。血糖低于 3.0 mmol/L 时，可静脉注射 50% 葡萄糖治疗。

### 9. 消化系统管理和营养支持

中枢神经系统损伤后可产生严重应激，导致患者出现胃肠黏膜局部缺血坏死而致消化道溃疡、出血。脑出血导致的应激性溃疡可见咖啡色或血性胃液，解柏油样黑便，进行胃潜血和便潜血检测可帮助诊断。另外，术后因为镇静、镇痛药物的使用和昏迷没有好转，胃肠蠕动减慢，导致胃肠道运动功能障碍。

（1）术后禁食情况下，可给予质子泵抑制剂和 $H_2$ 受体阻断剂治疗。一旦病情稳定，开启进食或者肠内营养，质子泵抑制剂和 $H_2$ 受体阻断剂应停用或者改为口服。

（2）若考虑应激性溃疡应进行化验检查，潜血 1+ 属于急性胃肠损伤（acute gastrointestinal injury，AGI）Ⅰ级，在使用胃黏膜保护剂的基础上推荐开启肠内营养，予以观察。潜血 2+ 属于 AGI Ⅱ级，在使用胃黏膜保护剂的基础上可考虑开启滋养型肠内营养，即 10～20 kcal/h，不超过 500 kcal/d。潜血 3+ 或者 4+ 应予禁食水，使用胃黏膜保护剂，必要时给予冰盐水加去甲肾上腺素胃管注入治疗。3 天内若患者胃肠功能不恢复，可考虑加用肠外营养治疗。

脑出血患者的营养治疗推荐使用肠内营养，术后 24 h 内尽可能开启肠内营养治疗。采取 20～25 kcal/（kg·d）的允许性低热卡方案作为早期能量供给目标，根据患者胃肠蠕动状态和胃潴留监测情况逐渐加量，争取 48～72 h 达到能量供给目标的 80%，7 天争取达到足量喂养即 30～35 kcal/（kg·d）[12]。如 7 天后胃肠功能差，不能实现足量喂养，应考虑增加肠外营养治疗。胃肠蠕动减弱可以考虑使用药物辅助治疗，可用盐酸甲氧氯普胺肌注，莫沙必利或者红霉素口服。

肠内营养治疗讲究 4 个度，即床头角度、泵入速度、营养液温度和浓度。

（1）床头角度 > 30° 可明显减少反流导致的并发症。

（2）首日泵入速度 25 ml/h，如果没有胃潴留，第 2 天可调至 50 ml/h，之后根据难受程度逐渐增加可达 75～100 ml/h。每 4～6 h 检查胃管位置，检查胃潴留情况，根据潴留量调整泵入速度。如果潴留量 > 250 ml，应暂停喂养。

（3）冬季泵入肠内营养液可能由于温度低导致肠内营养不耐受，推荐冬季使用加温肠内营养泵。

（4）1.5 能量密度的肠内营养液（500 ml/750 kcal）可能导致部分患者肠内营养不耐受，若发生不耐受应改为 1.0 能量密度或者选用短肽型肠内营养液。

### 10. 癫痫的防治

除脑皮质出血外，其他部位脑出血术后出现癫痫的概率不高，目前不推荐术后常规给予抗癫痫药治疗。只有当血肿靠近大脑皮质、术中损伤引流静脉或皮质供血动脉，才考虑预防性抗癫痫治疗，用药最长 1 周。若术后发生癫痫应及时处理[13]。

（1）术后出现痫样发作，可单次给予苯二氮䓬类药物抗癫痫治疗。可给予苯巴比妥肌注 3 天，口服抗癫痫药 7 天。7 天内无再次发作可停用口服药。

（2）术后出现癫痫持续状态，给予苯二氮䓬类药物持续泵入治疗，使得脑电图达到暴发抑制状态持续 24 h，稳定后停药。给予静脉泵入丙戊酸钠治疗，稳定后改为口服治疗。由于苯巴比妥是脂溶性药物，起效慢但是持续时间长，可给予苯巴比妥肌注 3～5 天，使口服药达到治疗的血药浓度。口服抗癫痫药持续 3～6 个月，稳定后减量停用。

脑出血术后 2 周出现反复癫痫发作应考虑为脑出血后迟发性癫痫。患者应接受长期、规律的抗癫痫药治疗至少 12 个月。连续 12 个月无发作，应在专业医生的指导下逐渐减量，再经 3～6 个月逐渐减药，癫痫无再发可停药[14]。目前临床常用的药物有：丙戊酸钠持续泵入，苯巴比妥钠静脉注射或者肌注；口服药物有丙戊酸钠、左乙拉西坦、卡马西平和奥卡西平。丙戊酸钠、卡马西平和奥卡西平均可导致肝损害，部分患者对卡马西平和奥卡西平过敏而导致严重的剥脱性皮炎，相对而言左乙拉西坦的并发症最少。

### 11. 深静脉血栓的防治

中枢神经系统损伤后将会激发凝血系统，导致患者出现高凝状态，因此脑出血患者发生深静脉血栓形成（DVT）和肺栓塞的风险很高。由于脑出血后短时间不能给予标准抗凝治疗，使下肢深静脉血栓形成的风险再度增加。围术期监测和管理十分重要，患者术后检查无血栓应尽早活动下肢，腿抬高加速回流。尽可能避免下肢静脉输液，尤其是瘫痪侧肢体。

（1）术后进行下肢彩超检查，确认无血栓后给予下肢抗血栓压力泵治疗。

（2）可考虑使用压力梯度抗血栓弹力袜，但目前有的指南并不推荐。

（3）一旦发生深静脉血栓，可考虑置入下腔静脉滤器，避免发生肺栓塞。

（4）依照美国创伤急救外科委员会2021版深静脉血栓预防专家共识[15]，待脑出血病情稳定后，可在24～72 h开启标准抗凝治疗，低分子量肝素和普通肝素都可以选择，低分子量肝素的效果可能更好。目前尚缺乏高质量研究证实这一点，仅为可以考虑，并不强烈推荐。

### 12. 术后器官功能监测

脑出血术后发生器官功能损伤常见，尤其以肾功能损伤为主。脑出血术后肾功能损伤多为肾性损伤，少部分为肾前性损伤。因此应监测肾功能，注意甘露醇等可导致肾功能损伤的药物使用适应证。

（1）肾前性损伤多为肾灌注不足所致，需精细管理患者的液体出入量，使平均动脉压（MAP）维持在65 mmHg以上。

（2）注意甘露醇使用剂量和疗程，关注老年患者肾功能指标变化。非必要时不给予老年患者使用甘露醇。

（3）关注高血压患者的基础血压，预估患者的基础肾灌注压，在血肿稳定的基础上将血压控制在140/90 mmHg左右，早期不要控制得太低。在患者控制性降压的治疗过程中，患者的MAP与尿量多成线性关系，在非利尿情况下MAP下降，尿量也明显下降，应关注患者肾功能指标，胱抑素C可给予一定的指导作用。

（4）一旦出现急性肾损伤（acute kidney injury, AKI），诊断为Ⅱ级应严密监测肌酐和尿量，必要时行CRRT治疗；达到Ⅲ级，建议立即行CRRT治疗。推荐使用枸橼酸局部抗凝，可使滤器使用时间更长，治疗效果更好，液体量管理更到位。若无枸橼酸则只能采用无肝素化抗凝，多数情况下滤器寿命不超过6 h，必要时可以更换滤器继续治疗。

### 13. 术后切口及感染等相关并发症的监测

（1）切口愈合不良：切口愈合受到多种因素的影响，包括基础营养状态、术后胃肠功能和营养治疗的实施等。术后应注意切口换药，及时发现问题，做好营养支持，维持正常的白蛋白水平。

（2）切口皮下积液：皮下积液是神经外科手术后常见的并发症，术中细节处理程度决定其发生率。延迟出现的皮下积液，抽吸后做加压包扎。抽吸标本送检脑脊液常规生化检查及培养。在腰穿检查无绝对禁忌证的情况下，行腰穿检查测颅内压力，并送检脑脊液标本。若皮下积液和脑脊液标本均不支持颅内感染，在颅内压允许的情况下可行腰大池置管引流术或反复腰穿释放脑脊液，减轻切口周边压力，促进切口愈合。

（3）切口渗液：颅内压明显增高及切口缝合时操作不规范等可能导致切口渗液。颅内高压患者进行神经外科常规治疗：抬高床头促进血液回流；加强气道管理，避免二氧化碳潴留；使用药物降低颅内压；强化镇静、镇痛治疗；应用控温技术进行治疗等。一旦发现切口渗液，应积极寻找原因并积极处置，不可掉以轻心。持续渗液可使头皮细菌逆行入颅造成颅内感染，必要时回手术室重新处理切口。

（4）术后颅内感染：颅内感染是神经外科手术后常见的并发症，预防重于治疗。①术中严格无菌操作。②术前30 min预防性使用抗生素，手术超过3 h或者失血超过800 ml则术中追加1剂抗生素。③术前和术中遗漏抗生素使用，可考虑补救性使用万古霉素2剂（术后24 h内）。④一旦考虑有颅内感染可能，应尽早行腰穿检查并将标本送检培养。经济允许情况下可考虑进行NGS检查，更早更准确地获取感染信息及致病菌序列数量，避免抗生素滥用导致二重感染。⑤可以行腰大池置管持续引流或者每天2次腰穿引流脑脊液，辅助进行抗生素椎管内注射治疗。

（5）腰大池引流管置入后致颅内感染及脑疝：这本不是脑出血的术后并发症，但随着腰大池置管的广泛开展，其并发症不容忽视。腰大池置管引流与腰穿相比，其优、缺点十分明显。腰大池置管引流1次穿刺，减少了反复腰穿给患者带来的痛苦；持续引流更符合外科感染处置的原则，利于患者的感染控制。但是引流管穿刺操作和护理并发症可严重影响患者预后：①穿刺皮肤时不推荐使用破皮针，可能导致皮肤穿刺点漏液或渗液致颅内感染。②腰大池引流护理十分重要，避免快速引流使幕上、幕下压力失衡导致脑疝；腰大池引流量不应超过30 ml/h，24 h总量最好控制在300 ml以内，一旦发现引流量过多，应立即调整引流袋高度，同时加强管理。

## 四、总结

脑出血术后管理对患者的预后十分重要，围术期良好的管理将会减少并发症，加快恢复速度，尽早进入康复理疗阶段，改善患者预后。

## 参考文献

[1] 中华医学会神经外科学分会，中国神经外科重症管理协作组. 中国神经外科重症管理专家共识（2020版）. 中华医学杂志，2020，100（19）：1443-1458.

[2] 中华医学会神经外科学分会，中国医师协会急诊医师分会，中华医学会神经病学分会脑血管病学组，国家卫健委脑卒中筛查与防治工程委员会. 高血压性脑出血中国多学科诊治指南. 中华神经外科杂志，2020，36（8）：757-770.

[3] 中华医学会神经病学分会，中华医学会神经病学分会脑血管病学组. 中国脑出血诊治指南（2019）. 中华神经科杂志，2019，52（12）：994-1005.

[4] 康德智. 新理念下的神经外科重症管理. 中华神经外科杂志，2020，36（08）：771-774.

[5] 中华医学会心血管病学分会. 血管紧张素转换酶抑制剂在冠心病患者中应用中国专家共识. 中国循环杂志，2016，31（5）：420-425.

[6] 施仲伟，冯颖青，王增武，等. β受体阻滞剂在高血压应用中的专家共识. 中华高血压杂志，2019，27（6）：516-524.

[7] 中国老年学和老年医学学会心脑血管病专业委员会，中国医师协会心血管内科医师分会. 老年高血压的诊断与治疗中国专家共识（2017版）. 中华内科杂志，2017，56（11）：885-893.

[8] 中华医学会心血管病学分会高血压学组. 利尿剂治疗高血压的中国专家共识. 中华高血压杂志，2011，19（3）：214-222.

[9] 中华医学会重症医学分会. 中国成人ICU镇痛和镇静治疗指南. 中华危重病急救医学，2018，30（6）：497-514.

[10] 中华医学会神经外科学分会，中国神经外科重症管理协作组. 中国神经外科重症患者气道管理专家共识（2016）. 中华医学杂志，2016，96（21）：1639-1642.

[11] 中华医学会创伤学分会神经创伤专业学组. 颅脑创伤患者肠内营养管理流程中国专家共识（2019）. 中华创伤杂志，2019，35（3）：193-198.

[12] 孙仁华，江荣林，黄曼，等. 重症患者早期肠内营养临床实践专家共识. 中华危重病急救医学，2018，30（8）：715-721.

[13] 中华医学会神经病学分会神经重症协作组. 惊厥性癫痫持续状态监护与治疗（成人）中国专家共识. 中华神经科杂志，2014，47（9）：661-666.

[14] Outin H, Lefort H, Peigne V. Guidelines for the management of status epilepticus. Eur J Emerg Med，2021，28（6）：420-422.

[15] Rappold JF, Sheppard FR, Carmichael Ii SP, et al. Venous thromboembolism prophylaxis in the trauma intensive care unit: an American Association for the Surgery of Trauma Critical Care Committee Clinical Consensus Document. Trauma Surg Acute Care Open，2021，6（1）：e000643.

# 第七章

# 高血压脑出血的微创外科治疗展望

第一节　床旁电磁导航辅助穿刺置管引流治疗 / 136
　　　　（千智超　谢斌　陈晓雷）

第二节　手术机器人在脑出血微创治疗中的应用 / 144
　　　　（熊若楚　陈晓雷）

第三节　高血压脑出血微创外科治疗的多中心随机对照研究：
　　　　设计和初步结果 / 148
　　　　（徐兴华）

# 第一节

# 床旁电磁导航辅助穿刺置管引流治疗

## 一、概述

神经内镜治疗高血压脑出血具有微创、周围组织二次创伤小、手术时间快等优势，但是神经内镜手术也有较为严格的适应证。对于不满足手术条件的患者来说，推荐使用创伤更小的血肿腔穿刺置管引流术进行治疗。

传统穿刺置管引流术存在受术者经验限制、穿刺具有不确定性与盲目性等缺点，这些因素对于高血压脑出血患者临床预后的影响较大。为减少人为及意外因素对于穿刺置管准确性的影响，2008年台中荣民总医院率先提出手术室条件下无框架、无标记点导航配合立体定向进行血肿穿刺引流的概念，将导航系统首次应用到穿刺置管引流治疗颅内血肿患者的手术中，取得了较好疗效，但未能摆脱患者头部需要头架固定的限制[1]。随后，2018年苏州大学附属第三医院在此概念的基础上使用了手术室条件下电磁导航辅助基底节区血肿穿刺置管引流的方法，使患者头部不需要硬性头架固定，便可在导航指引下实时定位穿刺导管至合适的引流位点，得到较好疗效[2]。本中心在电磁导航辅助的基础上创造性提出床旁电磁导航辅助血肿腔穿刺置管引流的概念，并且总结了一套可行的电磁导航工作流程，使患者在监护室内便可得到快速有效的救治，从2020年1月收治患者至今未出现操作及导管相关颅内感染。

## 二、电磁导航系统

电磁导航工作系统由以下几部分组成。①操作部分：电磁导航工作站；②信号发送和接收部分：电磁信号接收器（EM Receptor）、电磁场发生器（EM Emitter）和电磁场探测器（DRF，EM Tracker）；③指引部分：电磁导航探针（Stylet）和电磁导航探笔（Pointer）。

目前主流的商用电磁导航系统有两款，分别是：① StealthStation S8，Medtronic（图7-1-1）；② Kick EM，BrainLab（图7-1-2）。

在进行手术之前，手术系统的架构至关重要，整体系统的架构用示意图来展示（图7-1-3）。第一步需要选择合适的电磁场发生器（EM Emitter），目前主流的电磁场发生器有两种类型，包括：①小型场发生器；②平板式场发生器。小型场发生器的优势在于活动度高，较为灵活；平板式场发生器的优势在于，整个平板覆盖范围磁场比较均匀，容易探测。

第二步即注册前准备，将 EM Tracker 固定在患者头部不易随皮肤肌肉形状改变而移位的位置，一般选择前额部，颞部不推荐。为保持 EM Tracker

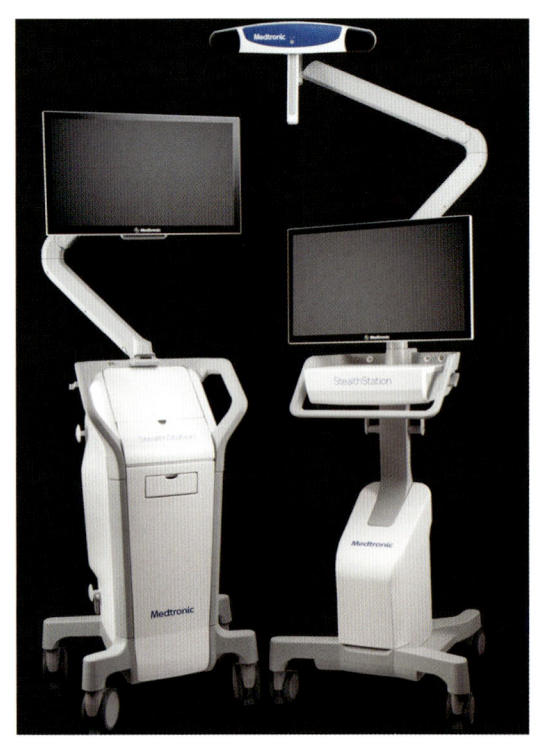

图 7-1-1　StealthStation S8，Medtronic

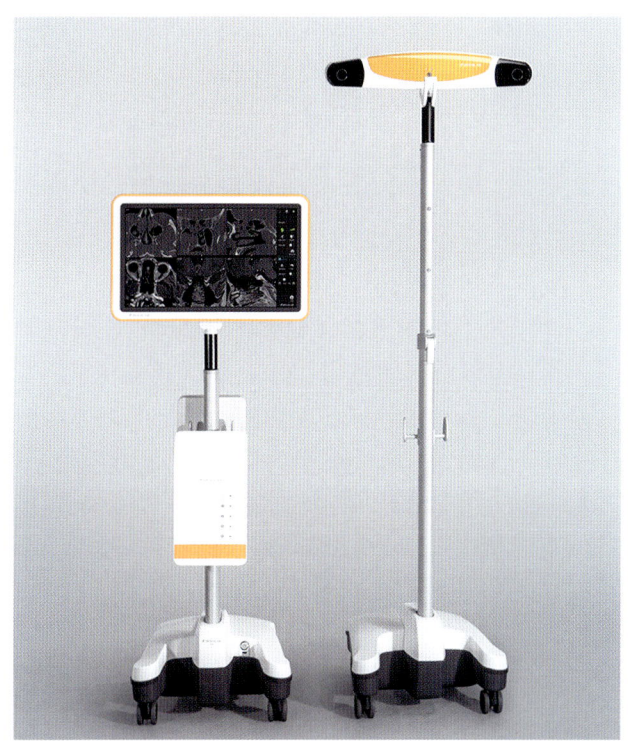

图 7-1-2　Kick EM，BrainLab

与头颅的相对位置不变，使用手术贴膜或输液贴膜将 EM Tracker 完整贴附于患者头颅上，或者使用带颅骨固定的 EM Tracker 将其硬性固定于颅骨上，这是保障导航过程准确性的关键步骤。EM Tracker 固定完成后，为寻求最佳穿刺角度，头位可根据穿刺位置有一定活动度的偏转，偏转时需要保持 EM Tracker 与头位的相对位置固定。术者与第一助手位于患者的头侧，电磁导航监控显示器置于穿刺位置对侧的床旁，便于术者实时监视。器械盘置于穿刺位置同侧床旁，便于第一助手及术者操作。第二助手与工作站位于患者穿刺位置对侧的足侧，第二助手通过操作工作站完成导航的相应步骤，同时实时观察患者生命体征，如出现突然变化及时告知术者和第一助手，并做相应的应急处理。显示器与工作站中的画面实时协同保持一致，区别仅在于显示器无法对过程进行任何操作。

第三步是患者的体位摆放。如血肿位于额颞部或基底节区，患者取仰卧位。如血肿位于顶枕部，则需要先行导航注册之后，将患者转侧卧位或侧俯卧位。

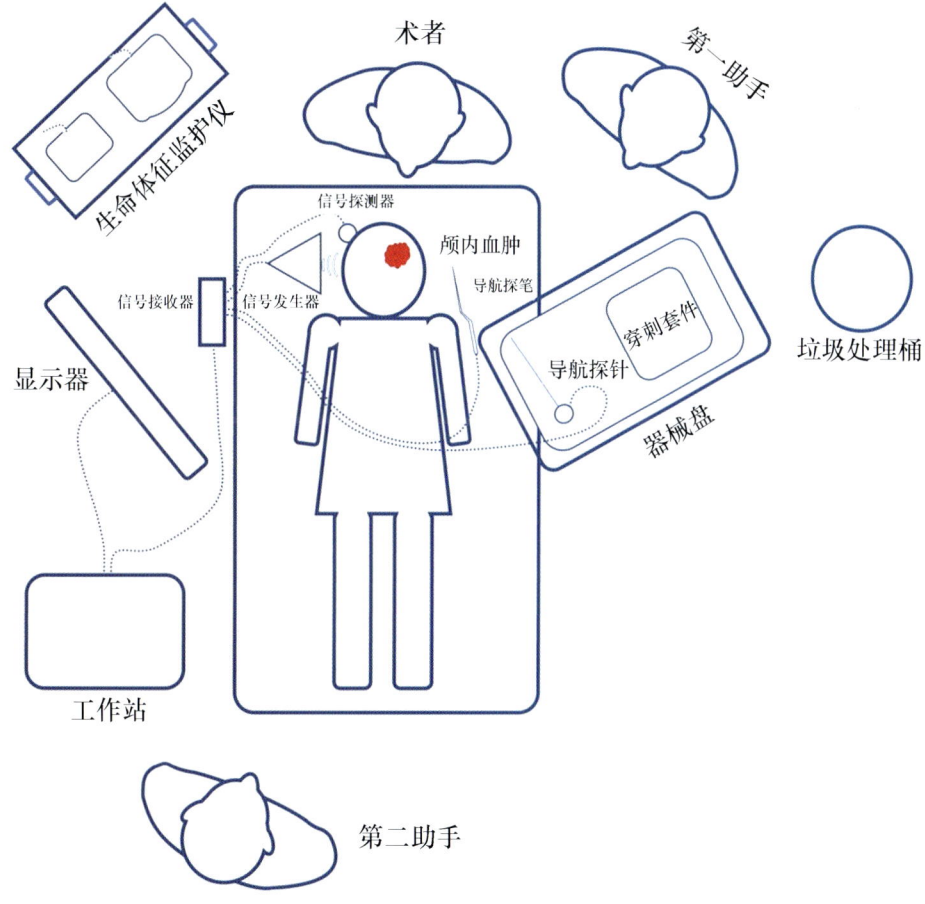

图 7-1-3　电磁导航手术系统的架构

## 三、手术器械

电磁导航相关器械应是与各自的系统型号类别相匹配，包括灭菌导航探针及导航探笔。

其余常规器械包括：①颅脑穿刺包；②穿刺套件，包含穿刺导管和无菌引流装置；③注射器；④三通转接头；⑤消毒用品。

## 四、手术流程

电磁导航辅助穿刺置管引流术的手术流程如下所述。

（1）采用神经重症监护系统下局麻，以及镇静、镇痛。

（2）手术入路的确定：使用电磁导航确定置入穿刺导芯的手术通道的方向和角度。原则上应该平行于血肿整体形状的长轴方向，同时需要保证穿刺路径上没有重要大血管、神经功能区的分布，尽可能减少穿刺造成的直接损伤。

（3）手术切口确定后，尖刀切开5 mm小口至颅骨表面，轻轻左右拨动分离皮下组织及表面骨膜，沿设定方向钻取骨孔，并破入骨孔下硬膜的内表面。

（4）取出穿刺导管内部管芯，替换为电磁导航探针，注意替换时应使探针尖端与导管尖端重合。在电磁导航指引下穿刺至既定位置，撤出探针，保留导管位置。使用注射器抽吸内部血凝块，直至轻轻抽取出现明显阻力。

（5）固定穿刺导管，接三通转接头及无菌引流瓶，穿刺部位用无菌碘伏纱布条包裹，包扎头部，手术结束。

## 五、典型工作流程

下面以美敦力公司StealthStation S8导航系统为例进行导航工作流程的详细讲解。

总体工作流程按照以下8个主要步骤进行：①扫描薄层CT并获取患者DICOM数据；②架设床旁电磁导航手术系统；③数据导入和观看；④制订患者专属的穿刺计划；⑤导航注册及穿刺点校准；⑥确定最佳穿刺点，常规备皮、消毒、铺巾和钻孔；⑦导航实时引导穿刺至目标靶点；⑧留置引流管，记录引流量，定期注入药物，定期复查。手术过程由至少1名高级职称神经外科医师监督并处理。

薄层CT的层厚建议≤1.0 mm，这样得到的导航数据较为精确。如有条件，建议加做CT血管造影（CTA）以排除颅内动脉瘤、动静脉畸形破裂所致颅内出血。手术系统架构见上文，不再赘述。

### （一）数据的导入和观看

在用移动存储设备获取患者的DICOM数据之后，将移动存储设备通过工作站端口或者光驱与工作站连接。连接成功后，在界面中选择所需要的影像序列（如图7-1-4红色边框部分所示），选择层厚≤1.5 mm的颅脑CT软组织窗数据，选中序列后可以来回拖动滚动条来观察数据，也可以通过计算机模拟的三维数据来观察（如图7-1-4绿色边框部分所示）。有时会出现三维重建的数据面部凹凸不平、头位不正、鼻部或额面部缺失的情况，造成这种现象的可能原因有：①扫描时定位相出现偏差，导致整个扫描序列的形变；②扫描时患者躁动，不断小幅度变动头位，导致最终序列畸变；③扫描时选定的范围未将鼻部或者额面部包括进去，导致扫描出的序列鼻部或额面部缺失。如出现上述情形，使用此序列可能会造成最终导航误差偏大，影响最终穿刺的准确性和有效性。一般可以通过多次注册达到减少注册误差的目的，但当形变部分范围较广时，多次注册也不能改变误差程度。因此在扫描CT的过程中，临床医师需要对放射科技术人员提出技术要求，以减少此类情况的发生。

### （二）制订个体化穿刺计划

数据导入完成后，点击右下角PLANNING进入计划界面，根据患者血肿的实际分布情况来选择穿刺方向和穿刺终点，穿刺起点位置的确定放在导航注册完成之后。

穿刺终点推荐选择放置在血肿内距血肿长轴远端1/3处（如图7-1-5所示），这是按照神经内镜血肿清除手术的经验来设定的。临床实际工作中如将穿刺终点设置过低时，会有一定概率出现复查头颅CT时穿刺导管尖端位于脑实质内部的情况，这可能是由于血肿被引流出来以后血肿腔局部压力降低，血肿周边的水肿脑组织向压力偏低的方向挤压移位，导致脑组织占据原有血肿的空间位置，而穿刺导管位置相对不变，这样导管尖端在压力作用下

第七章 高血压脑出血的微创外科治疗展望　139

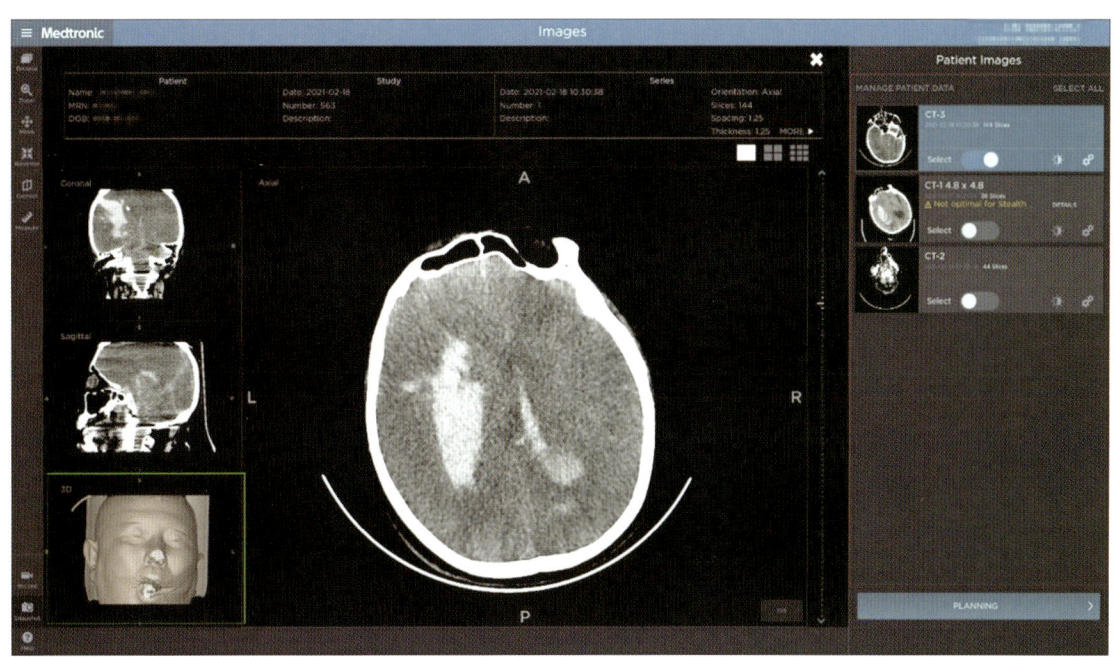

图 7-1-4　红色边框部分为数据选择区，绿色边框部分为计算机模拟三维图像显示区

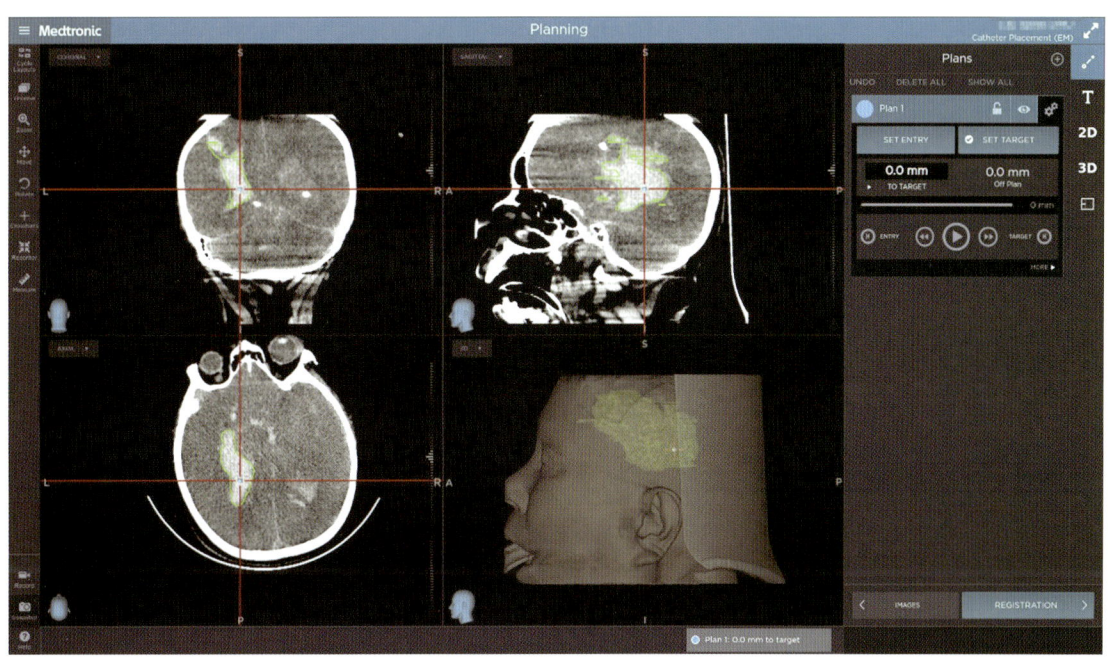

图 7-1-5　推荐穿刺靶点示意图，红色十字准星交汇处为推荐穿刺靶点

压入脑组织中。所以设置穿刺终点在血肿内距血肿长轴远端 1/3 处，可以给予脑组织一定的回缩空间，同时保护脑组织不被导管尖端损伤。

### （三）导航注册及穿刺点校准

导航计划完成后点击右下角 REGISTRATION 进入导航注册界面，基本过程就是使用导航探笔（Pointer）或者探针（Stylet），在患者比较具有特征性的面部区域进行连续点追踪，将追踪出的形状与预先扫描的薄层 CT 图像进行比对，经过计算机融合完成注册过程。完成好线路连接后，导航注册的准备工作有：①架设 EM Emitter 与 DRF。DRF 使用注意事项不再赘述，详见前文"电磁导航系统"；EM Emitter 有两种型号，分别是小型场发生器与平板式场发生器。按照磁感应线的分布原理，EM Emitter 有最佳的工作距离，小型场发生器的最佳工作距离为 10～35 cm 范围，平板式场发生器的最佳工作距离为 10～55 cm 范围，因此 DRF 的放置区间应在所使用场发生器的相应最佳工作距离范围内；②调整 EM Emitter 位置，使 Pointer 或 Stylet 与 DRF 能够同时在工作站中显示，使用平板式场发生器时将其平放在患者头颅下方（如图 7-1-6 所示）。

准备工作完成后，选取一合适的面部起点，将 Pointer 或 Stylet 紧贴于皮肤表面，踩住脚踏开始面部注册过程，在患者额部、眶周、鼻根的骨性结构进行连续点追踪，追踪过程中注意 Pointer 或 Stylet 尖端始终紧贴皮肤表面，同时注意追踪过程全程踩住脚踏，以免采集信息的缺失或不稳定。初步追踪完毕后，显示器可显示已完成追踪部分的轨迹，同时显示注册的误差与精度范围（如图 7-1-7 所示）。绿色轨迹为准确追踪的部分，红色轨迹为超出扫描范围的部分，黄色边框内为导航准确的范围，导航注册的误差为 2.1 mm。

此时若对注册误差不满意或者需要扩大精度范围，可以继续追踪其他部位以完善特征信息，需要注意的是追踪范围应保持在影像序列扫描的范围之内，这样才能减小注册误差或者扩大精度范围（如图 7-1-8 所示）。

导航注册及修正完成后，进行穿刺起点的设计和调整，整体原则为穿刺起点到穿刺终点的方向大致平行于血肿整体长轴方向，穿刺路径中无重要大血管及神经功能区。可以用 Pointer 尖端紧贴皮肤表面来模拟穿刺起点，操作工作台使尖端延长至穿刺终点，调整起点位置直至与血肿长轴方向大致平行，同时测量穿刺起点至穿刺终点的长度（如图 7-1-9 所示）。

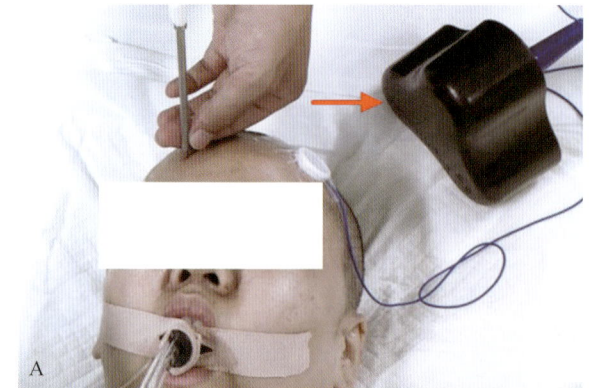
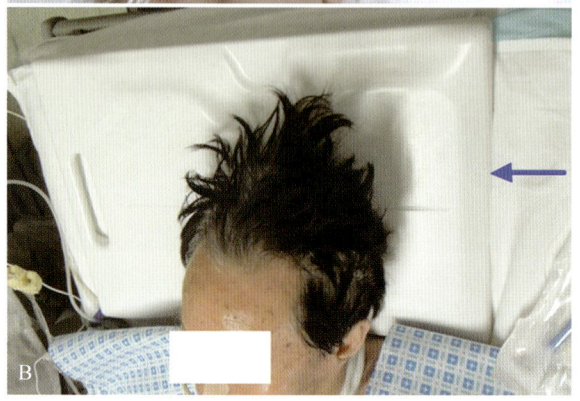

图 7-1-6　A. 红色箭头所指为小型场发生器；B. 蓝色箭头所指为平板式场发生器

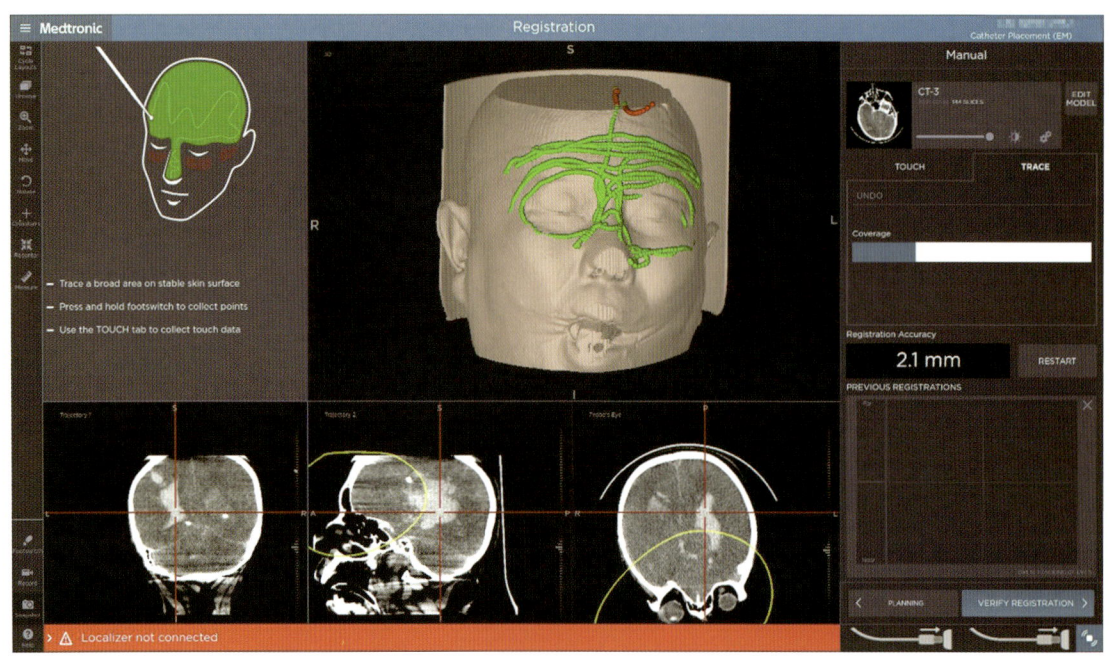

图 7-1-7　电磁导航注册过程示意图，显示导航注册误差为 2.1 mm

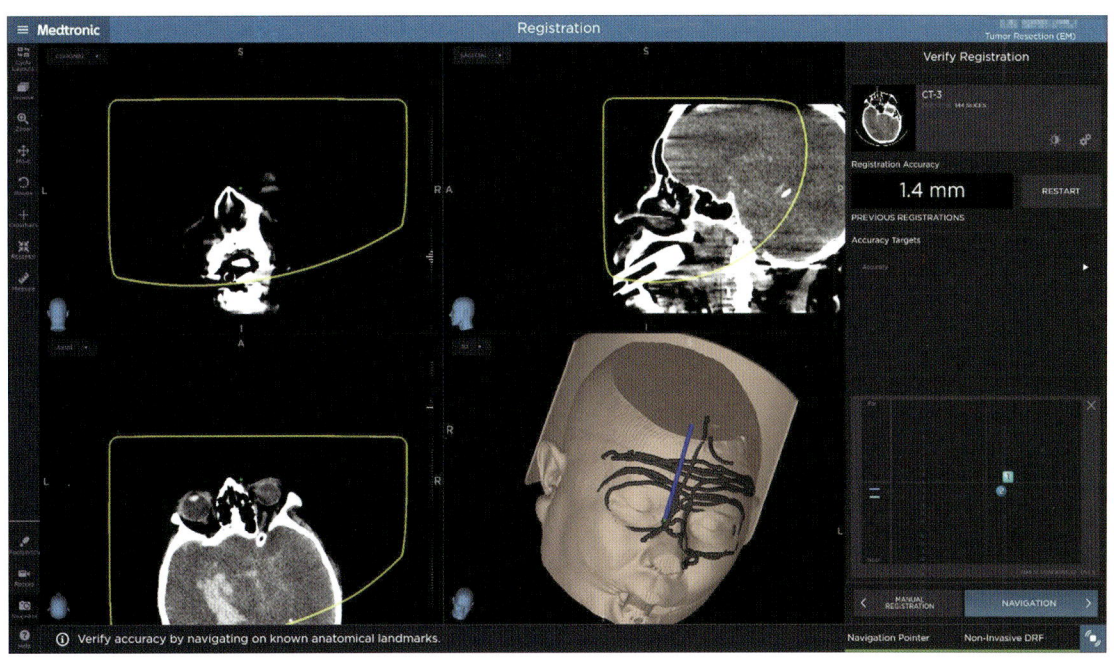

图 7-1-8　完善后的注册示意图，黄色边框为导航准确范围，完善后的导航注册误差为 1.4 mm

选择好合适的穿刺起点后，进行穿刺路径中导管的设计。普通穿刺套件中导管仅在前端 1.5 cm 长度内有 2～3 个侧孔用以引流。对于脑室引流来说，由于脑脊液的流动性较好，2～3 个侧孔即可满足引流要求；而对于血肿内部引流来说，由于血肿机化的影响，血肿的流动性不佳，2～3 个侧孔难以满足引流的要求，为增加引流效率、减少导管放置天数，需要增加导管上侧孔的数量。盲目增加导管侧孔数量可能会出现侧孔位置位于正常脑组织当中，由于正常脑组织自身压力和血肿引流虹吸作用的双重影响，侧孔边缘会对正常脑组织进行切割，损伤正常脑组织，脑组织由于被切割进入管腔中会造成导管堵塞，导致引流不畅，因此推荐使用电磁导航辅助设计裁剪侧孔的位置。穿刺起点位置不变，将延长线位置退至血肿边缘，测量穿刺起点至血肿边缘的长度（如图 7-1-10 所示），得到穿刺

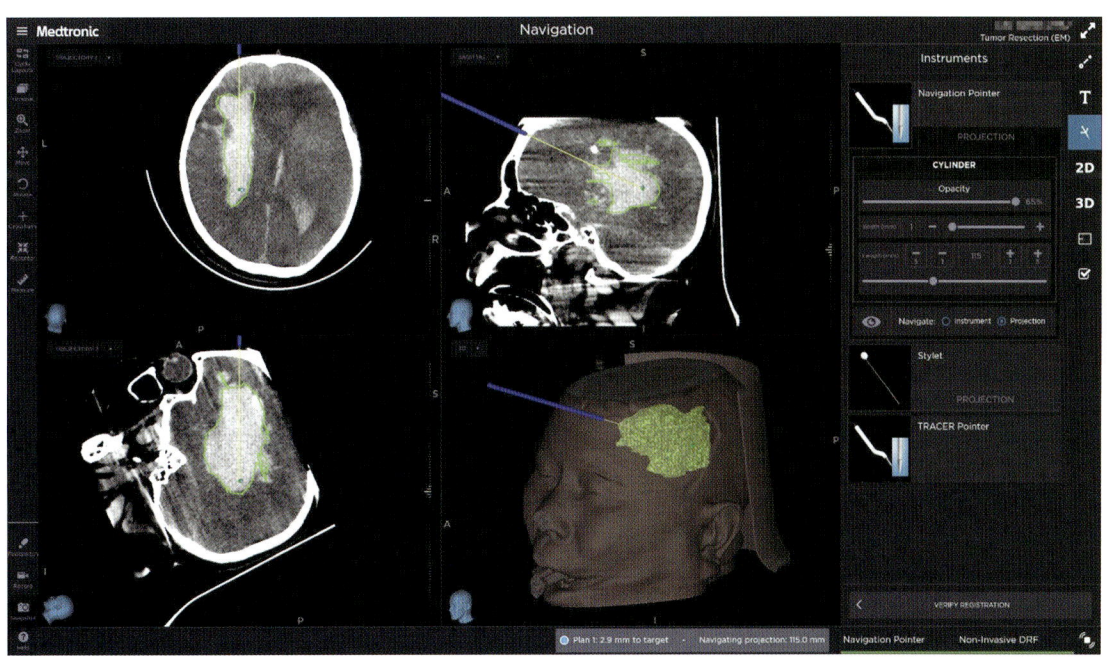

图 7-1-9　合适的穿刺起点示意图，图中所示起点至终点距离为 115 mm

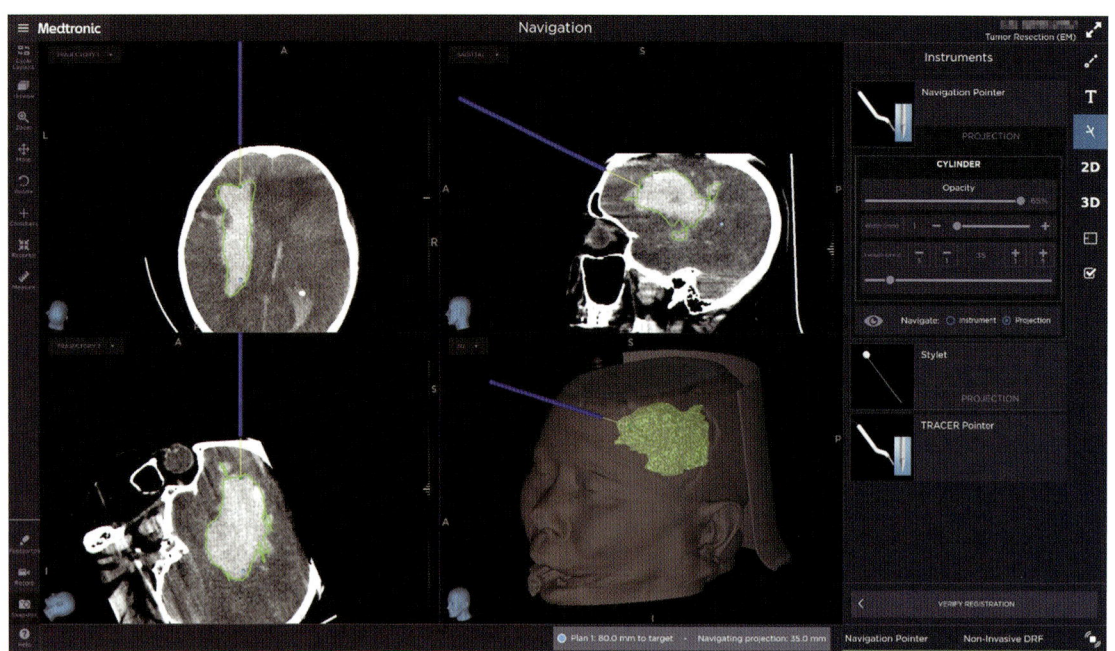

图 7-1-10　穿刺起点至血肿边缘距离示意图，图中距离为 35 mm

起点至终点长度与起点至血肿边缘长度的差值，去除原有侧孔的 1～1.5 cm 范围，剩余长度就是合适的裁剪侧孔位置。

### （四）导航实时引导穿刺至目标靶点

按照无菌原则常规消毒、铺巾、镇静、镇痛，在既定穿刺点钻孔后，进行电磁导航实时引导穿刺至预设穿刺终点。准备工作是使用无菌 Stylet 替代穿刺导芯置入已裁剪侧孔的穿刺导管中，注意保持尖端在管腔内，不要从侧孔中突出（如图 7-1-11 所示）。

穿刺前需要利用手锥沿骨孔方向打开硬膜，将穿刺套件置入骨孔内，工作站中选择制导（Guidance）模块，调整穿刺套件使 Guidance 模块中的靶心保持指向穿刺终点方向，缓慢沿此方向轴向送入穿刺套件，直至 Stylet 尖端显示已到达穿刺终点（如图 7-1-12 所示）。

### （五）留置引流管、记录引流量、定期注射药物并复查

Guidance 实时引导穿刺到位之后，将 Stylet 从导管中取出，末端接空注射器缓缓抽吸，可见暗红色血肿经导管进入注射器中（如图 7-1-13 所示），反复抽取直至轻轻抽吸有阻力为止，记录此时已抽吸出的血肿体积。导管末端连接三通转接

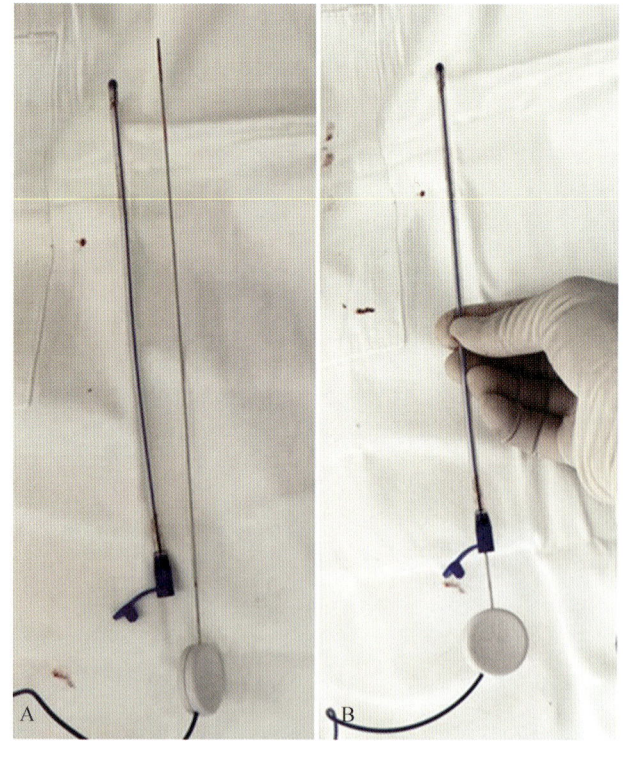

图 7-1-11　无菌 Stylet 替代穿刺导芯示意图。A. 组合前；B. 组合后

头，三通转接头末端连接无菌引流装置，转接处使用无菌贴膜包裹，将闭式引流瓶悬挂至外耳道上方 6 cm 处。缝线固定引流管，碘伏纱条包裹钻孔周围皮肤，无菌纱布遮盖，弹力绷带包扎头部。穿刺结束 6 h 后，经导管向血肿腔内注射 3 万～5

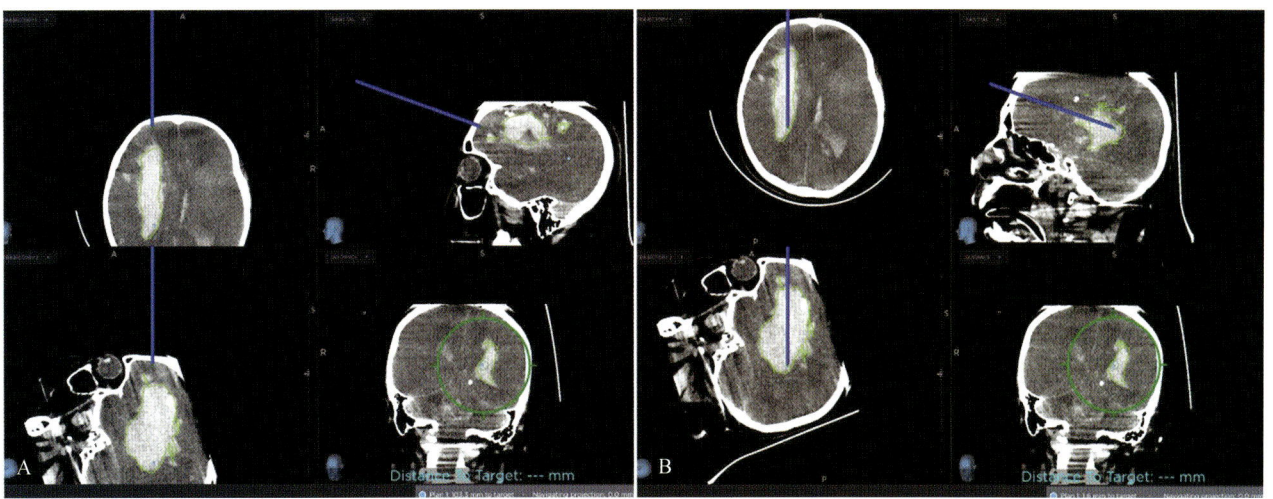

图 7-1-12　A. Stylet 尖端距穿刺终点 103.3 mm；B. Stylet 尖端距穿刺终点 1.6 mm

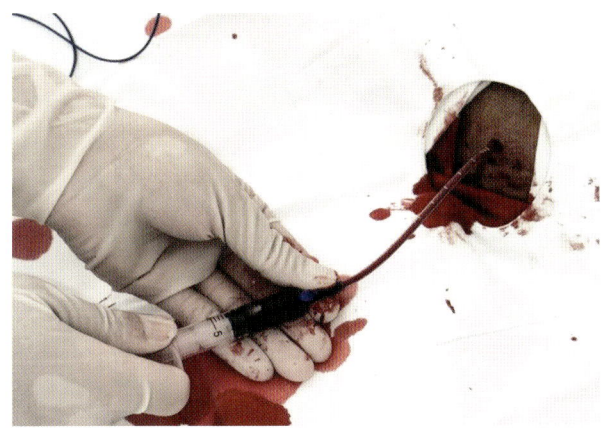

图 7-1-13　抽吸过程示意图

万单位尿激酶，夹闭引流装置 1 h 后开放，此后每日进行 2 次上述操作。术后第 1 日复查头颅 CT 观察残余血肿与导管位置情况，之后每 2 日复查一次头颅 CT。当复查 CT 影像提示血肿清除较完全时，视为拔除引流管的指征，应及时拔除引流管，降低引流管相关颅内感染的风险。

## 六、术后常规处理

电磁导航辅助穿刺置管引流术的术后处理同常规开颅血肿清除术及神经内镜血肿清除术。术后 1 天复查头颅 CT，检查脑内血肿残留情况；对于残存血肿，可从引流管注入尿激酶，每次 3 万～5 万单位，夹闭引流管 1 h 后开放，以促进残留血肿排出。血肿引流干净后，尽早拔除引流管。针对术前血肿较大、有明显颅内高压和脑疝倾向的病例，可进行颅内压监测，以便能在颅压过高时，及时进行去骨瓣减压治疗。

除监测和管理颅内压外，术后血压的管理至关重要。因硝酸甘油有增高颅内压的可能性，所以建议使用乌拉地尔或尼卡地平调控血压。对于既往有高血压病史的患者，建议收缩压调控至 120～140 mmHg 即可。

高血压脑出血患者的围术期处理详见本书第六章。

## 七、电磁导航辅助神经内镜手术治疗

电磁导航辅助神经内镜手术治疗与其他类型的导航系统相比并无明显差异[3]，其尖端追踪的特性可使导引器的放置位置更为精确，手术过程参见神经内镜手术相关章节。

## 参考文献

[1] Chen CH, Lee HT, Shen CC, et al. Aspiration of hypertensive intracerebral hematoma with frameless and fiducial-free navigation system: technical note and preliminary result. Stereotact Funct Neurosurg, 2008, 86 (5): 288-291.

[2] Wu R, Qin H, Cai Z, et al. The clinical efficacy of electromagnetic navigation-guided hematoma puncture drainage in patients with hypertensive basal ganglia hemorrhage. World Neurosurg, 2018, 118: e115-e122.

[3] 郭振宇，黄廷钦，周任，等. 电磁导航技术在神经内镜下血肿清除术中的应用. 中华神经医学杂志, 2020, 5: 477-482.

# 第二节

# 手术机器人在脑出血微创治疗中的应用

## 一、概述

虽然高血压脑出血外科治疗的最佳方法还无定论，但有研究表明微创手术效果较好，可以减少手术时间和手术损伤[1]，甚至可以局麻手术。此外，随着内镜、显微镜、立体定向设备和机器人系统等高科技的发展，现在已可以成功到达并治疗过去被视为禁忌的深部病变。目前，高血压脑出血的微创外科治疗（minimally invasive surgery，MIS）已成为一种发展趋势[2]，MIS的发展带动了技术的进步，机器人系统是其中发展最快的技术之一。

1985年，一个名为PUMA的机器人系统被用于协助定位活检。这是第一例机器人手术，标志着医疗机器人的开始。手术机器人有如下优势：①通过震颤过滤系统和运动稳定系统提高了稳定性和准确性；②其多自由度的机械关节提高了手术灵活性；③机械臂代替外科医生的手，减少了因疲劳造成的失误，提高了安全性；④通过数字化手术，可以实现远程手术、术中远程会诊和术中远程教学。

根据手术机器人系统的功能特点，主要分为三种[3]：机器人辅助定位系统、手部灵活性增强系统和手部运动稳定系统。而根据人机交互的基本原则，可以将其分为[4]：①监视控制系统（supervisory controlled system），医生上传预先制定的手术计划，术中机器人在医生的监视下执行计划；②遥控手术系统（telesurgical system），又称为主从系统（master-slave system），医生在手术室外的控制平台上操作，机器人复制并执行医生的动作；③共享控制系统（shared controlled system），又称为协作机器人系统（collaborative robot），医生控制机器人的执行终端，机器人辅助医生完成手术操作。

本团队2020年发表了关于机器人手术与其他治疗方式治疗自发性脑出血的疗效对比的meta分析[5]，其结果表明机器人辅助手术作为一种微创外科治疗方式，是一种安全有效的方法，其再出血率、颅内感染率均低于传统手术或保守治疗，而神经功能改善则优于后两种治疗方式。对比传统手术，机器人手术的手术时间和引流时间较短、死亡率较低，且血肿清除程度较高，但这些趋势仍需未来进一步研究证实。

## 二、常见的神经外科手术机器人

虽然第一台机器人手术是神经外科手术，但神经外科手术机器人的发展并不如其他学科机器人发展那样快。一些研究表明，像达芬奇这样的机器人不适合神经外科手术，特别是颅内手术[6]。原因可能是颅内有限的空间和脆弱的脑组织阻碍了手术机器人的应用。因此，目前神经外科手术机器人多用于立体定向功能神经外科手术中，此类手术对机器人精度要求高，机器人系统无法独立工作，需结合光学导航系统完成高精度定位操作。

### 1. ROSA Brain

ROSA为法国Medtech公司研发的手术机器人系统，由机械定位臂、光学导航系统和计划工作站组成，适用于SEEG、神经调节术、活检、深部电极植入、电极消融等立体定向手术。Zimmer Biomet公司在ROSA Brain的基础上进行改进，开发了ROSA One Brain，并在2019年获得美国食品和药品管理局（FDA）批准用于脑外科手术。机器人图片参见https://www.zimmerbiomet.com/en。

### 2. Remebot

Remebot是北京柏慧维康公司联合中国人民解

放军总医院、清华大学、北京理工大学等单位共同研发的手术机器人，为国内首个经国家食品药品监督管理总局（CFDA）认证的手术机器人。该机器人包括六轴机械臂、光学定位导航系统和手术规划系统，可应用于脑深部电刺激术、颅内活检、脑血肿抽吸、SEEG电极植入、核团毁损以及辅助开颅等手术。机器人图片参见 https：//www.remebot.com.cn。

### 3. Neuroarm

Neuroarm手术机器人系统由加拿大卡尔加里大学（University of Calgary）开发，用于显微手术与立体定向手术。Neuroarm最大的特点是磁共振兼容性。将它与3.0T术中磁共振成像系统配合使用时，外科医生能够近乎实时地进行手术。2008年5月12日，卡尔加里山麓医疗中心（Foothills Medical Centre）的一个团队在该机器人系统的辅助下完成了一例颅内病变切除术，这是应用Neuroarm的第一例手术。机器人图片参见 https：//neuroarm.org。

### 4. Neuromate

NeuroMate是由Renishaw公司开发的一款手术机器人，主要应用于如电极植入术、活检术等功能神经外科手术以及其他立体定向手术中，是FDA批准用于临床的首个神经外科手术机器人。机器人图片参见 https：//www.renishaw.com/en/n。

### 5. Modus V

Modus V由加拿大Synaptive Medical公司开发，是一款机器人数字化显微镜，将电视显微镜、光学导航与机械臂结合。有研究报道，其能够辅助完成多种神经外科手术，如颅内血肿清除、病变切除、微血管减压、颅底手术以及脑室内手术等。其本质相当于光学导航引导的机器人外视镜系统。机器人图片参见 https：//www.synaptivemedical.com/products/modus-v/。

### 6. 本团队合作开发的手术协作机器人

本团队和北京微链道爱科技有限公司合作开发了一款新型的手术协作机器人[7]（图7-2-1）。该机器人由一台视觉相机和一套六自由度机械臂组成。其能够通过机器视觉识别导引器的空间位置，随后

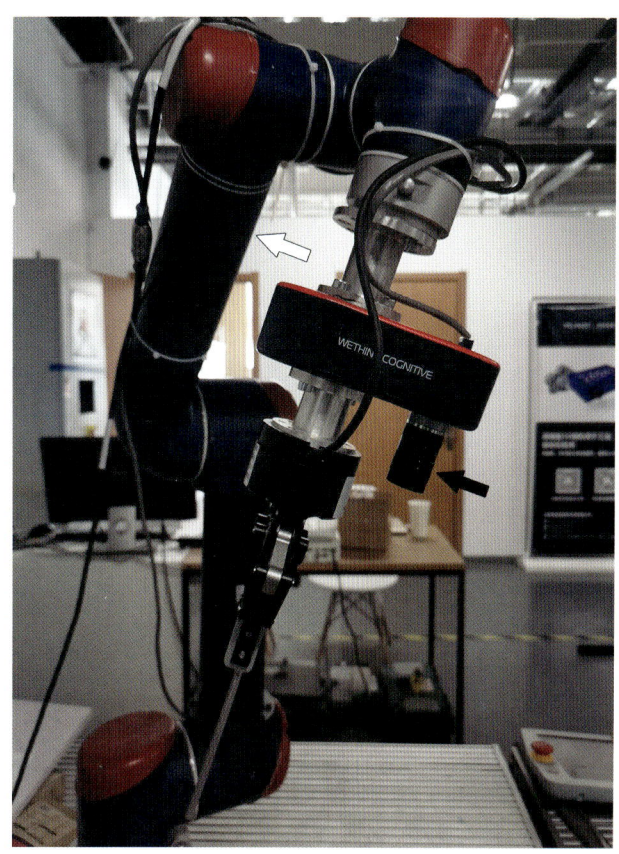

图7-2-1　本团队合作开发的手术协作机器人。白色箭头：机械臂UR5（丹麦Universal Robots公司）。黑色箭头：视觉相机BasleracA2440-20gm GigE（德国Basler公司）

机械臂移动，将手术器械如内镜外视镜等送至导引器上方设定高度处，辅助内镜导引器下的血肿清除术，简化了内镜支架调节的过程，可以大大缩短手术时间，减少医生的操作。该机器人体积小，质量轻，无须与传统光学导航系统结合使用，机械臂效应端可更换不同手术器械，可应用于多种神经外科手术中。机器人工作过程见视频7-2-1。

视频7-2-1　手术协作机器人工作流程

## 三、疗效对比

### 1. 机器人手术 vs. 传统手术

目前暂无研究报道机器人手术与传统开颅术治

疗高血压脑出血的疗效差异。我国一篇文献报道了机器人手术与传统开颅术在小脑出血中的应用[8]，显示两种手术的再出血率无明显差异，而机器人手术的手术时间、引流时间明显短于传统开颅血肿清除术。而术后神经功能恢复的差异暂无研究报道。

### 2. 机器人手术 vs. 内科药物治疗

目前仅有一篇文献报道了机器人手术与非手术方式（内科药物）在治疗脑出血时的疗效差异[9]。该研究队列为丘脑出血患者。根据该研究结果，机器人手术组在术后并发症和神经功能康复方面比药物治疗更加安全有效。术后90天随访时，机器人手术组患者的语言、下肢和步态的斯堪的纳维亚卒中量表（Scandinavian stroke scale，SSS）评分较高，表明其术后神经功能恢复更好。同时，机器人手术组患者术后肺炎和肾功能不全的发生率较非手术组低。然而，两组患者的再出血率无明显差异。

### 3. 机器人手术 vs. 框架立体定向手术

机器人手术与框架立体定向手术都属于 MIS。相较于传统开颅手术，MIS 能在一定程度上避免对正常脑组织和血管的损伤，保留功能区的功能。一般的 MIS 与机器人手术的不同之处在于，机器人系统代替了部分人的工作，提高了手术的稳定性、准确性和灵活性。这些都有助于患者的康复，减少并发症。关于机器人手术与框架立体定向手术的对比研究相对较多，但多是应用于功能神经外科手术的报道[10-12]。根据我们的 meta 分析结果[13]，机器人辅助脑出血手术的再出血率、手术时间和引流时间均少于框架立体定向手术。虽然机器人手术作为无框架手术的一种，其准确性不如框架立体定向手术，但我们认为其绝对差异很小，临床意义可以忽略。

## 四、展望

众所周知，在中国，高血压脑出血及其相关疾病的发病率、死亡率高，给社会带来了巨大的负担。因此，脑出血的治疗在中国更为积极。与其他国家相比，我们更多采用手术治疗，这也使得机器人辅助高血压脑出血手术的推广更加迅速。

至于这项新技术的普及，我们还需要进一步研究以确定其费用。一组病例报告显示，在中国，机器人手术治疗高血压脑出血的平均费用约为4700美元[14]。据我们所知，暂无研究比较机器人手术、传统手术以及保守疗法治疗脑出血费用的差异。机器人手术成本高，势必阻碍其推广。因此，如何降低其成本或开发低成本简易机器人将是未来研发的重要方向。

未来手术机器人的发展趋势：功能集成、轻巧便携、操作简单。手术机器人的目标是辅助外科医生进行手术操作，而不是代替手术医生。正如哈佛医学院布里格姆妇女医院（Brigham and Women's Hospital）神经外科的 Garth Rees Cosgrove 医生所说，患者最常问的一个问题是"机器人自己做手术吗？"不，它只是提供了一个机械臂与精确定位平台来辅助外科医生完成手术。

## 参考文献

[1] Vitt JR, Sun CH, Le Roux PD, et al. Minimally invasive surgery for intracerebral hemorrhage. Curr Opin Crit Care, 2020, 26（2）：129-136.

[2] Tang Y, Yin F, Fu D, et al. Efficacy and safety of minimal invasive surgery treatment in hypertensive intracerebral hemorrhage: a systematic review and meta-analysis. BMC Neurol, 2018, 18（1）：136.

[3] 卢旺盛，田增民. 机器人在外科领域应用现状. 北京生物医学工程，2010, 29（01）：101-105.

[4] Rachinger J, Bumm K, Wurm J, et al. A new mechatronic assistance system for the neurosurgical operating theatre: implementation, assessment of accuracy and application concepts. Stereotact Funct Neurosurg, 2007, 85（5）：249-255.

[5] Xiong R, Li F, Chen X. Robot-assisted neurosurgery versus conventional treatment for intracerebral hemorrhage: A systematic review and meta-analysis. J Clin Neurosci, 2020, 82（Pt B）：252-259.

[6] Marcus HJ, Hughes-Hallett A, Cundy TP, et al. da Vinci robot-assisted keyhole neurosurgery: a cadaver study on feasibility and safety. Neurosurg Rev, 2015, 38（2）：367-371; discussion 371.

[7] Xiong R, Zhang S, Gan Z, et al. A novel 3D-vision-based collaborative robot as a scope holding system for port surgery: a technical feasibility study. Neurosurg Focus, 2022, 52（1）：E13.

[8] 许峰，陶英群，孙雪，等. ROSA 辅助与传统幕下开颅术治疗小脑出血的临床研究. 中国微侵袭神经外科杂

志，2017，22（02）：57-59.

[9] Wang Y，Jin H，Gong S，et al. Efficacy analysis of robot-assisted minimally invasive surgery for small-volume spontaneous thalamic hemorrhage. World Neurosurg，2019，131：e543-e549.

[10] Zheng J，Liu YL，Zhang D，et al. Robot-assisted versus stereotactic frame-based stereoelectroencephalography in medically refractory epilepsy. Neurophysiol Clin，2021，51（2）：111-119.

[11] Girgis F，Ovruchesky E，Kennedy J，et al. Superior accuracy and precision of SEEG electrode insertion with frame-based vs. frameless stereotaxy methods. Acta Neurochir（Wien），2020，162（10）：2527-2532.

[12] Neudorfer C，Hunsche S，Hellmich M，et al. Comparative study of robot-assisted versus conventional frame-based deep brain stimulation stereotactic neurosurgery. Stereotact Funct Neurosurg，2018，96（5）：327-334.

[13] Xiong R，Li F，Chen X. Robot-assisted neurosurgery versus conventional treatment for intracerebral hemorrhage：a systematic review and meta-analysis. J Clin Neurosci，2020，82（Pt B）：252-259.

[14] Wang T，Zhao QJ，Gu JW，et al. Neurosurgery medical robot Remebot for the treatment of 17 patients with hypertensive intracerebral hemorrhage. Int J Med Robot，2019，15（5）：e2024.

# 第三节

# 高血压脑出血微创外科治疗的多中心随机对照研究：设计和初步结果

## 一、研究背景与目的

最新的全球疾病负担（GBD）研究结果显示，脑卒中已经成为我国居民首位死亡原因。出血性卒中仅占全部脑卒中的约20%，但相比于缺血性卒中，出血性卒中的致死率、致残率均更高，危害更大，出血性卒中引起的死因别死亡（CSD）和寿命损失年（YLL）均超过了缺血性卒中[1-2]。近年来，我国出血性卒中发病率呈逐年上升态势，自发性脑出血的年发病率已经超过44/10万，仅有约15%患者可以在发病后30天实现生活自理。自发性脑出血带来了巨大的社会经济负担[3-4]。尽管目前大部分研究未能充分证明脑出血手术治疗优于药物治疗，但通过手术清除血肿可以减轻血肿占位效应，改善脑组织缺血缺氧，还可以减少血肿分解时释放的各种毒性物质，从而减轻对脑组织的间接损害，进而减少血肿后遗损害，提高患者的生存率和生活质量，改善患者的预后，尤其是对于出血量大、病情重的患者，手术治疗仍然是首选。

目前高血压脑出血的外科治疗方式主要有三种。①开颅血肿清除手术，这是目前治疗高血压脑出血的重要手术方式，这种手术方式的优点是可以在显微镜直视下清除血肿，止血比较可靠，但开颅手术创伤大、时间长，容易损伤重要神经传导束，手术中出血较多，术后容易出现并发症，患者神经功能恢复常常不够理想。②神经内镜血肿清除手术，这是近些年发展起来的微创手术方式，首先通过内镜导引器建立微创手术操作通道，在神经内镜监视下清除血肿，这种手术皮肤切口仅需5～6 cm，骨瓣直径2～3 cm，在减少对大脑皮质功能区骚扰和保护脑功能传导束的前提下，能够最大程度清除血肿，从而快速缓解血肿压迫，并减少血肿分解吸收带来的继发脑损害，促进脑出血患者术后神经功能恢复[5]；神经内镜血肿清除手术中，血肿快速准确定位和内镜下止血是手术成功的重要因素。③立体定向血肿穿刺抽吸手术，该手术操作过程相对简单，部分患者可以在局部麻醉方式下进行，手术时，先根据患者头颅计算机断层扫描（CT）图像准确定位血肿，穿刺成功后先以注射器抽吸血肿，然后留置引流管，之后继续注射重组组织型纤溶酶原激活剂（recombinant tissue-type plasminogen activator, rt-PA）溶解并引流血肿[6-7]；这种手术方式创伤更小，但术后早期血肿清除率不高，对血肿定位要求同样较高，而术中无法进行妥善止血，有术后再出血的隐患。目前关于这三种外科手术方式疗效比较的研究仍非常欠缺，而且都是回顾性研究，循证医学等级不高。

脑出血微创外科规范化治疗及随机对照研究（minimally invasive surgeries for intracerebral hemorrhage, MISICH）旨在设计实施前瞻性、随机对照试验，比较神经内镜血肿清除、立体定向血肿抽吸和小骨窗开颅手术治疗自发性脑出血患者的疗效和对患者神经功能恢复的影响，探索建立自发性脑出血规范化微创手术治疗体系，以期降低脑出血的致死率、致残率，改善患者预后。研究所要解决的关键问题是微创手术能否提高高血压脑出血患者的手术疗效，改善患者预后，改善程度如何，以及哪种微创手术方式更好[8]。

## 二、研究设计

### 1. 研究内容

本研究主要内容是，前瞻性收集一组有手术指征的自发性脑出血患者，完全随机分为内镜手术组、立体定向抽吸组和小骨窗开颅手术组，分别采用三种手术方法进行治疗，在患者手术后 6 个月应用改良 Rankin 量表（modified Rankin scale，mRS）进行随访，评估患者神经功能恢复情况，用 Barthel 指数（Barthel index，BI）评估存活患者的日常生活活动能力，通过数据总结分析，确立自发性脑出血患者的个性化最佳手术方式。

### 2. 临床试验前准备

进行前瞻性干预性临床试验前，首先需要设计详细具体的临床研究方案，并获得医院伦理委员会的审查批准（已经完成，解放军总医院伦审第 S2016-074-01 号）；同时为了增加本临床试验研究信息的透明度，减少发表偏倚，保障研究质量，增加试验过程的规范性和试验结果的可信度，还应该进行临床试验注册，本课题研究在北美临床试验注册中心（Clinicaltrials.gov）完成注册（注册 ID：NCT02811614）（图 1-1）。Clinicaltrials 被认为是公开化、国际化临床试验注册的典范。除完成伦理审查和国际注册，本临床试验研究方案（protocol）已在科学引文索引（SCI）杂志 *Trials* 正式发表，最大程度保证了研究的科学性和严谨性。

### 3. 研究对象与随机化

研究对象入选标准：①头颅 CT 检查典型部位的脑出血，如基底节、丘脑、脑室或脑叶，出血量 > 25 ml，符合高血压脑出血诊断标准；②患者年龄 18～75 岁；③发病后 48 h 内入院；④格拉斯哥昏迷量表（GCS）评分 ≥ 5 分；⑤患者与家属知情并签署知情同意书。

研究对象排除标准：①脑干出血及脑干功能衰竭者；②外伤、动脉瘤、动静脉畸形或脑肿瘤等引起的出血；③脑梗死后出血；④合并严重心、肺、肝、肾功能不全者；⑤妊娠患者。

临床多中心研究常用的随机化入组方法主要有 2 种：固定入组和竞争入组。本研究采用固定入组的随机化入组方法，即基于各医院以往就诊患者数量预估分配研究对象的数量，这种随机化方法的优点是各医院任务明确，便于监控各医院的研究对象收集情况。具体随机化操作采用随机信封的方法，首先利用 SPSS 22.0 软件产生随机数，均匀分布随

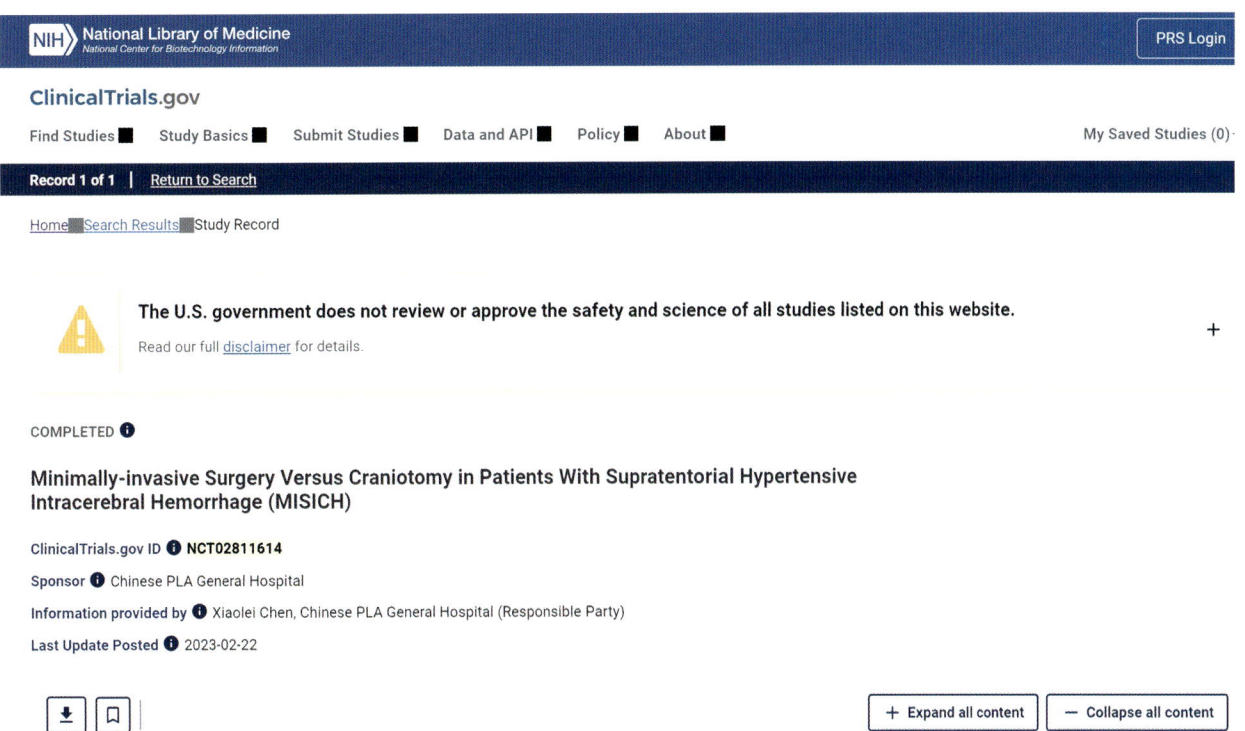

图 7-3-1　多中心临床试验注册信息

机数字函数并对随机数字函数排序，最后根据随机数字分布得到分组信息，根据随机分组信息制作信封。事先给每个中心提供包含随机分组信息的密封信封，纳入患者并签署知情同意书后打开一枚信封，根据信封提供分组信息，确认外科手术方式。

### 4. 术后评估

本研究的主要疗效指标是患者手术后6个月的改良Rankin量表（mRS）评分，mRS评分范围为0～6分，评分越低，患者神经功能越好，详细评分标准见表7-3-1，mRS评分<3分被认为预后良好，mRS评分≥3分则认为预后不良。

次要疗效指标包括：血肿清除率［（术前血肿体积－术后血肿体积）/术前血肿体积×100%］、手术耗时、手术中失血量、术后1周GCS评分、术后再出血发生率、卒中相关肺炎发生率、颅内感染发生率等。卒中相关肺炎是脑出血患者最常见的并发症，与脑出血患者功能恢复有密切关系，是脑出血患者死亡的危险因素，卒中相关肺炎的出现会导致医疗费用急剧增加。卒中相关肺炎的诊断以临床诊断或病原学诊断均可，临床诊断标准为：脑出血后胸部影像学检查发现新发或持续渗出或实变病灶，或连续2次胸部影像学检查提示肺部病变合并发热、白细胞减少、白细胞增多中至少1种表现；病原学标准为：下呼吸道标本经定量培养超过阈浓度的细菌为病原菌。颅内感染的诊断以腰椎穿刺脑脊液化验结果为主要诊断依据。

### 5. 技术路线图

高血压脑出血微创手术治疗临床研究的技术路线图如图7-3-2所示。

### 6. 数据管理、质量控制和统计分析

为便于准确收集和管理数据，本研究设计了专用的病例报告表（Case Report Form，CRF），CRF作为伦理审查一部分，已经经过专家评审同意，由研究负责单位印制后随随机分组信封邮寄到各研究中心。各研究中心病例报告表的数据采用专人录入，经核查确认无误后录入数据库。参加本临床研究的单位在试验开始前经过统一学习培训，均已熟练掌握并常规开展全部三种手术方式，手术操作熟练。

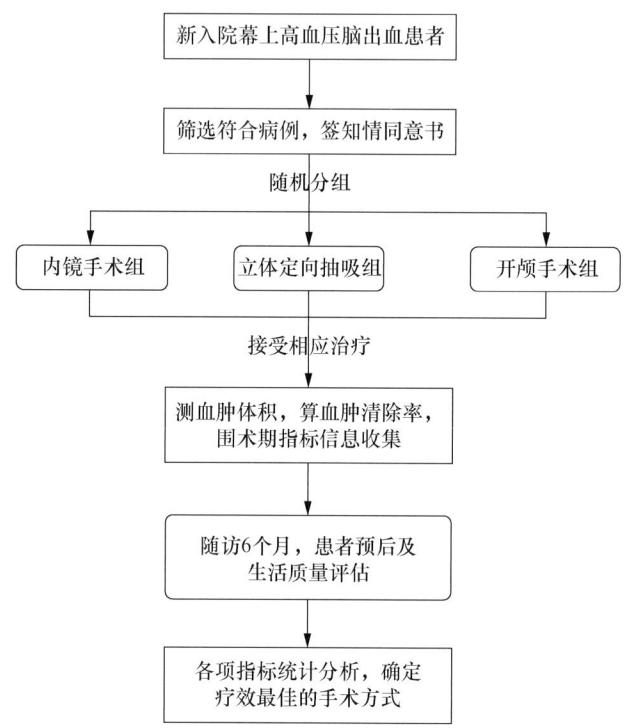

图7-3-2　高血压脑出血微创手术治疗临床研究技术路线图

表7-3-1　改良Rankin量表（mRS）评分标准

| 患者状况 | 评分 |
| --- | --- |
| 完全无症状 | 0 |
| 无明显功能障碍，尽管有症状，但能完成所有日常活动 | 1 |
| 轻度残疾，能在无人帮助下照料自己，但不能完成生病前所有活动 | 2 |
| 中度残疾，日常生活需部分帮助，但能独立行走 | 3 |
| 中重度残疾，不能独立行走，日常生活需别人帮助 | 4 |
| 重度残疾，卧床，二便失禁，日常生活完全依赖他人 | 5 |
| 死亡 | 6 |

本研究采用意向处理分析（intention-to-treat analysis，ITT）的方法，即以最初的分组治疗方式为基础，而不是以患者最终接受的手术治疗方式为基础进行结果分析比较，采用意向处理分析的目的是为了避免组间交叉和中途退出可能破坏随机化分组[8]。数据结果的统计描述，计量资料用均数 ± 标准差表述，计数资料用患者人数及其所占百分比描述。首先对三组入选患者的人口统计学资料和入院时基本临床信息等基线资料进行统计比较，以确定各组的均衡性和可比性，然后对三组患者的围术期临床疗效指标和预后指标进行统计比较。具体统计分析方法为，三组计量资料比较应用单因素方差分析（one-way analysis of variance，ANOVA），三组计数资料比较应用卡方检验，三组方差不齐计量资料或有序分类变量总体分布的比较使用 Kruskal-Wallis H 秩和检验，以上统计检验均为双侧假设检验，取检验水准 α = 0.05。应用 SPSS 25.0 软件对数据进行统计分析，用 GraphPad Prism 9 软件制作统计图表。

## 三、初步结果

### 1. 入组患者基本信息

前期有 113 例幕上高血压脑出血患者入组了本随机对照临床研究。患者家属同意入组并签署知情同意书后打开包含随机分组信息的信封，确定患者分组。113 例患者随机信封分组结果为神经内镜血肿清除组 37 例，立体定向血肿抽吸组 37 例，开颅血肿清除组 39 例；开颅手术组有 4 个患者入组后拒绝接受开颅手术，要求进行血肿抽吸引流手术，最终患者实际入组情况为：内镜手术组 37 人，血肿抽吸引流组 41 人，开颅手术组 35 人。血肿抽吸引流组 1 人在引流术后临床症状恶化，再次行开颅血肿清除手术。根据意向处理分析原则，按照患者最初分组信息进行结果总结分析。表 7-3-2 总结了患者的年龄、性别、术前 GCS 评分等情况，三组患者之间基线资料匹配良好。

入组患者男性居多（73/113，64.6%），中位年龄 58 岁（年龄范围 30～87 岁，表 7-3-2），出血患者多数不规律服用或未服用降压药物。从发病到手术时间为 6～36 h 不等，大部分患者在发病后 24 h 内接受手术，患者术前平均 GCS 评分 8.9 分（表 7-3-2）。各组中均有少数患者入院前长期服用阿司匹林，依据研究方案手术前给予醋酸去氨加压素 0.3 μg/kg 静滴，并给予血小板 1 单位输注，全部口服阿司匹林患者术后未见明显抗血小板药物相

表 7-3-2　入组高血压脑出血患者术前一般临床信息

| 项目 | 内镜手术组（$n = 37$） | 立体定向抽吸组（$n = 37$） | 开颅手术组（$n = 39$） |
| --- | --- | --- | --- |
| 男性比例 | 65%（24/37） | 62%（23/37） | 67%（26/39） |
| 中位年龄（IQR） | 57（48～66） | 58（47～66） | 58（48～67） |
| 平均年龄（SD） | 57.6（11.7） | 58.5（12.2） | 58.1（11.8） |
| 术前服用降压药情况 | | | |
| 　规律服用 | 17（46%） | 15（41%） | 18（46%） |
| 　不规律服用 | 15（41%） | 14（38%） | 14（36%） |
| 　未服用 | 5（13%） | 8（21%） | 7（18%） |
| 术前 GCS 评分 | | | |
| 　5～8 | 17（46%） | 18（49%） | 19（49%） |
| 　9～12 | 11（30%） | 11（30%） | 12（31%） |
| 　13～15 | 9（24%） | 8（21%） | 8（20%） |
| 术前服用阿司匹林 | 5（14%） | 4（11%） | 6（15%） |
| 发病至手术时间（h） | 22（6～36） | 23（7～36） | 22（7～35） |

IQR，四分位数间距；SD，标准差；GCS，格拉斯哥昏迷量表。

关再出血。表7-3-3总结了患者手术前的血肿特征信息。出血部位主要是基底节区和丘脑，其次是基底节区和脑叶共同出血。血肿体积由3D Slicer软件三维重建血肿精确计算得到，全部入组患者术前血肿平均体积为51.375 ml。手术前后血肿三维重建和体积计算具体方法见本书"高血压脑出血术前数字化血肿体积计算"章节，患者手术前后头颅CT原始数据导入Slicer软件后，建立血肿Label后三维重建，准确计算血肿体积，这种方法结果更准确可靠，手术前后血肿清除情况一目了然。

### 2. 住院期间临床指标情况

入组患者围术期临床指标汇总于表7-3-4。手术所需时间方面，立体定向血肿抽吸手术（1.2 h）和内镜血肿清除手术（1.6 h）显著少于开颅血肿清除手术（4.6 h），差异有统计学意义，内镜手术和血肿抽吸手术在快速清除血肿、降低颅内压方面可能有一定优势。术中失血方面，开颅手术术中失血量（385 ml）明显多于内镜手术（53 ml）和抽吸引流手术（22 ml），主要与开颅手术创面大、手术操作时间长有关；相应的，开颅手术一半以上患者（23/39，59%）需要术中输血，而内镜手术组和血肿抽吸引流组患者除因术前长期服用阿司匹林需要输注血小板改善凝血功能外，均不需要术中输血治疗。血肿清除率方面，内镜手术血肿清除率最高（89.8%），其次是开颅手术（87.6%），两者均高于血肿抽吸引流组的清除率（51.3%）。术后卒中相关肺炎发生情况，开颅手术组接近一半患者（49%）出现肺炎，高于内镜手术组（30%）和立体定向抽吸组（27%），但差异经统计学检验没有显著性意义（$P = 0.093$），可能是由于单个组样本量不够大。颅内感染方面，立体定向抽吸组颅内感染发生率最高（22%），可能与术后尿激酶注射增加了颅内感染风险有关，但差异未检验出统计学意义。患者出院时GCS评分，内镜手术组（12.5）和立体定向抽吸组（12.1）显著

表7-3-3 入组患者出血情况信息

| 项目 | 内镜手术组（$n = 37$） | 立体定向抽吸组（$n = 37$） | 开颅手术组（$n = 39$） |
| --- | --- | --- | --- |
| 左侧出血 | 20（54%） | 19（51%） | 21（54%） |
| 出血部位 | | | |
| 　基底节区和丘脑 | 20（54%） | 21（57%） | 22（56%） |
| 　脑叶 | 8（22%） | 7（19%） | 9（23%） |
| 　脑叶和基底节区 | 9（24%） | 9（24%） | 8（21%） |
| 血肿平均体积（ml）（SD） | 51.3（24.3） | 50.8（23.9） | 51.7（25.2） |

SD，标准差。

表7-3-4 入组患者围术期一般临床指标

| 项目 | 内镜手术组（$n = 37$） | 立体定向抽吸组（$n = 37$） | 开颅手术组（$n = 39$） | $P$ 值 |
| --- | --- | --- | --- | --- |
| 手术耗时（h） | 1.6±0.6 | 1.2±0.5 | 4.6±1.7 | 0.001 |
| 术中失血（ml） | 53±17 | 22±8 | 385±178 | 0.001 |
| 术中输血 | 5（14%） | 4（11%） | 23（59%） | 0.001 |
| 术后24～48 h血肿清除率（%） | 89.8±7.8 | 51.3±11.2 | 87.6±10.9 | 0.001 |
| 卒中相关肺炎 | 11（30%） | 10（27%） | 19（49%） | 0.093 |
| 颅内感染 | 3（8%） | 8（22%） | 6（15%） | 0.251 |
| 出院GCS评分 | 12.5±3.1 | 12.1±2.9 | 10.3±4.2 | 0.001 |
| 住院期间死亡 | 2（5%） | 3（8%） | 4（10%） | 0.628 |

注：内镜手术组与立体定向抽吸组术中输血为1单位血小板输注，拮抗阿司匹林作用。
GCS，格拉斯哥昏迷量表。

高于开颅手术组（10.3）（方差分析，$P \leqslant 0.001$）。住院期间死亡情况，全部入组患者总的住院期间死亡率为8%（9/113），各组间死亡率差异不大（内镜组5% vs. 抽吸组8% vs. 开颅组10%），差异没有统计学意义（$P = 0.628$）。

### 3. 随访结果

脑出血后6个月改良Rankin量表（mRS）评分结果是本研究的主要疗效指标，根据mRS评分高低将脑出血患者预后分为：mRS评分<3分为预后良好，mRS评分≥3分为预后不良。全部113例入组的幕上高血压脑出血患者中，有5人出院后失访，其中内镜手术组失访1人，随访率97%（36/37）；立体定向抽吸组失访2人，随访率95%（35/37）；开颅手术组失访2人，随访率95%（37/39）。总体失访率较低（<5%），在临床研究允许范围内，随访结果满意。

获得随访数据的脑出血患者详细随访结果见表7-3-5。共有108例脑出血患者得到mRS随访结果，预后良好有37人，发病后6个月总体预后良好率为34.3%（37/108）。具体不同手术组中，内镜手术组预后良好率39%（14/36），立体定向抽吸组预后良好率37%（13/35），开颅手术组预后良好率27%（10/37），开颅手术组患者预后良好率较其他两组微创手术治疗患者低，内镜手术同开颅手术比较的绝对生存优势是12%，相对生存优势是44%，立体定向抽吸手术同开颅手术比较的绝对生存优势是10%，相对生存优势是37%，但结果未能检出统计学差异。考虑可能原因有两方面：一是计数资料属于非参数检验，检验效能较低，不容易检出差异；二是本研究单个分组样本例数不够大，不容易检出统计学差异。

mRS评分具体分布方面，高血压脑出血内镜手术组患者发病后6个月平均mRS评分为3.1±1.8，立体定向抽吸组患者6个月平均mRS评分3.2±1.7，开颅手术组患者6个月平均mRS评分3.6±1.9，组间差异有统计学意义（$P = 0.042$，图7-3-3），证明内镜手术和立体定向抽吸手术预后优于开颅手术，微创手术可以为高血压脑出血患者带来一定生存优势。出血后6个月死亡率，内镜手术组为14%，立体定向抽吸组为17%，开颅手术组为22%，结果差异没有统计学意义（$P = 0.684$）。mRS评分分布图也显示内镜手术组和立体定向抽吸组比开颅手术组结果更好（图7-3-4）。

患者入组后未接受相应治疗并跨组交叉到其他治疗组和患者随机分组后退出是临床试验研究中

表 7-3-5　患者脑出血后 6 个月随访结果

| 项目 | 内镜手术组（$n = 36$） | 立体定向抽吸组（$n = 35$） | 开颅手术组（$n = 37$） | P值 |
|---|---|---|---|---|
| 总体预后 | | | | |
| 良好（mRS < 3） | 14（39%） | 13（37%） | 10（27%） | 0.514 |
| 不良（mRS ≥ 3） | 22（61%） | 22（63%） | 27（73%） | |
| mRS评分 | | | | |
| 0分 | 3（8%） | 3（9%） | 2（5%） | |
| 1分 | 5（14%） | 5（14%） | 4（11%） | |
| 2分 | 6（17%） | 5（14%） | 4（11%） | |
| 3分 | 8（22%） | 7（20%） | 7（19%） | |
| 4分 | 5（14%） | 5（14%） | 7（19%） | |
| 5分 | 4（11%） | 4（11%） | 5（13%） | |
| 6分 | 5（14%） | 6（17%） | 8（22%） | |
| 死亡率 | | | | |
| 死亡 | 5（14%） | 6（17%） | 8（22%） | 0.684 |
| 存活 | 31（86%） | 29（83%） | 29（78%） | |

mRS，改良Rankin评分。

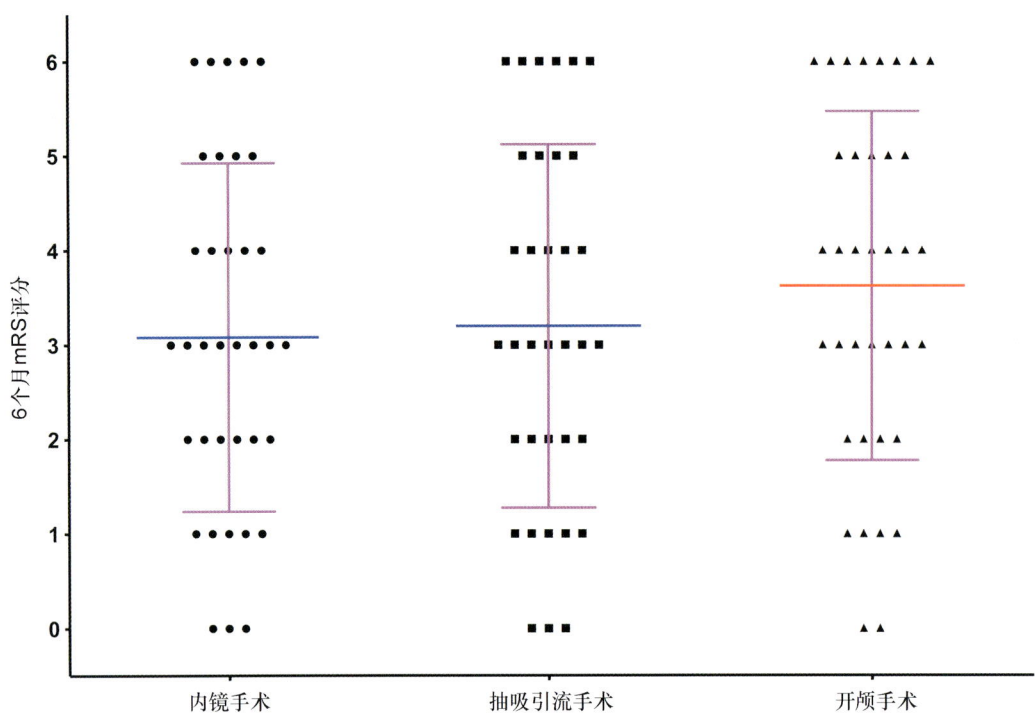

图 7-3-3 高血压脑出血患者不同手术方式发病 6 个月 mRS 评分随访结果

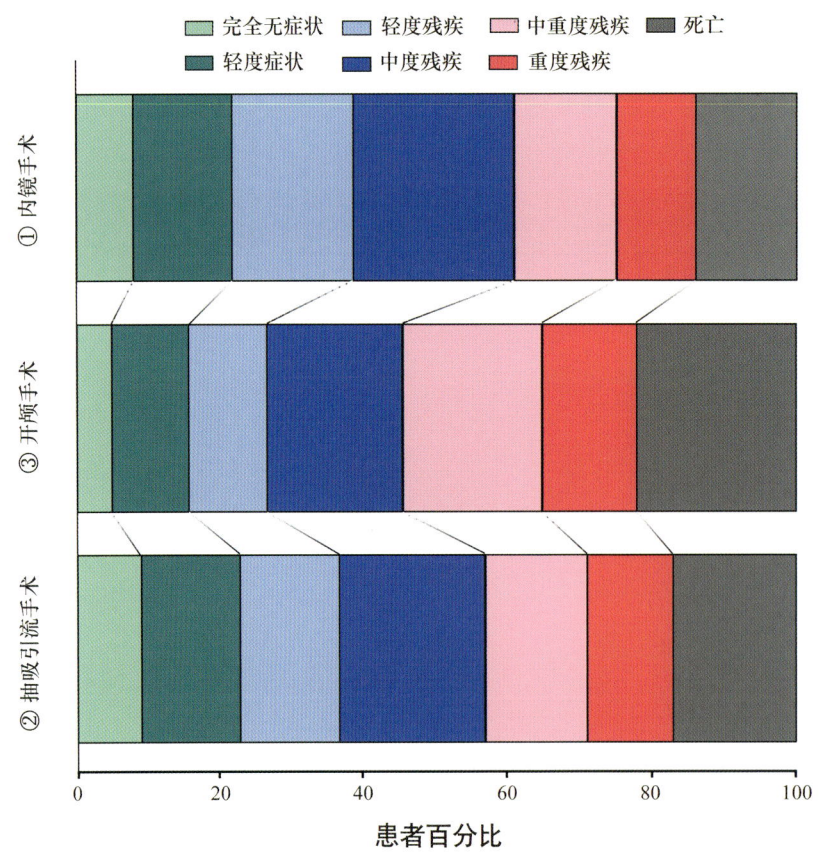

图 7-3-4 高血压脑出血患者不同手术方式发病 6 个月 mRS 评分分布图

常会遇到的问题。在本研究中，有4例患者未接受随机分组的开颅手术而接受了立体定向血肿抽吸手术，有1例患者行抽吸引流手术后由于神经系统症状恶化，二次行开颅手术。依据意向处理分析原则，不论患者在试验中实际发生什么情况，只要是发生在随机分组后，都按照最初的分组情况进行结果分析。这样保证对所有参加随机分组的患者都进行分析，真正达到随机化的目的，使对照组和治疗组除随机误差以外，基线情况相同，有可比性；同时可以真实地反映内镜手术和立体定向抽吸手术在临床实际中的治疗效果，因为临床实际中也可能出现患者（不论何种原因）改变治疗方案或中止的情况，如果排除这部分病例，干预措施在临床中的实际疗效会被高估或者低估，真实性降低。由于每个分组样本量还比较有限，有些结果还需要更进一步的研究证实。

## 四、讨论与总结

脑出血手术治疗仍有一些问题尚待解决。首先，血肿清除的最佳手术时机仍不清楚，本研究选择在发病6 h以后、36 h以内手术，这样可以优化手术的安全性，因为接近1/3的脑出血患者会出现血肿扩大，血肿扩大的出现往往预示着预后不良，而绝大部分血肿发生在出血后6 h以内[9-10]，超早期手术有可能增加再出血风险[11-12]。我们在脑出血6 h后手术，血肿扩张过程已经稳定，避免再次出血的负面效应混淆手术的潜在好处。其次，哪些患者最有可能从微创手术中获益仍不清楚，根据以往经验，脑深部（如基底节、丘脑）出血，微创手术效果可能更好。最后，血肿清除率与预后的关系尚不清楚，内镜血肿清除手术和开颅手术都取得了比较高的血肿清除率，血肿抽吸引流手术的患者术后短期内清除率并不高，但是从随访结果来看，开颅手术患者的神经功能恢复情况最不理想，预后最差，而血肿抽吸引流患者的预后与内镜血肿清除手术接近。我们猜测在一定范围内，提高血肿清除率可以改善预后，但当血肿清除到一定程度后，继续清除血肿并不能带来更多获益，但这个清除率"转折点"目前完全未知，也鲜有研究涉及此方面。我们的研究由于样本量有限，有待于更大样本量的研究分析归纳。

总之，对幕上高血压脑出血患者，同传统开颅血肿清除手术相比，内镜血肿清除手术和血肿抽吸引流手术对患者创伤更小，患者术后恢复快，减少了出血相关并发症的发生，能够改善患者发病后6个月mRS评分评估的神经功能恢复情况，并有可能降低高血压脑出血患者的死亡率和预后不良发生率。微创手术具有改善高血压脑出血总体预后的潜力，有待更多的前瞻性病例和研究证实。

## 参考文献

［1］GBD 2016 Causes of Death Collaborators. Global, regional, and national age-sex specific mortality for 264 causes of death, 1980-2016: a systematic analysis for the Global Burden of Disease Study 2016. Lancet, 2017, 390: 1151-1210.

［2］GBD 2016 Disease and Injury Incidence and Prevalence Collaborators. Global, regional, and national incidence, prevalence, and years lived with disability for 328 diseases and injuries for 195 countries, 1990-2016: a systematic analysis for the Global Burden of Disease Study 2016. Lancet, 2017, 390: 1211-1259.

［3］Guan T, Ma J, Li M, et al. Rapid transitions in the epidemiology of stroke and its risk factors in China from 2002 to 2013. Neurology, 2017, 89: 53-61.

［4］Feigin VL, Forouzanfar MH, Krishnamurthi R, et al. Global and regional burden of stroke during 1990-2010: findings from the Global Burden of Disease Study 2010. Lancet, 2014, 383: 245-254.

［5］Sun GC, Chen XL, Hou YZ, et al. Image-guided endoscopic surgery for spontaneous supratentorial intracerebral hematoma. J Neurosurg, 2017, 127: 537-542.

［6］Mould WA, Carhuapoma JR, Muschelli J, et al. Minimally invasive surgery plus recombinant tissue-type plasminogen activator for intracerebral hemorrhage evacuation decreases perihematomal edema. Stroke, 2013, 44: 627-634.

［7］Chen M, Wang Q, Zhu W, et al. Stereotactic aspiration plus subsequent thrombolysis for moderate thalamic hemorrhage. World Neurosurg, 2012, 77: 122-129.

［8］Xu X, Zheng Y, Chen X, et al. Comparison of endoscopic evacuation, stereotactic aspiration and craniotomy for the treatment of supratentorial hypertensive intracerebral haemorrhage: study protocol for a randomised controlled trial. Trials, 2017, 18 (1): 296.

[9] Demchuk AM, Dowlatshahi D, Rodriguez-Luna D, et al. Prediction of haematoma growth and outcome in patients with intracerebral haemorrhage using the CT-angiography spot sign (PREDICT): a prospective observational study. Lancet Neurol, 2012, 11: 307-314.

[10] Boulouis G, Morotti A, Charidimou A, et al. Noncontrast computed tomography markers of intracerebral hemorrhage expansion. Stroke, 2017, 48: 1120-1125.

[11] Pantazis G, Tsitsopoulos P, Mihas C, et al. Early surgical treatment vs conservative management for spontaneous supratentorial intracerebral hematomas: a prospective randomized study. Surg Neurol, 2006, 66: 492-501.

[12] Morgenstern LB, Demchuk AM, Kim DH, et al. Rebleeding leads to poor outcome in ultra-early craniotomy for intracerebral hemorrhage. Neurology, 2001, 56: 1294-1299.